Chemistry of Foods and Resources, New Ed.

新編

第2版

標準食品学

各論［食品学Ⅱ］

原編者　澤野　勉

新編編者　高橋幸資

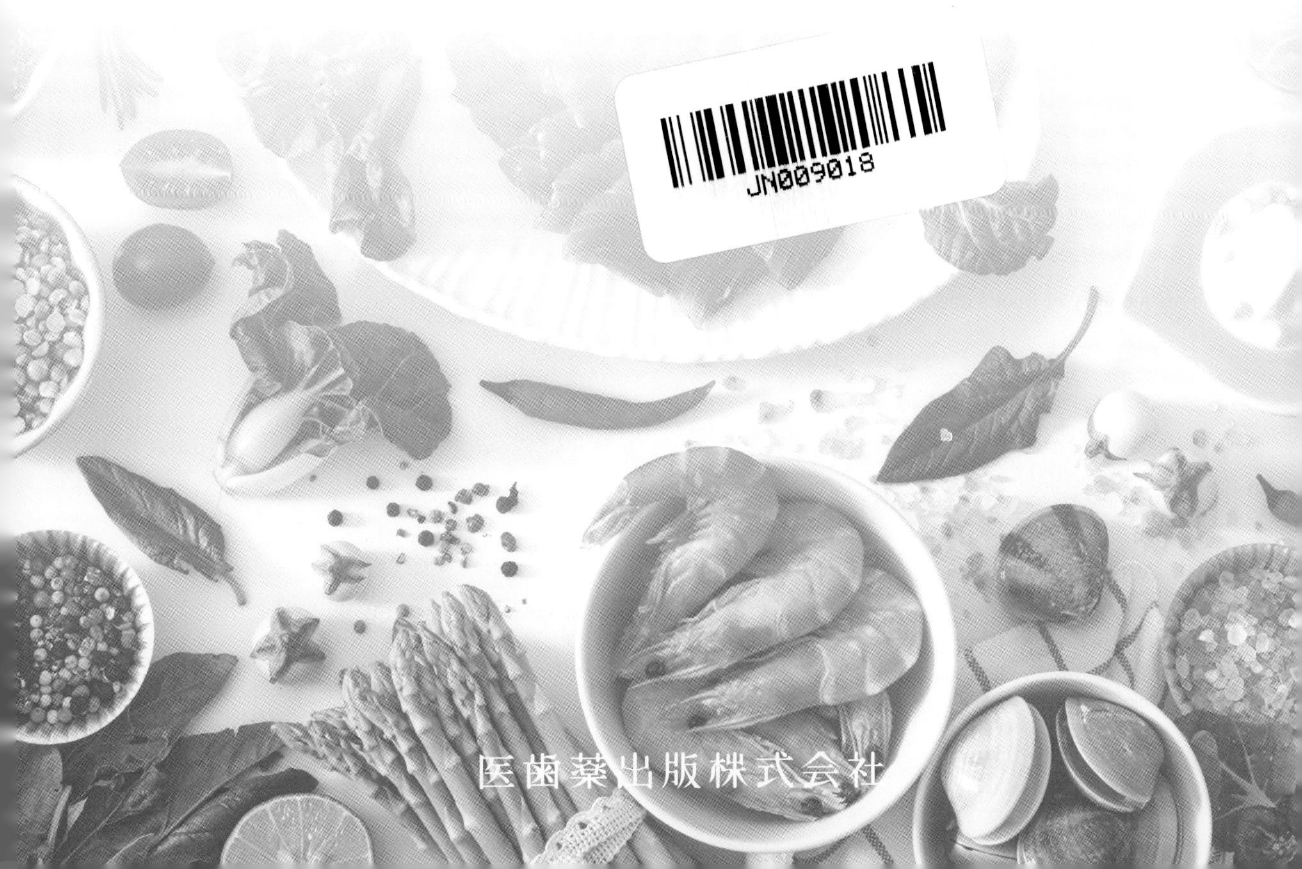

医歯薬出版株式会社

■原編者

澤野《さわの》　勉《つとむ》　新渡戸文化短期大学名誉教授

■新編編者

高橋《たかはし》幸資《こうじ》　東京農工大学名誉教授
東京栄養食糧専門学校非常勤講師 管理栄養士科

■執筆者（五十音順）

稲熊《いなくま》隆博《たかひろ》　信州大学農学部特任教授
岡本《おかもと》匡代《まさよ》　前釧路短期大学教授 生活科学科
梶野《かじの》涼子《りょうこ》　十文字学園女子大学准教授 人間生活学部食品開発学科
高橋《たかはし》幸資《こうじ》　新編編者に同じ
丹尾《にお》式希《のりき》　相模女子大学短期大学部特任教授 食物栄養学科
西出《にしで》充徳《みつのり》　和歌山信愛女子短期大学教授 生活文化学科食物栄養専攻
山辺《やまべ》重雄《しげお》　東京栄養食糧専門学校
若林《わかばやし》素子《もとこ》　日本大学教授 生物資源科学部食品ビジネス学科
渡邉《わたなべ》　静《しずか》　共愛学園前橋国際大学短期大学部教授 生活学科栄養専攻

This book is originally published in Japanese
under the title of :

SHINPEN HYOJUN SHOKUHINGAKU KAKURON

(Chemistry of Foods and Resources, New Ed.)

Original Editor :

SAWANO, Tsutomu
Professor Emeritus, Nitobe Bunka College

New Edition Editor :

TAKAHASHI, Koji
Professor Emeritus, Tokyo University of Agriculture and Technology.
Part-time Lecturer, Tokyo Shokuryo Dietitian Academy

ISHIYAKU PUBLISHERS, INC.
7-10, Honkomagome 1 chome, Bunkyo-ku,
Tokyo 113-8612, Japan

新編第２版の序

食品の成り立ちの学びは，食品学総論において食品の成分論や物性論，保存や加熱による変化などを通してその特質を理解し，各論では食品群の一般的特徴や個別食品の特徴と性状を学び，また，これらを食品学実験によって後押しする形をとっています．そしてこれらの学びを通して，食品の好ましい活用によって豊かな食生活を形作る力を培うことを目的としています．

そのため本書の原編は，数千品目に及ぶ食品を類型化し，それらの代表的食品の特徴や性状ついて基本的で正確な知識や情報をとりまとめ，1999年に刊行されました．長きにわたって多くの学生の皆さんに活用されてきましたが，その間の食品を取り巻く研究や技術の発展をふまえて，2018年原編の特徴を維持しつつ，新たな知見や将来につながる事項を加え，収載品目も増やしてさらに充実を図り，新編として刊行しました．

その新編も発刊から５年が経過したこともあり，統計資料の更新や若干の加筆，読者の利便を図る補足を行うこととしました．食品の好ましい活用は，市場や店頭に並ぶ食材の山からよりよい品質のものを選ぶことから始まります．しかし従来の食品学では，これらは食品材料学の裾野部分に相当するので，ほとんど語られませんでした．そこで，本書第２版では，各種統計資料を刷新し，また「おいしい食材の選び方」について紙面を圧迫しない範囲で手短に「補足事項」として収録し，さらに索引語を大幅に充実させ，読者の利便を図ることにしました．本書が，書名にある“各論の本の標準”にさらに近づくよう，そして，大地や海の恵みである食品を好ましく活用でき，豊かな食生活を形作る力を培える一助となるよう今後も目指す所存です．皆様からの忌憚のないご批判やご意見を頂ければ幸甚です．

2023年 春

改訂第２版編者　**高橋　幸資**

新編の序

本書は，大学，専門学校等の食品および栄養関係学科のテキスト，管理栄養士国家試験の参考書として 1999 年に刊行され，以来 19 年間にわたり多くの学生の皆さんに利用されてきました．

この間，食品および関係分野の研究が進歩し，農畜水産技術，保蔵技術，調理・加工技術，流通管理技術も発達しました．日本食品標準成分表も七訂版として刷新され，炭水化物・脂肪酸・アミノ酸の組成表も充実されました。一方教育面においても，大学院や研究機関等に進む人も増え，専門職大学制度が新たに始まるなど，教育環境の変化もありました．

そのため，原編の見直しとともに適宜増改訂する必要が生じ，今般，その任の機会を頂くこととなりました．そこで，特徴ある原編の内容の根幹的部分は維持しつつ，新たな知見や将来につながる事項について増補し，新編として制作することとしました．

本書では，ポピュラーな食品を中心としつつも，できるだけ多くの食品を収録し，原編と同様に英語名を付記しました．植物性食品の植物学分類は，ゲノム解析から実証的に構築した APG 植物分類体系に基づいて記し，高知学園短期大学元教授・元牧野植物園評議員の寺峰孜氏に校閲頂きました．菓子類は，原編では扱いませんでしたが，嗜好食品であっても食品機能も付加され消費も増えていることから，新たに増補し，概要を記すことにしました．

解説本文（基本的事項中心の記述）と，補足事項（細部や注釈など）や参考事項（発展的な内容）とを区分した紙面とし，食品のイラストも増やしてイメージしやすくし，内容の充実と読者の利便を図りました．用語の表記は，原則的に次のように統一しました，生体成分や栄養成分用語は，「タンパク質」のようにカタカナ表記，原料となる動植物食品名・原料に近い加工食品名・解剖用語に近い食品名および外国語由来食品名は，「コメ」「キャベツ」「リンゴ」「ウシ」「モモ」「アジ」「ダイズ油」「チーズ」のようにカタカナ中心の表記に，加工食品名は，「小麦粉」「醤油《しょうゆ》」「みりん」のように漢字やひらがな表記とし，読みにくい場合はルビや「・」をふりました．

本書を制作するに当たって，多くの公的機関の調査資料や文献を参考にさせて頂きました．巻末に挙げてお礼申し上げます．不十分なところもあると思いますが，皆様からのご批判やご意見を頂いて，自然の恵みである食品の性状とその利用の知恵を学び，活用するための一助となるよう，さらなる充実を目指す所存です．

2018 年 夏

新編編者　高橋　幸資

原編の序

食品学の分野は，大きく分けて食品学総論と食品学各論とに分けられている．個別の食品に共通の食品成分や物性を対象とする総論に対して，各論では当然のことながら，さまざまな食品の備えている，それぞれの性質・性状に触れることになり，その分野はたいへん多岐にわたっている．さらに，時代の推移とともにこれまで食卓にのらなかった食品も新規に登場してきた．品種改良や産地の拡大などの条件から，同一食品といっても実質は変わっている食品もある．

このような状況の中で，食品学各論は常に新しいものが求められる．日本食品標準成分表も，10数年にわたって使用されてきた四訂版から五訂版へと，食品・成分項目など，新たな装いでの刊行が準備されている．また，管理栄養士国家試験制度の改革をはじめ，栄養士養成をめぐる教育分野にも新しい動きがみられている．

一方，ジャーナリズムや生産側からはますます多彩な食品関係情報が提供され，時として消費者は溢れる情報に惑わされかねない現象も表れている．このような時代なればこそ，正確で基本的な食品知識が求められているといえよう．

そこで本書では，こうした時代に対応するものとして，特に次の諸点に留意して，基本となる食品知識を取りまとめた．

1．大学，短大，専門学校で食品関係学科を学ぶためのテキストとすることを前提としながら，管理栄養士国家試験受験のための参考書としても使えるように配慮した．

2．できるだけ日本食品標準成分表五訂版新規食品編に収載された食品も取りあげた．また，従来カロチン，カロチイドと呼ばれていた呼称は日本食品標準成分表五訂版新規食品編に準じてカロテン，カロテノイドとした（日本化学会もこれによっている）．

3．日本の伝統的な食文化の理解を助けるため，また正確な用語を正しく読めるよう考慮して，食品名の単語や日常なじみのない単語にはルビをふった．

4．生産・消費の実態については，参考となるものを巻末にまとめた．さらに新しいデータを身近なところから入手できるように，手軽な情報源としての参考書籍をあげて検索の便をはかった．

執筆に際しては，多くの先輩諸氏の著書を参考にさせていただいた．執筆者を代表してお礼申しあげます．

1999年 初夏

編者　澤野　勉

目　次

3　動物性食品　135

4 油脂食品

5 嗜好材料食品と菓子類

6 嗜好飲料類

7 アルコール飲料類

食品学は食品の成立ちの基本を学ぶ教科目といえる．食品の成立ちには，その食品はどのようなタンパク質や糖質，脂質などの食品成分が，どのくらい含まれて作られているかが基本的に重要な情報である．そのため本書では，これらの成分含量は，それぞれの物質量としての値で表示し，アミノ酸組成や，トリアシルグリセロール当量，単糖当量による成分値を用いていない．

［イラスト］藤田泰実

1 食生活と食品学各論

I 食品学各論の位置づけ

1. 食品学総論と食品学各論

食品学は大きく総論と各論とに分けられる．**食品学総論**は，いろいろな食品に共通して含まれる成分や，共通して示される性状などについて体系づけられている．食品は，もともと動植物に由来する．食品は，色や形が異なっても，生命を支えているタンパク質や糖質（炭水化物）〈補足〉，脂質，無機質，ビタミンなどの成分は，含量は異なるが共通して含まれる．このように食品に共通して含まれる成分の構造や性状，成分間反応や加熱，pH の影響，そして物性の科学などについて論じるのは，食品学総論の分野である．

一方，**食品学各論**は，食品の分類と種類，個別の食品の性状や成分，利用法と用途などを対象としている．食用とされる食品の種類や数は限りなく多く，またつぎつぎに新しい品種も登場する．国や地域により，さらに時代により，取り扱われ利用される食品は多岐にわたるので，これらすべてを論じるのは際限がないといってよい．

そこで本書では，数多い食品を類似した特徴によって系統立てて分類し，その共通した特徴や利用頻度の高い食品，とりわけ特徴的な食品，新しく登場して注目すべき食品について論じることとした．この一応のよりどころとなるのが「日本食品標準成分表 2020 年版（八訂）」（文部科学省．以下，食品成分表という）に収載されている食品である．

補足
糖類の総称名には，糖質（glucide），炭水化物（carbohydrate）が用いられる．炭水化物の一般式 $C_m(H_2O)_n$ にあてはまらない物質や，あてはまるが炭水化物ではない物質が見出されているので，脂質やタンパク質の名称に合わせて糖質と呼称することが一般的である．炭水化物を糖類の総称名として使った場合，ヒトが消化できないものを食物繊維，これを除いたものを糖質と区分している．

2. 食品の分類と種類

多種多様な食品を分類する方法も，利用目的によって異なってくる．多くの場合，生物学的な分類とは異なり，実用上の観点から分類される．分類の仕方は違っても食品を分類して系統立てることは，食品を理解し利用するうえで役立つ．とくに食品成分表は，多くの種類の食品を整理分類して基礎データ提供していることから，広く利用されている．

■ 食品成分表による分類

食品成分表では，日本で流通している 2,200 種以上に及ぶ食品を 18 群に大分類し，さらにそのなかを原材料的食品から順次加工度の高まる順に，大分類，中分類，小分類，細分類に区分して整理している．

食品群は，①穀類，②イモおよびデンプン類，③砂糖および甘味料，④豆類，⑤種実類，⑥野菜類，⑦果実類，⑧キノコ類，⑨藻類，⑩魚介類，⑪肉類，⑫卵類，⑬乳類，⑭油脂類，⑮菓子類，⑯嗜好《しこう》飲料類，⑰調味料および香辛料類，⑱調理加工食品類に分類している．各群に分類された食品は，50 音順に並んでいて探しやすい．

これらの食品に対して，廃棄率，エネルギー，水分，タンパク質，アミノ酸組成によるタンパク質，脂質，トリアシルグリセロール当量，脂肪酸（飽和脂肪酸，1 価不飽和脂肪酸，多価不飽和脂肪酸），コレステロール，炭水化物，利用可能炭水化物（単糖当量），食物繊維（水溶性食物繊維，不溶性食物繊維，総量），灰分，無機質（13 種），ビタミン（脂溶性ビタミン 4 種，水溶性ビタミン 9 種），食塩相当量などが示されている．このほかにアミノ酸成分表，脂肪酸成分表，炭水化物成分表が付属されている．

なお，日本の食品成分表では，1 品目について数値は原則として 1 つであるから，あくまで数値は平均的なものの目安として扱う．国によっては，たとえば，中国の成分表（中国医学科学院衛生研究所編）のように産地別に記載（四川省白菜，北京白菜など）しているところや，アメリカの成分表（米国農務省農学研究局編）のように冷凍品と解凍品の区別がわが国の成分表よりも詳しいものもある．また，食品成分表の解説にもあるように，食品の成分は栽培法や品種，収穫時期・漁獲時期や生産地，保存状態，さらに，加工・調理食品では製造方法や調理方法によってかなり異なることに留意しなければならない．

■ 素材起源による分類

食品の多くは植物および動物の固体の一部または全体である．動植物以外で口に入るものとしては，食塩をはじめ若干の鉱物製品がある．

①植物性食品：利用の形態から，穀類，豆類，種実類，イモ類，野菜類，果実類，キノコ類，藻類に分ける．

②動物性食品：獣鳥鯨肉類，魚介類，卵類，乳類に分ける．

■ 産業別の分類

農業生産されるものを農産食品とするように，畜産食品，水産食品，さらに加工食品などと産業別に区分することがある．また，農業や漁業などの第 1 次産業で得られる生鮮品と，食品工業による生産物である加工食品とに分けることもある．農業生産から加工，流通，販売や関連する諸産業に至るまでの広範囲な産業分野を，アグリビジネスといい，最近，その規模が拡大している．

■ 栄養成分による分類

栄養指導の便を目的として，食品の主な栄養素を中心に共通するものをまとめて食品群とし，これによって食品を分類することが行われる．食品群（グループ）をどのようにまとめるかによって，たとえば次頁の表のような方法がある．

◆3色群による分類（岡田正美，近藤とし子提唱）

赤色群（血や肉をつくるもの）	タンパク質の多い食品をいい，肉類，魚介類，乳類，卵類，豆類など
黄色群（エネルギーとなるもの）	脂肪・糖質の多い食品で，米麦類，イモ類，油脂類，砂糖など
緑色群（身体の機能を調節するもの）	ビタミンやミネラルの多い食品で，野菜類，果実類，藻類など

◆4つの基礎食品群（香川綾提唱）

第1群（栄養を完全にする）	乳・乳製品，卵
第2群（血や肉をつくる）	魚介，肉，豆・豆製品
第3群（身体の調子を整える）	野菜，イモ，果物
第4群（力や体温となる）	穀類，砂糖，油脂

◆6つの基礎食品群による分類
（厚生労働省保健医療局提唱）

1群（骨や筋肉をつくる．エネルギーとなる）	肉類，魚介類，卵類，大豆・大豆製品
2群（骨や歯をつくる．機能を調節する）	牛乳・乳製品，小魚，海藻
3群（皮膚や粘膜の保護．機能を調節する）	緑黄色野菜
4群（機能を調節する）	果実，淡色野菜
5群（エネルギーとなる．機能を調節する）	イモ類，砂糖
6群（エネルギーとなる）	油脂類

■公的調査・統計による分類

政府機関が作成する統計資料でも，食品の分類が行われている．統計により分類が異なるので，共通点や相違点を確かめて，実態を把握することが大切である．

①国民健康・栄養調査：健康増進法によって厚生労働省が行う調査．食品成分表の分類に準じるが，野菜が緑黄色野菜とその他の野菜に分けられている．

②家計調査年報：総務省が行う国民の家計の実態を知るための調査．野菜，果物などの細目ごとの購入量や，外食の分類項目もある．

③食料需給表：農水省が国連の分類方式に従って，1次生産物の国内生産と輸出入の実態の統計．砂糖の需給は菓子など加工食品に分類される．

2 食品と食物

1．食品の条件

食品は，基本的には，①安全，②栄養，③嗜好の3つを満たすものである．とくに安全は，食品のもっとも大切な第1条件である．フグのように有毒な部分がある食品では，それを除去するような工夫がなされたり，生では消化しにくいダイズは加熱によりトリプシンインヒビターを失活させて利用したりと，食品は食べて安全な形で食用の対象とされる．第2条件は栄養で，人が体力をつくり，体の働きを維持・増進して健康に生涯を全うできる栄養素を含むことが必要である．しかし，1つだけでこれを満足できる理想的な食品はない．そのためどうしても多くの食品を摂取しなければならない．ここでは，この第2の条件には，栄養素ではないが，体の生理作用に働きかけて調子を整える機能性成分が存在することも含まれるものとする．

第3の条件は嗜好性で，食品のおいしさである．食品は，栄養のかたまりでもなければ，機能性成分のかたまりでもない．食べることの意義は，栄養補給という生理的意義は無論のこと，食事によって満足感や充実感を得て意欲がわくだけでなく，人と人をつなぐ心の豊かさを培うことにまで及ぶ．むしろ食の目的は，楽しむことや円滑なコミニケーションにおかれることが多く，食品の色，味，香り，形や物性に由来する嗜好性の意義は大きい．食品のおいしさを追求し楽しむ嗜好性は大変多岐にわたっており，食品相互の組み合わせによる相性《あいしょう》や味の交流によってさらに豊かなおいしさが生まれるなど，多くの食品を食べることの利点は大きい．そのためにも，個々の食品について理解することが大事で，食品学各論の理解が必要になってくる．

2. 食品の用語

食品ということばは，食品衛生法（第４条）に明記されているように，飲料も含めて「食品とはすべての飲食物をいう」と定義されている．

日常的には食品ということばのほかに，食資源の状態から食卓に出される食べものの段階に至るまで，いくつかの場面で次のような用語が区別されて用いられる．

食糧：食糧は，もともとは主要な食べものとなる穀類を指したが，広く資源としての食品材料を指して用いられる．農林水産業の第１次生産で食用になるもので，栽培や飼養，漁獲を経て提供される．

食料：食糧と同音であるが，食べものの素材全般をいうと同時に，加工食品を含めて用いられる．食料品店とはいうが，食糧品店とは呼ばないように，商品としての性格をもたせた表現には，「食料」が使われる．

食品：広範囲に食べもの全般をいう．食糧（食料）が加工・保蔵・流通を経て提供される食べもの．次の「食物」と対比して使うときは，原材料的なものをいう．食品衛生法では調理食品も食品である．

食物：今まさに食べられる状態の食べもの，つまり即喫食《きっしょく》状態にある食べものを指す．食品が生産段階側のものを指すのに対して，食物は消費側の場面の食べものである．たとえば，コムギを製粉してつくる小麦粉，そして，これを原料として製造されたパンは食品ということになる．パンを買って袋から出して食卓にのせて初めて食べられる状態になるので，この状態で食物ということになる．つまり，食品は調理〈補足〉を経て初めて食物になる．

補足

加工と調理はどちらも食べものをつくる行為で，洗う，切るから始まる種々の作業は共通しているが，本質的に異なる部分がある．加工は，不特定多数の人たちに望ましい品質範囲で多量に，かつ，安定に提供するもので，保存性も求められる．これに対して調理は，ある特定の人たちに，最上の品質のものを比較的少量規模でつくって，すぐに食べられる状態で提供するもので，食べものの最終調製段階を担う作業といえる．料理は，調理と同様の使い方をするが，調理してできあがった食べものも含むことば．

3. 食品の性状と成分

いずれの食品も，次の３つの特質（属性）を備えている．一見，まったく形態の違っている食品でも互いに比較する場合に，以下のような視点が役立つ．

①物理的性質：食品の物理的な属性で，食品の色，形，口中の硬軟，手指の

感触などの性質．おいしさを大きく左右する．

②化学的性質：食品の化学成分の特質．食品の栄養的価値を左右し，加工調理による変化や物性にも影響する．栄養成分量は食品成分表に網羅されている．

③機能的性質：食品の機能的特質．生理的機能の維持・増進に役立ち，嗜好《しこう》を満足させ，精神的な効果をもたらす働きがある．

食品学各論では，このような食品の側面について取り上げる．一般には②の栄養素が中心となるが，食品学総論で扱われる①の物性も，③の嗜好性も大切な要素になるので，それぞれの食品の特質として把握しておきたい．

3 現代の食生活と食品

1．風土と食品

食品の生産を規制する最も基本的な条件は，気候のような土地柄からくる自然条件は無論のこと，そこで育《はぐく》まれる人間の歴史的，文化的背景も総合されて築かれた風土（climate）にあるといえる．さらに，これに加えて，生産力や技術，資本などの社会的な条件がかかわってくる．

日本でコメの栽培が発達し，コメ，ダイズ，魚を中心とした，いわゆる「日本型食生活」（1980 年，農政審議会答申）が定着してきたのは，四季がはっきりし，夏に高温多湿となる日本列島の気候条件と，海に囲まれた島国という地理的条件によっている．コメを中心とした穀類の生産が多かったことにより，欧米にはない穀類を主食とする食文化がつくられた．

日本の食料生産は，食料需給表などにもみられるように，ここ数十年の間に大きく変化してきている．経済的な発展や所得の増加と裏腹に，コメの減反政策などの政治的問題もからみ，自然と風土のなかでの食を見直すことの重要性が指摘されている．

国民の食料を確保する農林水産業を産業の基幹として位置づけ，おせち料理や節句料理を始めとする日本の伝統食文化から，ご当地グルメやＢ級グルメともいわれる郷土食に至るまで，風土に根ざした食の文化を伝えていくことが求められる．

2．社会の変化と食

時代や社会の変化は，食に影響を大きく及ぼす．ヒトは，ことばを使い，火や道具を使う点でほかの動物と大きく異なり，生物界で優位に立った．長らく狩猟や漁労の時代が続き，空腹を満たし命をつなぐために食べるという，本能的動機であったといえる．それでも多様な種類の食べものを食べていたことが，貝塚や遺跡の発掘からうかがえる．貯蔵も穴や屋根裏に余ったものをしまう程度だったが，定住生活がはじまると，野生動物の飼育や自生植物の栽培を知って，風土の恵みで食生活が安定した．火や道具を使った調理の発達は，硬いものや消化しにくいものの消化の代用を果たし，食べられるものの範囲を広げた．金属器の登場で農耕が進み，保存性のよいコメの栽培と調理方法が発達し，生きるために食べることに終始する生活は解放に向かっていった．上流階級は米飯，庶民は雑穀を主とする粒食形態の食事が普通となり，食の差別化も起こった．

大和朝廷ができると，コメの精白がはじまり，鉄なべなど調理器具も発達した．奈良時代になると，穀類の作付けや開墾《かいこん》が奨励され，遣唐使により乳牛や酪酥《らくそ》など多くの食品が大陸から伝わったが，仏教の伝来で肉食禁止され[参考1]，明治の初めまで続いた．平安時代には，食品の数も一層増えたが，栄養や味覚よりも見た目の美しさを大切にする貴族の生活のなかから，日本独特の食事作法が完成した[参考2]．遣唐使の中止は室町時代にかけて続き，その間に食の簡素化や和食への移行が起こった．鎌倉時代には，釜，竈《かまど》，金山寺《きんざんじ》味噌，醬油，豆腐や湯葉などが伝わり，蒸米から炊飯米に移行し出した．質実剛健を旨とする武士の台頭は武家料理を生み，肉食禁止で僧侶たちにより植物性素材だけを使った精進料理[参考3]も生み出された．その後ポルトガルやオランダとの交易で南蛮菓子が伝わり．公家と武士の交流から本膳料理[参考4]が生まれ，安土桃山時代になると茶事が発達して茶懐石料理[参考5]が生まれ，鮨《すし》も登場した．

参考1　肉食禁止令

天武天皇は675年に，4～9月はウシ，ウマ，サル，イヌ，ニワトリの肉食を禁止．イノシシ，シカは多くの地域で食べられたが，肉食禁止の後ろめたさから，イノシシ肉のことを，「牡丹《ぼたん》」「山鯨《やまくじら》」「薬食い（食べると体が温まる）」，シカ肉は，「もみじ」と称した．

参考2　日本独特の食事作法

汁椀《しるわん》を手に持ち正座して箸《はし》を使って食べる食事作法．貴族食のなかでもとくに儀式や接待用の食膳を盛饌《せいぜん》といい，美しく盛り合わせて見た目を大切にした．貴族生活のなかから日本料理の特徴が生まれ，日常の食膳にも及んでいった．

参考3　精進料理

仏教思想の殺生《せっしょう》や煩悩《ぼんのう》を刺激することを避けて調理された料理で，禅宗の開祖である道元禅師によって仏道修行として行われ，わが国独自の発展を遂げることになった．肉や魚を使わずすべて植物性の食材を使っているのが特徴である．江戸時代には，文人墨《ぶんじんぼっ》客《かく》に向けて寺院とはかかわりなく懐石料理を取り入れながら提供する風雅な精進料理が生まれた．

参考4　本膳料理

諸祝儀《しゅうぎ》のときにふるまわれた膳料理で，高足《たかあし》の中央に本膳，右側に二の膳，左側に三の膳とする一汁三菜が基本で，多くの料理を決まった位置に置く（膳組という）．さらに焼物膳，引物膳（折詰にして持ち帰る，今日の結婚披露宴の引出物《ひきでもの》）が付くと三汁七菜になる．食べ方や立居振舞も決まっている礼式を重んじた食事で，武家の礼法から始まり室町時代に確立された．江戸時代に発達したが明治以後はすたれた．

参考5　茶懐石料理

茶事や茶会の席で，茶を楽しむ前に空腹を和らげるために出される料理．禅僧が温石《おんじゃく》（温めた石）を懐に入れて寒さと空腹をしのいだことに因《ちな》むといわれる．旬の素材の持ち味や季節感を生かした膳組作法で，安土桃山時代に千利久《せん(の)りきゅう》が原形を作ったとされ，江戸時代末期にほぼ確立した．折敷《おしき》（脚のない膳）に飯碗，汁碗，向付を乗せ，一汁三菜（お造り，煮物，焼物）を基本として順次ふるまう．重箱に茶懐石の一通りの献立を入れたものを略式懐石といい，松花堂弁当《しょうかどうべんとう》はこのたぐい．

江戸時代に入ると戦乱がおさまり，新田開発や品種改良，新しい漁場や漁法の開発が進み，食糧生産量が増えて都市部の人口や市場が拡大し，きんつば，今川焼，たい焼きなどの西洋式の小麦焙焼《ばいしょう》菓子も増えた．鎖国によって庶民文化が隆盛し，武士や町人が酒とともに食を楽しむ会席料理[参考6]が生まれ，鮨《すし》専門店も出現し料理書も著された．カツオ節が作られ醤油の工業的生産が始まり，製糖所もつくられ牛の屠《と》殺場《さつじょう》も開かれた．やがて，そば，うどん，天ぷら，鮨《すし》，おでんなどの屋台が流行し，スローフード（slow food）の食生活にファストフード（fast food）の先駆けともいう外食文化が芽生えた．

明治に入ると，文明開化の名のもとに多くの作物や家畜の導入と改良が進み，肉食が増えて加工や保存技術の向上も進んだ．大正から昭和にかけて日本的にアレンジされた西洋料理が徐々に浸透し，西洋料理を紹介する書物も多く著《あらわ》された．欧米列強に追いつくためにさまざまな改革が進み，富国強兵は他国との戦争に向かわせた．第2次世界大戦の戦禍は深刻な食料不足を招き，大きな食糧問題を引き起こした．戦後の復興が進んで経済が向上すると，海外の食品の輸入が一気に増えて，1964年の東京オリンピックは，多彩な世界の食事や食品に直接触れる契機となり，食は彩《いろど》り豊かになった．さらに貿易の自由化とともに食のグローバル化，欧米化が進んだ．ファストフードの加速により，飽食化とグルメ時代が到来し，美味追求の嗜好に依存した偏った食生活による健康への弊害が生まれ，戦後の量的問題から食の質的問題という現代の新たな食料問題を生み出した．

3. 商品としての食品の特性

食品は一般には，市場で購入したものを利用する．つまり，自家栽培の野菜や釣った魚，山で採取したキノコなどを除いて，ほとんどの食品は商品として流通しているものである．食品の現実を理解するには，食品の商品としての特性に目を向けなければならない．

品種・等級

品種は，生物分類の，門《もん》，綱《こう》，目《もく》，科《か》，属《ぞく》につづく分類の最小単位で，同じ属のなかでの遺伝形質の共通のものをいう．品種改良（育種）〈補足〉によって，新しい品種もつぎつぎに生まれている．時代によって流通の主力となる品種は

補足

育種による品種改良のほか，遺伝子（DNA）を人為的に組換えて改良品種が行われるようになった．遺伝子組換え食品とは，栽培した農産物，また，それを原料として製造・加工した食品．安全性については，厚生労働省の「組換えDNA技術応用食品・食品添加物の安全評価指針」に基づき審査される．日本で販売・流通が許可されている遺伝子組換え食品は，ダイズ・ジャガイモ・ナタネ・トウモロコシ・ワタ・テンサイ（砂糖大根）・アルファルファ・パパイアの8作物である．

参考6　会席料理

本膳料理を簡略化したもので，厳格な作法はなく宴会や会食で酒を楽しむ料理．吸物，刺身，焼物，煮物の一汁三菜を基本にお通しや揚物が出され，最後に飯物になる．一品ずつ，できたてを配膳する喰切《くいきり》料理だが，宴会時に配膳する方式もある．懐石料理と同音であるが内容は異なる．なお，割烹《かっぽう》料理（「割」は包丁で切ること，「烹」は火を使って煮る調理法）は，江戸後期に高級料理店などでこの言葉が用いられるようになり，現在では伝統的な精進料理，懐石料理，会席料理などの流れをくむ料理を表す言葉として使われる．

変わることが多い．たとえばリンゴでは，かつて多かった「国光」がほとんど姿を消し，「ふじ」が首位を占めるようになった．食品成分表記載の成分は，この点では必ずしも，すべての品種を網羅していない．

さらに，多くの食品でそれぞれに‘秀’‘優’‘良’（たとえば農産物）や‘A5’‘A4’（たとえば牛肉）などの等級を定めている．食品ごとに何が品質のよさを決めるのかも知っておきたい．

産地

国内だけではなく，世界各地からたくさんの食品がわが国の市場に出回っている．最近では生鮮食品も販売の際に産地が示されることが多くなった．ただし，輸入品で多少の加工処理をしたものは，原産地が不明の場合もある．公正取引委員会の「原産国」の定義は，「商品の内容に実質的変更をもたらす行為が行われた国」となっていて，輸入した食材を日本で加工したり包装したりすれば，「国産品」となる．国内においても原産地から移動した品の表示については，以上のような理解も必要である．

4. 食の今と課題

食生活の形成と変化の大きな流れには，風土，農業政策や輸出入管理のような行政の問題や，経済の動向，生活スタイルと嗜好の変化，農業生産技術の発展など，いろいろな要素が影響する．食卓を支える食品素材と食べ方の特徴や動向の点から，**表 1-1** にまとめた．ヒトが動物の感覚としてもっていた本能的な食物摂取の動機が鈍り，美味を追求した食品が豊富に提供され，いつでも食べられる簡便さに慣れて嗜《し》好優先の食生活へと進み，新たな健康問題が生まれた．その結果，健康志向の高まりを生み，どの食品も本来健康を維持増進する働きがあるにもかかわらず，「健康に良い」とうたった食品が数多く出回り出した．誇大な情報によっていたずらに摂取して混乱する懸念があることから，保健機能を示す成分を含み，科学的知見に基づいて生理機能の調節作用が現れる食品を，特定保健用食品〈補足〉，栄養機能食品，機能性表示食品に類型化する制度が生まれた．現在，機能性が表示できる多くの保健機能食品も市販されている．食品に対する正しい理解が一層必要となっている．

補足

食品の機能論の発端は，1984〜1996年に文部省特定研究である「食品機能の系統的解析と展開」が課題とされたことにあり，いわゆる「機能性食品」の名付け親となった．このなかで食品に3つの機能があることが明らかにされ，とりわけ第3の機能—生体調節機能にかなりの重点がおかれた．厚生省は1991年，健康への特定の保健効果がある場合には，食品にその効果が表示できる「特定保健用食品」を制度化した．その後，健康機能をもつ食品の類型や制度をわかりやすくするために，現在は，特定保健用食品，栄養機能食品および機能性表示食品（2015年制度化）を含めて保健機能食品としてまとめ，健康増進法による制度となった（消費者庁が所管）．機能性表示食品は，新たに事業者の責任において届出制により科学的根拠に基づいて機能性を表示できる制度である．

また，食物アレルギーの患者数が，子どもを中心にして近年増加している．食物アレルギーは，特定の食物を異物として認識することにより体が過剰反応を引き起こすもので，たとえば，3歳児検診の結果（東京都福祉保健局）でみると，症状がみられた子どもは1999年は9.4%であったが，2009年には21.6%に高まった．学校給食などで死亡を含む事故も起きている．食品表示法では，症例数・重篤度の点から，鶏卵，乳，コムギ，ラッカセイ，ソバ，エビ，かにの7品目（特定原材料と呼ばれる）を含む加工食品と添加物に対し，アレルゲ

表 1-1　日本の食卓―食品素材と食べ方の特徴と動向

食品の種類	利用と特徴	海外との対比	時代による変遷
穀類	● コメのウエイトが大きい．米飯が主食として位置づけられてきた． ● 古くからあった雑穀や古代米の利用が注目されてきた． ● コムギの消費はコメの約 7 割だが，国産コムギ（内麦）は少ない．	● 高温多湿の風土が独特のカビの醸造文化を生む． ● パン，麺，パスタなどは，コムギの輸入に依存して増加．	● コメの消費が 1970 年頃から減少． ● コムギアレルギー対策としての米粉の利用が進む． ● 学校給食がパンの普及に大きく影響． ● コムギ，六条オオムギとも 1960 年頃から収穫量減少． ● 糖質制限の風潮で過度の食事全般の制限が懸念される．
イモ類 野菜類 果実類	● 伝統的な煮物料理に加え，60 年代から生野菜の消費が伸びる． ● 果実は生食が多い． ● カット野菜・果物の消費が伸びる．	● 90 年代に輸入が急増，種類も多様化． ● 外国に比べてダイコンの消費が多い．	● 種苗会社開発の品種が主流，形状のそろったものが流通の主流． ● 海外で日本向けに生産する開発輸入が増加． ● ハウス栽培の普及，植物工場による高機能作物の出現．
豆類	● ダイズ加工品が発達，栄養の上でも重要な地位を占めてきた． ● 味噌，醤油，みりんなどは和食の調味料の基本で伝統的に利用．	● 豆腐は日本の代表的食材として海外でも注目されている． ● 豆腐，納豆などの伝統食品の需要は根強い．	● 水田の畔《あぜ》に作っていたダイズはなくなり，北海道が中心的産地．
キノコ類	● 雨が多く山地が多いので，キノコの利用も古くから発達．	● 高級食材のマツタケは中国，アメリカなどから大量輸入．	● 天然物のほか，種々のキノコの人工栽培（菌床栽培）が発達．
肉類	● 消費は伸びたが，まだ挽肉《ひきにく》，細切《こまぎ》れなどの形態が多い一方で，上級格付け品の要望も強まっている． ● 牛肉，鶏肉は西日本，豚肉は東日本でよく消費される．	● すき焼き，焼肉など 20 世紀に日本料理として定着． ● 外国に比べて内臓料理は少ない． ● 牛肉の約 6 割，豚肉は 5 割，鶏肉は約 2 割が輸入．	● 動物タンパク質源として推奨される一方で，脂肪摂取の増大が指摘されてきた． ● 高級肉としてのブランド肉の意識が増す．
乳類 卵類	● 牛乳は飲用と加工用は約半々． ● 卵は生食中心，米飯と組合わせて生食するのは日本独特．	● 鶏卵の輸入は 5%． ● 畜産業に共通して飼料は輸入に依存．	● 過去 100 年ほどで消費が急増． ● 健康イメージの強い食品として定着．
魚介類	● 多くの種類を食べ，調理法もさまざまにあることが特徴． ● 干物，練り製品，節類など各種加工品が発達．	● マグロ，エビなどの高級魚介の輸入が増加． ● ペットフードの原料として東南アジアに大きく依存．	● 世界一の漁獲高《ぎょかくだか》だったが，漁業環境の変化，漁業人口の高齢化，輸入の増大で生産減． ● 養殖魚介の種類，完全養殖の種類も増える．
藻類	● コンブの出汁《だし》の味は日本食の味の基本	● 海藻をよく食べるのは日本，朝鮮半島，北欧の一部で，とくに日本は利用が多い．	● 養殖，輸入が増えたのは他の食材と同様．

ン表示を義務づけている．特定原材料に準じるものとして，アワビ，ダイズなど 20 品目についてアレルゲン表示が推奨されている．アレルギー対応食品として，タマゴ，牛乳，ダイズなどを除去したハムやビスケットのようなアレルゲン除去食品，加熱や酵素処理をした低アレルゲン化食品が市販されるように

補足1

食料自給率には，熱量換算，金額換算および重量換算の3通りがあり，熱量換算，金額換算がよく使われる．熱量換算食料自給率は1960年82%であったが，次第に低下して2021年38%となった．金額換算では2021年63%．飼料自給率は著しく低く，2021年25%．自給率100%（熱量換算）を超えているのは，カナダ，オーストラリア，アメリカおよびフランス．

補足2

金額ベースの国別輸入相手国の割合（2021年）

輸入品目	輸入相手国
トウモロコシ	アメリカ 72.7% ブラジル 14.2%
コムギ	アメリカ 45.1% カナダ 35.5% オーストラリア 19.2%
ダイズ	アメリカ 74.8% ブラジル 14.1% カナダ 9.9%
牛肉	アメリカ 42.2% オーストラリア 40.5% カナダ 6.9% ニュージーランド 4.8%
豚肉	アメリカ 27.1% スペイン 13.4% メキシコ 12.4% デンマーク 8.9% オランダ 3.5%

全輸入金額に対する割合（農林水産省）．順位は気象変動などにより若干変動する．

なった．これまで以上に食品に対する正しい知識を学んで食に臨まねばならない．

食を取り巻く環境も深く考える必要がある．日本の食料自給率（補足1）（供給熱量基準）は年々低下して今や38%となり，膨大な量の農水畜産物が輸入されている．食の洋風化，欧米化は，いわばこの結果でもある．水産大国といわれた日本が，エビやマグロの大量輸入国となった今，食品もグローバル（地球規模）な視点でみつめなければならない．輸入の状況（補足2）も，たとえばトウモロコシ，コムギ，ダイズ，牛肉では，わずか特定の2，3か国，豚肉は5か国に依存していて，安定とはいい切れない．また，農業生産に不可欠な肥料でも窒素，リン酸，カリの原料であるリン鉱石，塩化カリはほぼ全量，リン鉱石を加工したリン安も相当量輸入に依存した状態にある（輸入相手国：リン鉱石，中国，ヨルダン；リン安，アメリカ，中国；塩化カリ，カナダ）．畜産業を支える家畜の飼料に至っては，飼料自給率は2021年25%と非常に低い（主な飼料穀物の輸入相手国，アメリカ，オーストラリア，カナダ，アルゼンチン）．食品の輸送はCO_2（二酸化炭素）の排出を起こす．輸入は輸送距離が長いので，地球環境に大きな負荷を与えることになる．生産地から食卓までの輸送距離（km）に食品の輸送量（トン，t）を乗じて算出した数値をフードマイレージ（food mileage）という．この値が小さいほど排出されるCO_2が少なく，地球環境に与える負荷が少ないといえる．この点からも自給率を少しでも向上させることが強く望まれる．また，グローバル化は，食品の製造，品質とその管理，サービスへの高い信頼性を求めることとなり，世界共通の食品分析の公定法や，これを行う実施機関の世界に通じる能力も必要になる．ISO/IEC 17025はこれを定めた国際規格で，日本工業規格（JIS）や日本農林規格（JAS）もISOとの整合化が進んでいる[参考]．

和食が日本の風土とともに，多様で新鮮な食材とその持ち味を尊重し，自然の美しさや季節の移ろいを表現しつつ，正月などの年中行事とも密接にかかわって，健康的な食生活を支える栄養バランスのある食であり続けたことが評

参考　ISO国際標準化機構

スイス連邦に本部がある非政府組織．国際的に同じレベルのものが提供できるように，食品を含む工業，農業，医療等のすべての分野の製品やそれらの分析法，品質や安全，環境活動を管理するマネジメントシステムを定めている．食品安全マネジメントシステムには食品安全管理の原則と手順の規格であるHACCP（Hazard Analysis and Critical Control Point）が追加され，食品工場等が認証を取得している．JIS（Japanese Industrial Standards）は，工業標準化法に基づいて，日本の工業製品に関する規格や測定・分析方法をはじめ，文字やプログラム，情報処理等19分野にわたる規格が制定されている．この標準化を通して，「もの」の互換性の確保，生産の効率化，公正性や消費者の利益の確保，取引の単純化，技術進歩の促進，安全や健康の保持，環境の保全等を図ることを目的とし，規格に適合したものにはJISマークをつけることができる（JISマーク表示制度）．JAS（Japanese Agricultural and Forestry Standard）規格制度により，飲食料等が一定の品質や特別な生産方法でつくられていることが認められると，JASマークが貼付される．有機農産物および有機農産物加工食品は，JASマークがないと「有機」「オーガニック」等の表示をして流通販売できない．

価されて，2013年，和食が「日本人の伝統的な食文化」として，ユネスコの無形文化遺産に登録された．さらに後世に伝えるべき財産であろう．

輸入の増加は，国内生産の減少，生産と消費との乖離などをもたらし，現代の食品の生産・流通・消費の分野に次のような課題を提起している．

①つくり手がみえない不安：つくり手がわからないと消費者に不安を生みやすい．国内の近隣地域でつくられたものでも，生産者がわからないことが多い．最近，生産者の名を冠した“○○さんちの卵”といった表示や，つくり手のメッセージや写真を添えて，親近感と安心感を盛り込む方法がとられている．ウシの個体識別番号のように原産地，生産者，加工や流通の各段階の情報が追跡できるトレーサビリティのさらなる整備が望まれる．

②季節感の消失：南半球から多くの場合，日本向けに生産された野菜や果実が端境期《はざかいき》に輸入され，旬《しゅん》でなくても食を楽しませている．ハウス栽培や植物工場栽培，冷凍などの保存技術の進歩も周年供給に寄与しているが，そのため旬の考え方が希薄になってきた．このような現象は，便利さや豊かさの一方で季節の楽しみが薄れる課題もはらんでいる．

③エネルギーと労働力の国外依存：生鮮食品のほかにカット野菜や半調理品が大量に輸入されている．これらは，価格安定に寄与する反面，労働力を国外に依存するために国内の雇用に縮小をもたらす．国外依存程度にも留意すべきであろう．

一方，生産された食品が消費されずに廃棄される量[参考]は，2020年の環境省推計では，事業系廃棄量1,624万t，家庭系748万t，あわせて2,373万tにのぼる．これは食用仕向《しむけ》量の約23%に当たり，そのうちまだ食べられるものの，賞味期限が過ぎて破棄される食品ロス量は522万tにのぼる．この量は，世界全体の食品援助量（2020年420万t，国連WFP協会）の約1.3倍に匹敵する．食品ロスの一部が，表示偽装や流用事件を起こすなど社会問題も起きている．食品廃棄量のうち飼料・肥料・エネルギー化によって再利用されている部分もあるが，約40%に当たる1,101万tが焼却や埋立《うめたし》処分されている．食品の賞味期限や消費期限〈補足3〉に対する正しい判断も望まれる．

補足3
賞味期限は，未開封の製品を所定の保存方法で保存した場合，期待されるすべての品質が十分保持される期限（おいしく食べられる期限），消費期限は，未開封の製品を所定の保存方法で保存した場合に腐敗や変敗など食品の品質の劣化によって安全性を欠く恐れのない期限（期限を過ぎたら食べないほうがよい期限）．ただし，注文を受けてその場で製造・加工した場合や，品質劣化がきわめて少ない場合は，保存方法や期限表示を省略できる．

参考　食品廃棄量と食品ロス量

食品廃棄量および食品ロス量はそれぞれ右の通り（環境省）．家庭系の生ごみの56%が調理くずで39%が食べ残しである．食べ残しのうちの半分以上（57%）が手つかずの食品で，しかもその約1/4（24%）が賞味期限前の食品で，賞味期限後1週間以内が19%であった〔2007年度京都市家庭ごみ組成調査（生ごみ）〕．

	食品廃棄量	食品ロス量
2012年	2,801	642
2016年	2,759	643
2019年	2,371	522

（単位：万t）

日本の人口推計[参考1]（総務省統計局）によると，2000年に約1億2,690万人だったものが，2050年には9,710万人に減少するとされている．これに対して世界の人口は，2000年に約61億1,270万人だったものが，2050年には約1.6倍の97億7,250万人に増加し，とくに開発途上国における増加（1.7倍）が著しいと予測されている．各国は当然それぞれ自国民を養う食糧を必要とするので，経済力があってもこれまでと同様に食糧の輸入が確保できるとは限らない．そのため自給率を向上させる努力が強く望まれる．また，人口構成のうち65歳以上の高齢者割合は，2000年に17.4%であったものが少子化に伴い2050年には38.8%に上昇し，15歳未満は14.6%から9.7%に，中位年齢は41.5歳から56.0歳にシフトすると推計され，著しい超高齢社会となる．高齢者の食生活で問題となるのは，たとえば，箸《はし》が持てない，噛《か》めない，のどに詰まりやすい，むせる，飲み込めないなどの咀嚼《そしゃく》や嚥下《えんげ》の障害である．適正な栄養素の摂取や維持が難しくなると，低栄養状態になるリスクが飛躍的に増大する．健康増進法では，嚥下困難者用食品は，病者向けの特別用途食品として規制対象に残されたが，咀嚼機能に配慮した食品は，法規制外となった．咀嚼に配慮したテクスチャーデザイン食品は，ユニバーサルデザインフード[参考2]やとろみ調整食品として自主規格され，急速に広まってきた．しかし，咀嚼や嚥下の規格や分類が複数用いられていた．農林水産省は，超高齢社会の到来による介護食品市場の拡大を想定して，食品産業や農林水産業の活性化と国民の健康寿命の延伸に貢献するために，2015年「スマイルケア食」と名付けた新しい枠組みを整備し，制度の普及を図った．これによって，国の規格のもとで咀嚼配慮食品を選択できるようになった．

日本の台所には，土鍋やフライパン，中華鍋のような和洋中の調理器具があたりまえのように置いてあり，多様な素材を使った和洋中の料理が食卓に並び，それを違和感なく食べてきた他に類をみない食の特徴がある．その一方で著名な料理教室に通いつつコンビニエンス食品で済ます，チグハグともいえる食事情も珍しくない．家庭の食事形態をみてみると，大家族（3世代世帯）よりも

参考1　人口推計と平均寿命

日本の人口は，2022年12,483万人，2020年124,100千人，2030年116,618千人，2040年107,276千人，2050年97,076千人と推計されている（総務省統計局）．平均寿命は，男性81歳，女性87歳，健康寿命は，男性72歳，女性75歳（2021年）である（厚生労働省）．

参考2　ユニバーサルデザインフード

高齢者を含め一般に咀嚼《そしゃく》に配慮した一連の食品．咀嚼を助け誤嚥《ごえん》を防ぐために，日本介護食品協議会が定めた自主規格で，ユニバーサルデザインフードとよばれる．食品の物性（硬さ，粘度）を基準として4つに区分されるが，「かむ力」「飲み込む力」「かたさ」を目安に，「容易にかめる」「歯ぐきでつぶせる」「舌でつぶせる」「かまなくてよい」とわかりやすく表されている．また，嚥下《えんげ》（飲込み）を補助するとろみ調整食品も規格化されている．これには糊化済みデンプン，グアーガム，キサンタンガム等の造粒品が利用され，牛乳や果汁，スープに加えるだけで希望の粘稠性《ねんちゅうせい》が得られる．嚥下困難者用の食品は，特別用途食品として，健康増進法に残された（厚生労働省，2009年）．硬さ，付着性，凝集性を指標として3段階の許可基準が設けられている．

核家族や独身世帯が増え，生活スタイルの変化もあって家族団らんの食生活から個食へと進んだ[参考3]．また，男女雇用機会均等法や育児介護休業法によって女性の社会進出が拡大して，外食が2000年までは全食料消費支出の17.9%まで増えた．その後，食料消費支出が低下すると支出抑制から外食率は約18%台で横ばいになった（食品産業センター，食品産業統計年報）が，家庭で調理して食べる内食においても，外食と内食の中間的な中食といわれる惣菜や弁当，調理済み食品などが，宅配の普及もあって増大している（食の安全・安心財団）．これは，いわば調理の外部委託のようなもので，台所離れが進んでいることを示している（p. 271，**図8-3**参照）．食事の外部化や飽食は，心筋梗塞，脳梗塞，糖尿病，高血圧，肥満，がんなどの生活習慣病の原因の1つに挙げられている．そのため過剰摂取を控える制限志向が高まることも一方ではみられる．2019年の国民健康・栄養調査によれば，1人が1日に摂取したエネルギーは，20歳代の男性では2,199 kcal，女性では1,600 kcalで，これらの値は2020年版食事摂取基準（身体活動の普通～低い）より低い．脂質エネルギー割合は，20歳代の男性では29.5%，女性では30.9%で，年齢が高くなるほど低くなっている．電化による省力化が進み，座位または立位の静的活動が多くを占める現代の生活のなかでは，エネルギーおよび脂質の摂取過剰になりやすい．とくに糖質・脂質食品においては，摂取の量的問題とともに質的問題，たとえば消化吸収速度の穏やかなスローエネルギー食品ともいうべき視点や，n-6系脂肪酸とn-3系脂肪酸の摂取比率も問われる．野菜摂取量は，男女全体では280.5 g（総数，以下同様），男性288.3 g，女性273.6 gで，健康日本21（第二次）の野菜摂取量の目標値である350 g/日にはいまだ届いていない．

さらに若い女性を中心として，肥満を嫌う痩身《そうしん》願望から過度のダイエット志向によって，糖質摂取を控える風潮が生まれ，それがえてして全般的な食事制限に進ませることも多く，その結果，筋肉量の低下と皮下脂肪の増加を生んで深刻な弊害をもたらすことが懸念されている．いずれの場合にも食品の正しい知識をもち，食物摂取に関してさらに適切な栄養指導が求められる．食品学各論の知識を，これらの面からも身近なものとしたい．

参考3　世帯構成の変化

右の表は単独世帯，核家族世帯（夫婦のみ，夫婦と子のみおよびひとり親と未婚の子のみの世帯），3世代世帯の全世帯数に対する割合を表す．

	単独世帯（%）	核家族世帯（%）	3世代世帯（%）
1975年	18.2	58.7	16.9
1995年	22.6	58.9	12.5
2010年	25.5	59.8	7.9
2019年	28.8	59.8	6.3

2 植物性食品

1 穀類 cereals

穀類とはイネ科植物，タデ科植物，ヒユ科植物などのなかで食用として用いられるものをいう．古くは，コメ，ムギ，アワ，キビ（黍）またはヒエ（稗），マメを五穀といい，ダイズを加えたこともあったが，現在，マメ類は穀類とは別に扱っている．

イネ科植物には，コメ，コムギ，トウモロコシ，オオムギ，ライムギ，エンバク，キビ，ヒエ，アワ（粟），モロコシなどがあり，タデ科植物にはソバが，ヒユ科植物としてアマランサスがある．

このうち，コメ，コムギ，トウモロコシは世界3大穀物とされ，トウモロコシの生産量がもっとも多く，次いでコムギ，コメの順である〈補足1〉．この3種の世界全体の生産量は，約25億877万トン（2021年）で，穀類全体の約90%を占めている．

補足1

2021年の世界の穀類生産量

	生産量 (t)	貿易率
トウモロコシ	12億1,607万	15.6%
コムギ	7億7,903万	25.8%
コメ	5億1,367万	10.3%

コメは生産国で消費される割合が多い特徴がある（収穫を基準にした前年の11月1日から当年の10月31日まで）．

（USDA）

穀類の特徴

穀類は次のような特徴をもつ．

①単位面積当たりの生産量が高い（収穫量が多い）．

②水分含量が少なく，保存性がよい．

③デンプン含量が高く，優れたエネルギー源として主食となる．

④ 10%程度のタンパク質を含み，胚芽部分に脂質，ビタミンB_1，ナイアシンを含む．

⑤味が淡白で，副食物と良好な食べ合わせで，連食できる．

栽培地域

コメ：アジアを中心とした緯度の低い熱帯，亜熱帯，温帯の国々で水稲《すいとう》として栽培され，中国〈補足2〉，インド，インドネシア，バングラデシュ，ベトナム，タイ，ミャンマー，フィリピン，日本（生産量順）で多く生産されているが，アメリカなどでは陸稲《りくとう》として栽培されている．

補足2

中国の穀類の生産量は非常に多いが，輸入量も非常に多い．トウモロコシ317万t，コムギ337万t，コメ370万t（2014年），オオムギ500万tを輸入している（農畜産業振興機構，中国の穀物需給動向，2017年）．世界の生産量は，総務省統計局の資料（出典はFAOの調査結果）に詳しい．

コムギ：中緯度から高緯度の比較的乾燥した地域での栽培に適しているため，中国，インド，北アメリカ，ロシア，ドイツ，パキスタン，オーストラリア，ウクライナ（生産量順）などで多く生産されている．

トウモロコシ：北アメリカでの生産量が高く，中国，ブラジル，ウクライナ

（生産量順）などでも多く生産されている．

オオムギ：ロシア，フランス，ドイツ，オーストラリア，カナダ，スペイン，イギリス，ウクライナ（生産量順）などで多く生産されている（以上 4 品目 p. 273，世界の主要食糧生量参照）．

補足1
本書では，作物の植物学上の分類は，ゲノム解析から実証的に分類体系を構築した APG（Angiosperm Phylogeny Group：被子植物系統発生グループ）植物分類体系によった．

1．コメ　rice

（イネ科イネ属の 1 年生の草本イネの種実）補足1

コムギとともに生産量の多い穀物で，とくにアジア・モンスーン地帯の住民の主食として重要である．

分類・品種

補足2
2011～2020 年の過去 10 年間の水稲平均作付《さくつけ》割合

品種	平均作付割合	主産地
コシヒカリ	35.8%	新潟，茨城，栃木
ひとめぼれ	9.6%	宮城，岩手，福島
ヒノヒカリ	9.1%	熊本，大分，鹿児島
あきたこまち	7.2%	秋田，茨城，岩手
ななつぼし	3.3%	北海道
はえぬき	2.8%	山形
キヌヒカリ	2.5%	滋賀，兵庫，埼玉

年によって若干の変動はあるが，順位は変わらない．
（米穀安定供給確保支援機構）

コメはその品種により，ジャポニカ（日本型）とインディカ（インド型）に大別され，デンプン成分の構造の違いからウルチ米《まい》とモチ米《ごめ》に分類され，栽培方法の違いから水稲《すいとう》と陸稲《りくとう》に分けられる．そのほか栽培や精米《せいまい》による違いがある．現在栽培されているウルチ米の品種は，作付《さくつけ》割合の高い順に，コシヒカリ，ひとめぼれ，ヒノヒカリ，あきたこまち，ななつぼし，はえぬき，キヌヒカリなどがある補足2．

■ ジャポニカとインディカ

ジャポニカは，日本，台湾，韓国およびアメリカ，中国，イタリアなどの一部で栽培されている．米粒《べいりゅう》の形態は米の長さが幅のほぼ 1.7～1.8 倍で，丸みを帯びている．米粒の中心部と外側部がやや軟らかく，中間部が硬いので，砕米《さいまい》になりにくく，炊飯米は粘りがある．

インディカは，インド，ミャンマー，タイなどの東南アジアやアフリカなどで栽培されている．米粒の長さが幅の 2.5 倍前後，中にはそれ以上のものもあり，細長い形をしている．米粒の中心部がもっとも硬く，外側になるほど軟らかいため，砕けやすく搗精《とうせい》歩留《ぶどま》りが低い．デンプンの真のアミロース含量補足3は，ジャポニカと同様（ジャポニカは 17～21%，インディカは 24～31%）であるが，アミロペクチンのもっとも長い分岐鎖がジャポニカより多い（最長鎖含量は，インディカが 10%，ジャポニカが 0.1%）．そのため，炊飯したとき，ほかのデンプン鎖と絡み合って，デンプン粒の膨潤《ぼうじゅん》や崩壊が抑制されて粘りがなく，パサパサとした食感になると考えられている．

補足3
インディカのアミロース含量（20～33%）は，これまでジャポニカ（18～23%）より高いといわれてきたが，この分析値は見かけのアミロース含量である．アミロペクチンの長い分岐鎖（平均重合度 300～600）の存在が確認され，そのヨウ素呈色による誤差を補正した真のアミロース含量には差異がないことが明らかにされている．米飯の粘《ねば》りは，米飯粒から溶け出たアミロペクチンによるもので，アミロースの溶出が多いと粘りが弱まる．

■ ウルチ米とモチ米

コメは，含まれるデンプンの性状により，ウルチ米とモチ米に分類される．

ウルチ米は，飯《めし》としてふだん食べているコメで，ウルチ米のデンプンは，アミロース含量が 17～23% で，残りは分岐《ぶんき》分子であるアミロペクチンである[参考1]．ウルチ米はアミロースを含むため，ヨウ素反応は青藍色《せいらんしょく》を示す．良食味米とされるコシヒカリは，ウルチ米のなかでもアミロース含量が少ない（約 16%）．

そのほか，ミルキークイーンのような低アミロース米（アミロース含量9〜12%），夢十色のような高アミロース米（アミロース含量27〜33%），香りや色を楽しむ香り米や有色米，アレルギー物質を減らした低アレルゲン米，GABA（γ-アミノ酪酸）〈補足1〉を豊富に含む巨大胚芽米であるはいみのりなども知られている[参考2].

モチ米は，餅《もち》として食べるコメで，アミロースをほとんど含まず多くの分岐鎖をもつアミロペクチンからなる．モチ米はそのためヨウ素反応は赤紫色を示す．モチ米はウルチ米より丸みがあり，胚乳部分は乳白色であるが，ウルチ米の胚乳部分は半透明でガラス状を呈する．炊飯後の粘りはモチ米で強い．モチ米の品種には，こがねもち，ヒヨクモチ，はくちょうもちなどが知られている．

■ 水稲と陸稲

水稲は水田で栽培される稲であり，陸稲は畑で栽培される稲をいう〈補足2〉．日本で栽培されている米はほとんどが水稲であり，陸稲栽培はわずかである．ジャポニカでは水稲が多く，インディカでは陸稲が多い．

■ 精米

コンバインで収穫したコメ（籾米《もみまい》）は，水分量が多く（籾粒間のバラツキが大きく平均水分量は26% 程度），品質が劣化しやすいので，出荷できる水分（14.5%）まで速やかに乾燥する．籾すりして玄米《げんまい》と籾殻《もみがら》に分け，玄米は精米（精白，搗精《とうせい》）〈補足3〉によって，果皮《かひ》，種皮《しゅひ》，糊粉《こふん》層および胚芽《はいが》（これが糠《ぬか》）を除いて精白米（胚乳）にする（**図 2-1**）．玄米100から得られる精白米の割合を歩留《ぶどま》りという．糠部分の割合は約8%，胚乳部分の割合は約92% であるから，精白米の歩留りは92% となる．糠部分には，脂質，タンパク質，ビタミンB_1，GABA が胚乳部よりも多く含まれているので，精白の程度が進むにつれてこ

補足1
γ-アミノ酪酸（GABA；ganma-amino butylic acid の略）はアミノ酸の1種で，動植物界に広く分布している．ドーパミンなど興奮系の神経伝達物質の過剰分泌の抑制によるストレス改善，中性脂肪増加抑制，降圧作用，寝つき向上などの作用が知られている．

補足2
水稲と陸稲の成分比較

	タンパク質	炭水化物
水稲	6.1%	77.6%
陸稲	9.2%	74.0%

補足3
米粒内部の胚乳部分は，表面の糠層より硬いので，米粒同士を摩擦したり，回転する砥石《といし》で削ったり，セラミックの刃でこそげ剥《は》がしたり，機械的方法によって糠層を除去して精米する．

参考1　アミロースとアミロペクチン

アミロースはグルコース（ブドウ糖）がα-1,4 グルコシド結合した直鎖のほかに，短いグルコース鎖（側鎖）がα-1,6 グルコシド結合で少量結合した分岐アミロースが存在し，これがアミロース全体の27〜70% を占めることが知られている．アミロースの平均重合度は，穀類で約1,000，イモ類で4,000〜5,000 である．アミロペクチンは，α-1,4 グルコシド結合したグルコース鎖のところどころにα-1,6 グルコシド結合で分岐したグルコース鎖（分岐鎖，平均重合度は18〜24）が多数局在し，その分岐鎖同士がブルへリックス構造をとって結晶性の房状構造（クラスター）をつくり，このクラスターからまたグルコース鎖が伸びて次のクラスターを形成し，そのまた次のクラスターをつくり上げながら分子量1,000 万に達するデンプン成分である．この結晶構造をミセル構造という．アミロペクチンは，多数互いに秩序立って会合して水に不溶のデンプン粒を形成している．

参考2　新しいコメの開発

農林水産省のスーパーライス計画により従来品種にない特徴をもった種々の新形質米が開発された．ミルキークイーンはコシヒカリの突然変異種で，粘りが強くモチモチとした触感で冷めても硬くなり難い．チャーハンやカレーには向かないが，和食，弁当，おにぎりなどによい．夢十色は，インディカ系統の作出種で，ピラフやパエリア，リゾット，米麺に向く．レジスタントスターチ含量が高く，摂取後の糖質の消化が穏やかに進み，摂取糖質量が低くなる機能性が期待されている．ただし，炊飯米（飯《めし》）は，付着性や粘りがほとんどなく食味はよくない．低アレルゲン米は，プロテアーゼ処理や高圧処理，0.5 mol/L NaCl 抽出処理などによるタンパク質分解や抽出処理でアレルゲンタンパク質含量を低減してつくられる．

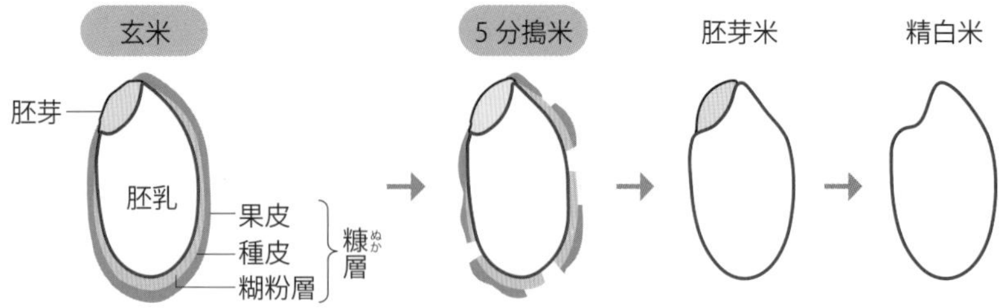

図 2-1　コメの構造と精白による変化

表 2-1　精米による栄養成分の変化*

	タンパク質 (%)	脂質 (%)	炭水化物 (%)	灰分 (%)	食物繊維 (%)	ビタミン B_1 (mg%)	ビタミン B_2 (mg%)	ビタミン B_6 (mg%)	ナイアシン (mg%)	GABA** (mg%)
玄米	6.8	2.7	74.3	1.2	3.0	0.41	0.04	0.45	6.3	4.8
5分搗米	6.5	1.8	75.9	0.8	1.4	0.30	0.03	0.28	3.5	—
精白米	6.1	0.9	77.6	0.4	0.5	0.08	0.02	0.12	1.2	1.8
胚芽米	6.5	2.0	75.8	0.7	1.3	0.23	0.03	0.22	3.1	3.9

*文部科学省，日本食品標準成分表（2020）．**佐竹利子ら：農業機械学会誌，**66**，91〜97（2004）．

れらの成分が少なくなる（**表 2-1**）．精白の程度が低いものに5分《ぶ》搗米《づきまい》と7分《しちぶ》搗米などがある．5分搗米は糠部分を50%，7分搗米は70%取り除いたものなので，5分搗米の精白歩留りは96%（100−8×0.5），7分搗米は94%（100−8×0.7）となる．清酒の醸造では，原料の酒造米は70〜60%，あるいはそれ以下（大吟醸《だいぎんじょう》）の歩留りで高度精米して，雑味が出ないようにデンプン質の純度を上げる．精白したコメは水分の吸脱湿，カビの発生などの影響によって変質しやすい．そのため，貯蔵は玄米とし，コメの虫の発生やコメの呼吸を抑えるために室温より低い15°Cで行う．

成　分

■ タンパク質

コメには約6%のタンパク質が含まれ，その主体はオリゼニンといわれるグルテリン（全タンパク質の約56%）〈補足1〉である．そのほか，アルブミン，グロブリン，プロラミンが含まれる．日本人は，1日のタンパク質摂取量のうち16%程度をコメから摂取しているので，タンパク質源として重要である．

栄養価（アミノ酸スコア：玄米100；精白米93）〈補足2〉は，コムギタンパク質より優れているがリシンがもっとも少なく，第一制限アミノ酸で，メチオニン，スレオニンも少ない．

■ 炭水化物

精白米は約78%の炭水化物を含み，そのほとんどがデンプンである．コメデンプン粒の形状は多面体で，粒径は約2〜5μmと市販デンプンのなかでは

補足1
グルテリン（glutelin）は，単純タンパク質の1種．水，塩溶液に不溶，希酸，希アルカリに可溶のタンパク質で，たとえば，コメのオリゼニン，コムギのグルテニン．アルブミン（albumin）は，水に可溶なタンパク質，グロブリン（globlin）は水に不溶で塩溶液に可溶なタンパク質，プロラミン（prolamin）は，水，塩溶液に不溶だが70〜90%のエタノールに可溶なタンパク質である．

補足2
本書では，食品中のタンパク質のアミノ酸スコアは，2007年WHO/FAO/UNUの必須アミノ酸評点パターン（18歳以上の成人）に対する各食品のタンパク質の1g当たりの構成必須（不可欠）アミノ酸のmgの割合（%）のなかで，もっとも低い値を示すアミノ酸の値として記す．

もっとも小さい．生デンプンは水に溶けないが，水を加えて加熱すると約60℃からミセル構造が崩れはじめ，急激に吸水して膨潤《ほうじゅん》し，さらに温度を上げると糊《のり》状となる．この状態のデンプンを糊《こ》化《か》デンプンといい，消化酵素の作用を受けやすくなる[参考1]．玄米の炊飯は精白米よりも加水量[参考2]を多くして加熱時間も長くする．

■ 脂質

脂質は胚乳より胚芽や糊粉層に多く含まれる．糠には約20％の脂質が含まれる．また，リパーゼやリポキシゲナーゼ[補足]などの酵素も含まれ，米粒，とくに精白米では油脂の分解や酸化が起こりやすいので，脱酸素剤を入れて冷蔵保存するとよい．精米したら早めに消費するように心がける．コメ油の脂肪酸の約64％は不飽和脂肪酸であり，約36％が飽和脂肪酸である．不飽和脂肪酸はオレイン酸が約25％，リノール酸が約37％であり，飽和脂肪酸の大部分はパルミチン酸（全飽和脂肪酸の約85％，全脂肪酸の31％）である．ビタミンEを豊富に含み（26 mg/100 g），ほかの油脂に比べて酸化されにくい．

補足
植物界に広く存在する酵素で，リノール酸やリノレン酸などにO_2を付加してハイドロパーオキサイド（ヒドロペルオキシド）を生成する．この分解性生成物であるヘキサナールは古米臭の原因になる．

■ 無機質

玄米には無機質が1.2％前後含まれ，外皮《がいひ》部に多く，胚乳には少ない．そのため，精白の度合いが進むと無機質の含有量は低下する．

■ ビタミン・機能性成分

玄米にはビタミンB_1，ビタミンB_2，ナイアシンがかなり含まれている．その大部分は外皮や胚芽部に含まれる．玄米100 g中に0.41 mg含まれているビタミンB_1は，5分搗米では0.30 mgに，精白米では0.08 mgに減少する（**表2-1**）．また，精白米の場合，ビタミンB_1が炊飯前の洗米過程で40％程度失われるので，米飯中のビタミンB_1は少ない（0.02 mg％）．そのため，ビタミンB_1を多く含む胚芽を残して精白した胚芽精米や，ビタミンB_1，ビタミンB_2などのB群，カルシウム，鉄分などを添加した強化米（サプリ米）が市販されている．強化米は，炊飯時に普通のコメに混ぜて使用する．なお，強化米が黄

参考1　糊化デンプン・老化デンプン

糊化，糊化したデンプン，老化および老化したデンプンをそれぞれα化，α-デンプン，β化およびβ-デンプンと呼ぶことがあるが，α-，β-と記してもその内容が伝わらないし，国際的にも通用しない．用語は，内容がわかる呼び方が望ましいので，糊化，老化，糊化デンプン，老化デンプン，生デンプンと呼ぶべきである．コメデンプンの糊化温度は，コメの品種によって異なるが，低いものでは約60℃，高いものでは約62～65℃から糊化しはじめる．実際のコメのなかのデンプンは，アミロプラスト中にデンプン粒が詰まっていて空間的に制約を受けるために，糊化開始温度は単離デンプンより約2～3℃高い．なお，溶媒を吸収して膨らむときは膨潤，そうでないときは膨張という．これを区別しない場合は膨化という．

参考2　炊飯の加水量

炊飯するときには米粒内部のデンプンに十分水分が行きわたっていることが大切で，品種，精白度，コメの保存度合いや水分，破砕などの損傷程度，浸漬《しんし》する水の温度と時間，調味料等を含む水質の違いによって吸水速度や吸水率が変動するので，吸水時間を考慮する必要がある．なお，電気炊飯器の場合，コメに吸水させる時間，蒸らし時間は炊飯時間に含まれている．

色なのは，ビタミン B_2 を含むためである．

コメの機能性成分としては，食物繊維（水溶性および不溶性）[参考1]，更年期障害や自律神経失調症に効果のある γ-オリザノール，フィチン酸，抗酸化効果のあるトコール類やフェルラ酸などが知られている．有色米では，タンニン，アントシアニン，クロロフィルなどの色素，とくに赤米と紫黒米の色素は活性酸素消去能を示すポリフェノールが含まれる．玄米や胚芽米では，水に浸漬《しんし》して発芽するとGABAが急激に増加することが知られている．フィチン酸は，金属イオンと結合するのでミネラル吸収阻害が問題視されるが，脂肪肝の抑制，免疫機能の増強作用，大腸がんの予防効果などを示す報告もある．これらの多くの機能性成分に着目した食品が開発されている．

利用・用途

コメはコムギと異なり粒食できることが特徴である．とくにウルチ米は，精白米として炊飯して米飯[補足]として主食に利用される．近年，食生活スタイルの変化に伴い，洗米せずに炊飯できる無洗米，常温でも保存でき電子レンジ加熱で炊き立てのように食べられる包装米飯，カビの発生を抑えて長く保存できる包装餅などが開発されている[参考2]．

補足
コメの消費量が減少するなか，家庭内調理の外部化の進行に伴い加工米飯の生産量は2000年以降，毎年拡大している．無菌包装米飯は災害用としても重要である．レトルト米飯のお粥《かゆ》は，高齢者だけでなく病者や受験生向けにも活用されている．伝統行事食である七草粥は，セリ，ナズナ（ぺんぺん草），ゴギョウ（ははこ草），ハコベラ（ハコベ），ホトケノザ（タビラコ），スズナ（カブ），スズシロ（ダイコン）を入れて炊いた粥．1月7日に食べ，正月の食べ疲れをいたわり，不足しがちなビタミンを補う知恵が生きる食事である．

ウルチ米の利用では，きりたんぽのような郷土料理，コンビニなどで人気のあるおにぎり，加工原料としての米粉やビーフンなどに利用される．モチ米は強飯《こわめし》（アズキやササゲの煮汁を使った赤飯，不祝儀《ぶしゅうぎ》用の白蒸《しらむ》し）として用いられる．そのほか，清酒，焼酎《しょうちゅう》，米味噌，味醂《みりん》などの醸造原料として用いられる．また，コメをいったん粉末化して米粉（ウルチ米では新粉《しんこ》，モチ米では餅粉《もちこ》という）とし，種々の形態に加工して利用する方法が古くから発達した．**図2-2**にコメからつくられる種々の食品を示す．

コメの消費拡大やコムギの代替の背景から米粉の生産量が増え，米粉パンの学校給食への導入や小麦アレルギー対応によって認知度が高まった．もちもちした食感，粘性などの物性調整，油《ゆ》ちょう（油で揚げること）したときの衣のカリカリ感（クリスピー性）や吸油低減に有効な素材として，消費が拡大しつつある．米粉をコムギのように粉体として利用することで，種々の加工食品を

参考1 食物繊維

食物繊維は，排便を促して腸機能の改善に役立ち，糖質の消化吸収速度を遅くして，血糖値の上昇やインスリンの分泌を緩和し，血中コレステロール値を低下させ，乳酸菌やビフィズス菌の増殖を促して腸内菌叢《きんそう》の改善に役立ち，酢酸やプロピオン酸などの短鎖脂肪酸の生成により腸内pHが低下してプレバイオティクス機能を示すなど，その生理機能は多岐にわたる．

参考2 無洗米・包装米飯

無洗米は，精白米を洗米して乾燥する方法，ブラシや不織布で糠をこすり取る方法，ステンレス筒の器壁に糠を付着させる方法，タピオカパールと混合して糠を付着させる方法などでつくられる．包装米飯には，炊飯し乾燥した乾燥米飯（いわゆる α 化米など），無菌室内で炊飯し包装した無菌米飯，炊飯し包装した後にレトルト加熱したレトルト米飯，加水し密封包装後に温水へ浸漬《しんし》し超高圧処理した超高圧米飯などが市販されている．

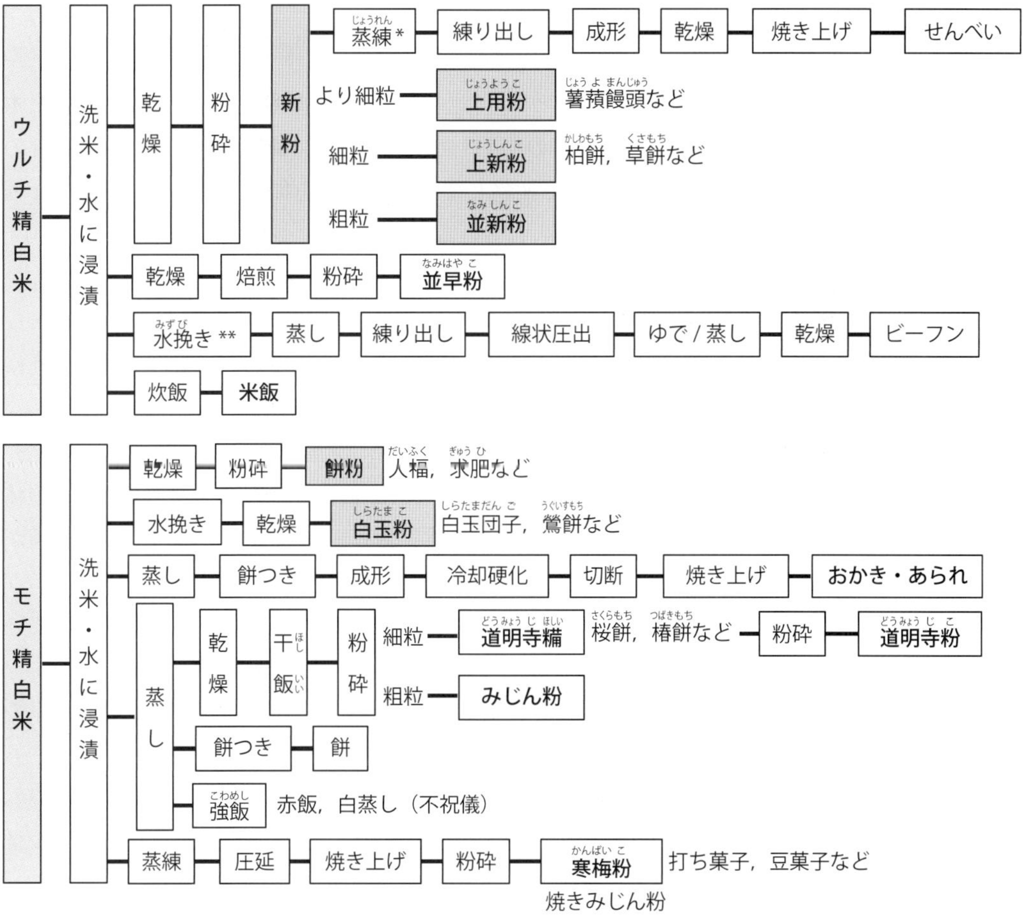

■の食品中のデンプンは，生デンプン．そうでない食品中のデンプンは糊化デンプン．
* 蒸気を吹き込みながら混捏《こんねつ》すること．
** 水を加えながら臼《うす》などで磨砕すること．

図 2-2　コメからつくられる種々の食品

つくることができる．製粉技術の発達で微粉砕コメ粉（10〜100 μm）が得られるようになり，パン，麺，ケーキなどに用途が拡大している．さらに，第3の利用形態として，高アミロース米の米飯を高速撹拌してゲル状の素材も開発され，卵や油脂を減らした軟らかいゼリーから餅様《もちよう》の食感など種々の食品が製造できる．

コメデンプンは，歩留まり90%程度の精白米からつくられ，粒径が小さいことから，微細な凹凸にもよく付着し，平滑面に変え滑らかな触感となるので，食品の手粉《てごな》，打ち粉，振りかけ粉など滑剤《かつざい》（滑《すべ》り剤）として，印画紙用，化粧品用などの工業用として用いられる．

糠漬《ぬかづけ》はそのままで糠漬に用いられるほか，コメ油の原料とされる．また，加工原料として各種の脂肪酸やイノシトール，γ-オリザノール，フェルラ酸，フィチン酸などの機能性素材の製造にも用いられている．

2. コムギ　wheat　（イネ科コムギ属の１年生の草本の種実）

コメ，トウモロコシなどとともに，主要なエネルギー源となっている．日本のコムギ生産高は，1961 年の約 171 万 t をピークに減少し，一時回復したものの最近は平均約 87 万 t 台で推移している，不足を賄うために毎年 560 万 t 程度（全需要の約 9 割）を輸入している．

分類・種類

コムギは，品種，播種《はしゅ》時期，外皮の色，粒子《りゅうし》の硬度などによって次のように分類される．

■ 品種

コムギの品種（コムギ属）は，一粒系（2 倍体で捻実数《ねんじつすう》1），二粒系（4 倍体で捻実数 2）および普通系（6 倍体で捻実数 3〜4）に分類され，20 以上の種《しゅ》がある．

一粒系：ヒトツブコムギ（もっとも古い栽培種で現在はあまり栽培されていない）

二粒系：デュラムコムギ（マカロニコムギ）（主な栽培地は，地中海沿岸やアメリカ大陸．マカロニやスパゲッティの原料）〈補足〉

補足
デュラムコムギは硬いので製粉すると粗穀粉（セモリナ）になりやすく，パスタ類に向いている．

普通系：パンコムギ（世界でもっとも多く栽培されている品種．パン，麺，菓子などの原料），クラブコムギ（パンコムギに近く，軟質の白コムギで少量栽培され，ケーキやクッキーなどの菓子用）

■ 播種時期

コムギには冬播《ま》いて翌年夏に収穫する冬コムギと，春に播いて夏から秋にかけて収穫する春コムギがある．

冬コムギ：栽培は北緯 20〜40° が多い（40° 以北，または，高地では春コムギを栽培）．粒が硬いものと軟らかいものがあり，また外皮も赤色と白色の両方がある．

春コムギ：生育期間が短く，収量は冬コムギの 2/3 くらい．硬質コムギの場合，一般に冬コムギよりも製パン性が優れているが，コムギタンパク質のグリアジンの性質の違いによるとされる．粒が硬く外皮の赤いものが多い．

■ 外皮の色

外皮の色が赤褐色の赤コムギと，淡黄色の白コムギがある．一般に赤コムギは白コムギよりタンパク質含量が高い傾向にある．

■ 粒子の硬度

粒子の硬い硬質コムギと軟らかい軟質コムギ，さらに両者の中間の性質をもつ中間質コムギがある．

硬質コムギ：粒質が緻密《ちみつ》で切断面がガラス状を呈していて，寒冷・乾燥地帯に多い．胚乳部のデンプンやタンパク質が比較的密に詰まっていてタンパク質含量が高く，パンや中華麺用に使われる．

軟質コムギ：硬質コムギほど密に詰まっていない．断面は白色不透明な粉状で，タンパク質量が少ない分ソフトな食感を示し，うどんや菓子に向く．

中間質コムギ：胚乳部がガラス状とも粉状とも区別しにくい．

以上のようにコムギは，播種時期や外皮の色，硬度よって特徴が異なるため，これらを組み合わせて，赤色硬質春コムギ，赤色軟質冬コムギなどの呼び方をする．赤色硬質冬コムギがもっとも多く栽培されている．日本では，稲作との競合を避けるために早生《わせ》で，耐病性があることが求められるので，品種は赤色中間質冬コムギが大部分である[参考1]．

製　粉

コムギは外皮が胚乳に食い込んだ構造（**図 2–3**）をしていて硬くて砕《くだ》けにくく，反対に胚乳が軟らかく砕けやすい性質がある．そのためコメのように粒子のまま利用することが難しいので，製粉して小麦粉として利用される．

製粉は，コムギを少しずつ小さくする段階式製粉方法によって行われ，灰分含量の違いにより等級の異なる小麦粉（特等粉から 3 等粉）が得られる[参考2]．小麦粉は，カロテノイド系色素によってやや黄色味《きいろみ》を帯びているが，灰分が少ないほど色調が鮮やかで，多くなるとくすんだ色となる．また，原料に硬質コムギを用いると強力粉《きょうりきこ》が，中間質コムギでは中力粉《ちゅうりきこ》，軟質コムギでは薄力粉《はくりきこ》が得られる（**表 2–2**）．

成　分

コムギの成分では炭水化物がもっとも多く，ついで水分，タンパク質が同程度で，脂質，繊維，灰分の順である．

■ タンパク質

タンパク質は約 8〜13% 程度含まれ，軟質コムギではタンパク質量は少な

参考 1　**作付品種の変化**

パンや中華麺，パスタへの需要が増加している背景から，主要産地である北海道と九州 4 県では，近年，強力系コムギ（北海道では春よ恋，九州ではミナミノカオリやラー麦が主体）や超強力系コムギ（北海道ではゆめちからが主体）が増産されるようになり，国内コムギの栽培品種に変化がみられる．

参考 2　**製粉と小麦粉**

原料コムギをいったんサイロに保管し，小石や雑草の種子，塵埃《じんあい》などの夾雑物《きょうざつぶつ》を取り除き，水分を 15〜16% に調湿したのち，ロール機で挽砕《ばんさい》（破砕）する．これをシフター（ふるい機）で粗砕物から細粒粉まで振るい分ける．細粒粉はそのまま小麦粉となるが，粗砕物はピュアリファイヤーで粗穀粉（セモリナ，直径 0.25〜0.75 mm）と麸《ふすま》に分け，取り出したセモリナをさらに細かく同様に粉砕して小麦粉とする．得られた各小麦粉を，灰分量の少ない順に特等粉から 3 等粉までグループ分けして小麦粉製品とする．小麦粉の大きさは，強力粉は約 4〜200 μm（0.2 mm）というように広い粒径分布を示し，中位径（メディアン径，全体の 50% の量を占める粒径）は，約 60 μm である．

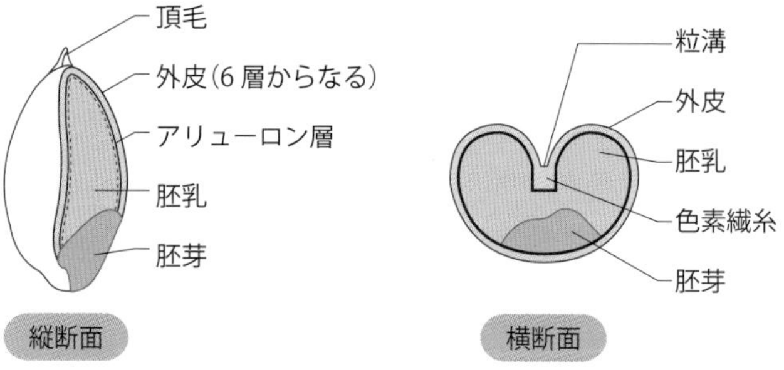

組成：胚乳（約 83%），胚芽（約 2%），外皮（約 15%）

図 2-3　コムギの構造

表 2-2　小麦粉の種類と用途，成分含有比率（%）

等級	強力粉	準強力粉	中力粉	薄力粉
特等粉	高級食パン 高級ハードロール	高級ロールパン	フランスパン	カステラ ケーキ 天ぷら粉
タンパク質 灰分	11.7 0.36	―― ――	―― ――	6.5 0.34
一等粉	高級食パン	高級菓子パン 高級中華麺 一般パン	高級麺 そうめん 冷麦	一般ケーキ クッキー ソフトビスケット まんじゅう
タンパク質 灰分	12.0 0.38	11.5 0.38	8.0 0.38	7.0 0.37
二等粉	食パン	菓子パン	うどん	一般菓子 ハードビスケット
タンパク質 灰分	12.0 0.48～0.52	12.0 0.48～0.52	9.5 0.48～0.52	8.5 0.48
三等粉	生麩 焼麩	焼麩 かりんとう	かりんとう	駄菓子 糊
タンパク質 灰分	14.5 0.9	13.5 0.9	11.0 0.9	9.5 0.9
末粉	配合飼料・工業用			
灰分	1.5～2.0			

製粉振興会：小麦粉の話より作成

く（10.1%），硬質コムギでは多く含まれる（13.0%）．タンパク質の大部分はプロラミンに属するグリアジンと，グルテリンに属するグルテニンである．

コムギタンパク質の必須アミノ酸のなかで，第一制限アミノ酸はリシンで，アミノ酸スコアは小麦粉（1 等粉）で 49～56 とコメ（精白米 93）に比べて低い．

■ 炭水化物

コムギの炭水化物含量は約 69～75% で，その大部分はデンプンで小麦粉の約 66～73% を占める．デンプンの形状は円形もしくは楕円形のレンズ状で，粒形分布は約 2～40 μm と広いが，約 2～10 μm の小粒子と約 15～40 μm の大粒子の２群のデンプン粒からなり，中間の粒径のデンプン粒がない．

■ 脂質

コムギの胚芽には12％前後の脂質が含まれる．この脂質には不飽和脂肪酸のリノール酸が多く含まれ，脂肪酸組成は優れている．小麦粉中の脂質（1.5〜1.9％）はパンの品質に影響を与え，脱脂した小麦粉からはよいパンができない．

■ ビタミン

コムギのビタミンB_1は，コメとは異なり，胚乳部にも分布しているが，胚乳部内でもその分布は均一ではなく，糊粉層に近い部分に多く，中心部には少ない．そのため，歩留りの低いコムギほどビタミンB_1の含量が少なくなる．胚芽にはビタミンEが多く含まれるので，胚芽油の酸化抑制《よくせい》に役立っている．

■ 酵素

コムギのなかにはα-アミラーゼ，β-アミラーゼ，プロテアーゼなどの酵素が含まれ，これらのアミラーゼは，酵母由来のアミラーゼの作用とあいまって，製パン工程中にデンプンを分解して低分子化し，ドウ（生地《きじ》）の生成あるいはパンの焼き色を促進させる．プロテアーゼはグルテンに作用し，パン生地を軟らかくする働きがある．

利用・用途

小麦粉の利用は，含まれるタンパク質の物理的特徴に強く依存する．小麦粉に水を加えて捏《こ》ねる（混捏《こんねつ》）と，粘弾《ねんだん》性のあるドウ[補足]となる．これは，小麦粉の中に含まれるタンパク質のグリアジンとグルテニンが絡《から》み合ってグルテンの網目構造を形成するためである[参考]．グルテニンは主に弾力性を与え，グリアジンは粘着性や進展性に寄与する．その結果，ドウに適度な粘弾性が生まれ，その粘弾性の強弱が小麦粉の加工適性を決定する．強力粉のようにグルテン量の多いものはドウの粘弾性が強く，反対に薄力粉のようにグルテン量の少ないものは粘弾性が弱いことになる．

補足

小麦粉にその重さの約45〜60％の水を加えて混捏《こんねつ》すると，手でまとめられる硬さのうどん（加水量45％）やパン（同60％）の生地ができる．加水量を100〜300％にすると流動性のあるバッターと呼ばれ，フライ衣，クレープやホットケーキの生地になる．

小麦粉の種類によってタンパク質含量が異なることをいかして，パン類，麺類，菓子などさまざまな特徴ある小麦加工品がつくられる（**表2-2**）．たとえばパン類は，ドウの粘弾性や進展性が求められるので強力粉が，麺類は，適度なコシと滑らかさが求められるので中力粉が，フライ衣や菓子類は，グルテン

参考 **ドウの基本骨格構造**

ドウの基本骨格構造モデルの１例を示す．グルテン形成タンパク質は，4種のグリアジンとグルテニン（低分子量グルテニンと高分子量グルテニン）からなる．高分子量グルテニン中の含硫《がんりゅう》アミノ酸であるシステイン残基同士の-SH基が酸化されて，分子間あるいは分子内にS-S（ジスルフィド）結合して重合するほか，生成したS-S結合の開裂《かいれつ》や組み換えを起こして3次元的に連なった主骨格のポリマー構造をつくりあげる．この主骨格に低分子量グルテニンがS-S結合してさらに構造を大きくし，さらに，グリアジンが水素結合や疎水相互作用で主骨格に結合して，強い物性をもつドウの網目構造が形成される．これにデンプン粒，パンでは発酵で生じた気泡や脂質が存在し，複雑な構造をつくっている．

の形成が嫌われるので薄力粉が用いられる．また，食塩やかん水〈補足1〉の添加はグルテンの形成を強める．パスタ〈補足2〉ではデュラムコムギがよく用いられ，製麺時に食塩を使用しないで機械的に強力に混捏し，小さな穴から押し出し成型して独特の歯ごたえを生み出している．コムギにはアレルギーがあり，特定原材料として表示義務がある．ベーキングパウダーを使わず，発酵させてつくった米粉パンのように種々のアレルギー対応食品が市販されている[参考1]．

また，ホットケーキ，天ぷら，から揚げ，お好み焼きなどの加工・調理の用途に応じて，小麦粉に副原料を適宜《てきぎ》配合した多くのプレミックス粉がつくられている．

コムギ粉の成分利用では，ドウを水で洗い出してデンプンとグルテンを分離し，それぞれコムギデンプン[参考2]およびグルテン[参考3]を得て，食品の物性形成素材として利用される．

麸《ふすま》は，コムギの表皮と胚芽で約17%を占め，おいしくないので食用には向かないために，主に家畜の飼料として利用されていた[参考4]．セルロースやヘミセルロースのような不溶性食物繊維，鉄分，カルシウムなどのミネラルやビタミンが豊富に含まれるので，種々の利用が模索されている．

補足1

かん水は，中華麺などの製造に使われるアルカリ塩溶液．主に炭酸ナトリウムと炭酸カリウムの混合物で，リン酸塩が混合されている場合もある．かん水は弱アルカリ性で小麦粉に加えて混捏すると，グルテンに作用して特有の粘弾性，滑らかさ，香りを与える．また，フラボノイド系色素に作用して黄色に呈色させる．

補足2

アルデンテといって，パスタの中心の芯がやや残っていて，歯ごたえのある状態に茹であげるとよい．アルデンテだとからめたパスタソースを必要以上に吸い込まない．

参考1 小麦アレルギー

小麦アレルギーの原因となるアレルゲンは，グリアジンやグルテニンをはじめとするタンパク質やこれに結合する糖鎖部分にあるとされる．低アレルゲン化法には，プロテアーゼ等によるエピトープ（抗体が特異的に結合する抗原のアミノ酸などの配列）部分の分解が有効とされるほか，ω-5グリアジンのような原因タンパク質の遺伝子が欠失した変異体の有用性も報告されている．即時型アレルギーと摂取後運動したときに重い症状を発症する運動誘発アナフィラキシーとがある．発症した場合の緊急時の医薬品として，抗ヒスタミン内服薬などやアドレナリン自己注射製剤の準備が推奨されている．

参考2 コムギデンプンの特徴

コムギデンプンは，ほかのデンプンに比べてタンパク質および脂質含量が高い．コムギデンプンを粒度分け（分級）して大粒子と小粒子のデンプンがつくられる．大粒子画分は特等デンプンで，冷却時の粘度が高くゲル化能も強いので水産練り製品や米菓，粘稠《ねんちゅう》材，菓子などに，小粒子デンプンはタンパク質含量の高い一等デンプンで，錠剤や散剤，繊維工業などで利用される．

参考3 グルテンの用途

小麦グルテンは，少量のデンプンを加えて生麸《なまふ》や焼き麸に，醤油《しょうゆ》や酵母エキスとともに肉状にしてグルテンミートに利用されるほか，生グルテン，冷凍グルテンやタンパク質が変性しないように乾燥させてバイタルグルテン（活性グルテン）とし，製パンや製麺，水産練り製品などの物性調整材として使用される．グルテンからグリアジンを分離し，パンの膨化改良に用いられる．

参考4 麸《ふすま》の利用

麸は，味も食感も悪いので飼料に用いられてきたが，雑味部分を取り除いた粉砕麸を配合して，食感を損なわずに麸の食物繊維などが利用できる小麦粉がつくられている．そのほか，糠《ぬか》漬《づ》けと同様の麸漬け，微生物の培養基材，プロテアーゼで分解して血圧低下作用ペプチド，フィチン酸，食物繊維成分であるアラビノキシランなどが開発され利用が期待されている．

3. オオムギ barley （イネ科オオムギの１年生あるいは越年性の草本の種実）

生産量はコムギ，トウモロコシ，コメについで多い．オオムギには，穂《ほ》が6列に並ぶ六条オオムギと矢羽《やばね》型に並ぶ二条オオムギがある．

品 種

■ 六条オオムギ

六条種は果皮ともみ殻が密着して離れにくいカワムギと，その突然変異で生まれた成熟するにつれてもみ殻が果皮から離れやすくなるハダカムギに区分される．通常，オオムギといえばカワムギをいう．

カワムギは，主として北海道を除く東日本で多く栽培され，ハダカムギは四国や九州での栽培が多い 補足1．コメと同様にオオムギにもウルチ種とモチ種があるが，栽培されているオオムギのほとんどがウルチ種である．

■ 二条オオムギ

二条種は，穀粒が大きくそろっていて発芽力が強く均一で，デンプン含量が高く，逆にタンパク質含量が低い．また，麦芽《ばくが》には活性の高いアミラーゼが含まれるため，ビールやウイスキー，水飴《みずあめ》などの原料とされる．

補足1
オオムギの生産量は，年により若干変動はあるが比較的安定している．六条オオムギの最近10年（2011～2020年）の平均収穫量は49,470 t．ハダカムギは約14,330 t，二条オオムギは116,100 tである．2021年の食料需給表にみる自給率は，オオムギは約11%，ハダカムギは61%である．

成 分

オオムギの主成分は炭水化物（押麦《おしむぎ》で約78%）で，そのほとんどがデンプンである．ウルチ種では真のアミロース含量は，約24～28%で，コムギデンプンと類似している．食物繊維が多く，可食部100 g当たり押麦では12.2 g（水溶性食物繊維は6.0 gと多い）と，精白米の0.5 gに比べて24倍含まれている．コメと混ぜて炊飯することで食物繊維のよい給源となる．とくに，水溶性食物繊維であるβ-グルカン 補足2 を多く含み，血中コレステロール低下による心臓疾患のリスク低減効果が知られている．

タンパク質は押麦で6.7%含まれ，全タンパク質の35～50%を占めるホルデイン（プロラミンの１種）とホルデニン（グルテリンの１種）で，コムギのようにグルテンを形成することはない．そのため，オオムギの粉からつくられたドウは粘弾性が弱く，パンや麺類の原料として用いることは困難である．アミノ酸は，リシンが少なく，アミノ酸スコアは押麦では91で精白米と似ている．ビタミンB群は胚乳部にも比較的多く含まれている．

補足2
グルコースがβ-グルコシド結合で重合した糖質をβ-グルカンという．β-グルコシド結合には，グルコース残基の1位とほかのグルコース残基の2位，3位，4位，6位間の結合様式があるが，単にβ-グルカンというとβ-1,3グルコシド結合した多糖を指すことが多い．オオムギのほか酵母の細胞壁やキノコに含まれる．今後モチ種の高β-グルカン含量の国産大麦が徐々に増えてくると見込まれる．

利用・用途

六条オオムギと二条オオムギとでは利用の仕方が大きく異なる．六条オオムギは一般的には精麦《せいばく》して粒状で食用とする．精麦した状態の麦を丸麦《まるむぎ》といい，舌ざわりが悪く消化率が低い．そのため，丸麦《まるむぎ》を蒸気で加熱し圧力を加えて押《おし》麦《むぎ》とする．押麦にすると口当たりがよくなり，消化率も高まる．そのまま，または，コメに混ぜて炊飯して麦飯《むぎめし》とする．

オオムギには腹側の縦方向に深い溝《みぞ》があり，精麦して押麦にしても溝の中に外皮が線状に残る．そこで，溝にそって切断し，外皮を取り除いて加熱し，圧《あっ》偏《ぺん》したのが白麦である．丸麦や押麦より食味は向上するが，歩留りが下がり，食物繊維，無機質，ビタミンの含有量が低下する．そのほか，焙煎《ばいせん》して麦茶，粉にして麦こがしとして菓子に利用したり，発芽させて水飴の原料としたり，麦味噌や金山《きんざん》寺《じ》味噌の麦麴《こうじ》として用いたりする．

二条オオムギは六条種と違いそのままでは食用とせず，発芽させて麦芽（malt）とし，ビールやウイスキーの原料に用いる．

4. その他のムギ類

その他のムギ類には，エンバク，ライムギ，ハトムギなどがある．

■ エンバク　oat　（イネ科カラスムギ属の草本の種実）

で，別名カラスムギ，オートムギともいわれ，主成分はデンプンである．食物繊維はオートミールで 9.4% と多い．水溶性食物繊維は 3.2% で β-グルカンを含む．タンパク質は穀類のなかでもっとも多く（オートミールでは 13.7%），ほかの穀類に不足しがちなリシンが比較的多く含まれ，アミノ酸スコアは 100で，コメ，コムギよりも高い．脂質やビタミン B_1 も多く含まれ，全体として栄養価の高い穀類である．精白後，蒸して圧偏したものをロールドオーツといい，コメと混炊《こんすい》して食用にする．また煎《い》ってひき割りにしたものがオートミールで，代表的なシリアル食品である．消化がよいため子どもや病人の食事にも適する．玄米粉，小麦粉，コーングリッツといっしょにハチミツや油を混ぜて焼き，さらにドライフルーツを混ぜてグラノーラに用いる．

■ ライムギ　rye　（イネ科ライムギ属の草本の種実）

主成分は炭水化物であるが，繊維が多く（ライムギ粉で 12.9%），糖質が少ない．アミノ酸スコアは 100．ライムギ粉は小麦粉のように粘弾性に富んだドウを形成しないため，乳酸菌で発酵して粘弾性を与えてパンをつくる．ライムギでつくられたパンは褐色《かっしょく》をしているため，黒パンといわれる．ライムギはコムギに比べて寒冷地でも栽培できるので，北欧では重要な食品となっている．ウイスキーやウオッカの製造にも用いられる．

5. トウモロコシ　corn (maize)　（イネ科トウモロコシ属の１年生の草本の種実）

生育期間は短く，コーンあるいはメイズといわれる．世界各地で栽培され，とくに生産高が多いのはアメリカ，ついで中国，ブラジル，アルゼンチン，ウクライナ，インド，メキシコなどである．日本は需要量の全量を輸入している．

種子の色は白，黄，橙，赤，紫などがあり，穀粒の大きさは 10 mm 前後の

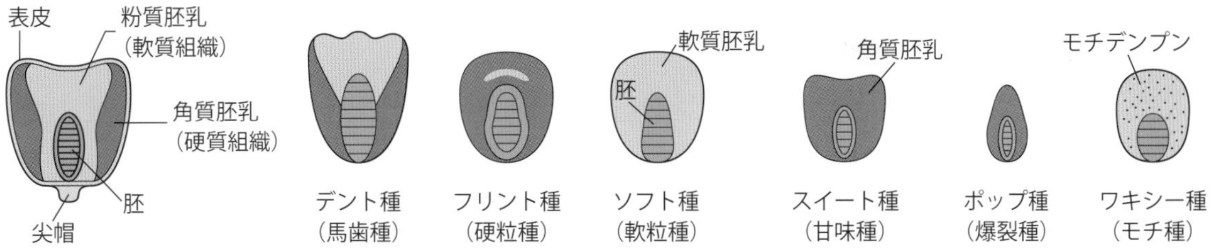

図 2-4　トウモロコシの断面，種類と粒質

表 2-3　トウモロコシの品種と特徴

品　種	特　徴
デントコーン (馬歯《ばし》種)	上部が軟らかい軟質胚乳で乾燥すると収縮し，凹型にくぼんで歯形に似るのでこの名がある．多収穫性でもっとも多く栽培されている．高アミロース種，ワキシー種，高タンパク質種などの変種も多い．デンプンやバイオエタノール原料，飼料として利用される．
フリントコーン (硬粒種)	頂部が丸く種子の大部分が角質胚乳なために，硬く虫害を受けにくく貯蔵性に富む．中南米諸国，アフリカ南部などで多く栽培され，主食用として利用される．
ソフトコーン (軟粒種)	フラワー種ともいわれ，胚乳部全体が軟質で粒子が軟らかく，乾燥すると表面にしわができる．主にデンプン原料として使われるが，生食や缶詰用としても利用される．
スイートコーン (甘味種)	ショ糖や還元糖などを含み甘味がある．未熟のコーンを生食，缶詰，料理に用いる．デンプンが密に詰まっていないため，乾燥すると表面にしわができる．
ポップコーン (爆裂《ばくれつ》種)	もっとも小型で，種皮が厚く胚乳部が角質組織で硬い．加熱すると水分が気化し，粒子内部の圧力が上昇して音を発して一気に破裂して胚乳が反転露出する．ポップコーンは胚乳が膨化して露出しているため消化がよい．
ワキシーコーン (モチ種)	ワキシーメイズともいわれるモチ種のコーン．アミロペクチンのみからなるワキシーコーンスターチが得られ，麺類，菓子の原料や冷凍食品，接着剤などに利用される．
高アミロースコーン	アミロメイズともいわれ，デンプンのアミロース含量が高い．アミロースが 50%，60%，70% 以上など，さまざまなアミロース含量のものがある．

ものが多い．**図 2-3**（p. 24）に示すように，胚芽が穀粒の下部にあり，周りが胚乳である．胚乳部はタンパク質の多い緻密な構造の角質組織と，タンパク質の少ない主としてデンプンよりなる軟質組織からなる．

分類・品種

トウモロコシには多くの種類があり，胚乳部の組成，トウモロコシ粒子の形状によって分類される（**図 2-4**，**表 2-3**）[参考]．未熟なスイートコーンは野菜類として扱われる．

参考　**トウモロコシの品種の作出**

雑種強勢（異なる品種同士を交配するとその子どもの生育が非常に盛んとなること）を利用したハイブリッド品種が 1920 年頃からアメリカで開発され，以後収量が飛躍的に増加した．近年では遺伝子組換え品種も広がりつつある．

成　分

主成分はデンプンを主体とする炭水化物で，次いでタンパク質，脂質，繊維の順である．

■ タンパク質

穀粒で 8.6% のタンパク質を含み，ツェイン（またはゼイン）〈補足1〉といわれるプロラミンが主体(50〜55%)で，ついでグルテリンが多い(30〜45%)．ツェインはリシン含量が著しく低いため，アミノ酸スコアが低い（コーングシリッツで 44%）．ついで，トリプトファンの含量が低く，トウモロコシを常食とする人たちに，ナイアシン欠乏症のペラグラが発症することが知られている．

■ 炭水化物

約 71% の炭水化物を含み，その大部分はデンプン〈補足2〉で，胚乳に含まれている．デンプンの平均粒径は約 2〜30 μm 平均約 15 μm で，ジャガイモやコムギのデンプンよりも小さく，コメデンプンよりは大きい．

アミロースとアミロペクチンの比率は，普通種の場合，アミロース約 26%，アミロペクチン約 74% である．ワキシー種ではほとんどアミロペクチンのみからなり，高アミロース種ではアミロースの比率が高い．スイートコーンは，デンプンを蓄積する働きを抑制する遺伝子があるため，ショ糖や還元糖が多く含まれ，甘味が強い．

■ 脂質

穀粒中の脂質含量は 5.0% であるが，その大部分が胚芽に分布しているので，トウモロコシは油脂原料（油糧）として有用である．コーンオイルには，不飽和脂肪酸のリノール酸がもっとも多く（約 54%），ついでオレイン酸が多い（約 30%）．脂溶性ビタミンであるトコフェロール（ビタミン E）が含まれているため，コーンオイルは酸化されにくい．

■ ビタミン

精製前のコーンオイルには，プロビタミン A である β-クリプトキサンチン，ビタミン E が含まれている．精製油では β-クリプトキサンチンは含まれていない．

利用・用途

トウモロコシは，主成分のデンプンを高純度に分離する過程で，タンパク質画分《かくぶん》としてグルテンミール，脂質画分としてコーンオイル，その他の副産物を効率よく連続的に生産するシステムによって，大規模な総合利用が行われている（**図 2-5**）．バイオエタノール原料としての利用も多い[参考]．

完熟したトウモロコシから，コーングリッツ，コーンミール，コーンフラワーなどがつくられる．

コーングリッツ：　表皮，胚芽を除いてひき割にしたもので，ビールや菓子

補足1
疎水性タンパク質で，水に不溶だが 50〜90% のエタノール溶液に溶解する．プロリンやグルタミン酸に富むが，必須アミノ酸中トリプトファンとリシンを欠く．皮膜形成性，ゲル化性，抗酸化性などの機能特性を利用して，コーティング剤，生理活性物質のカプセル材，食品添加剤など幅広い用途がある．

補足2
トウモロコシデンプン（コーンスターチ）は，国内では 60% 以上が糖化用（異性化液糖，ブドウ糖，水飴・粉飴など）として利用されているほか，製紙用（16.1%），段ボールの接着剤用（4.6 %），ビール用（4.4%），さらに建材用その他（12.3%）に利用されている．トウモロコシデンプンは，糊化しても粘度はあまり高くならないが，その後低下があまり起こらず，ジャガイモデンプンが高い粘度を示すものの，その後すぐに粘度低下を起こしやすいのと対照的である．

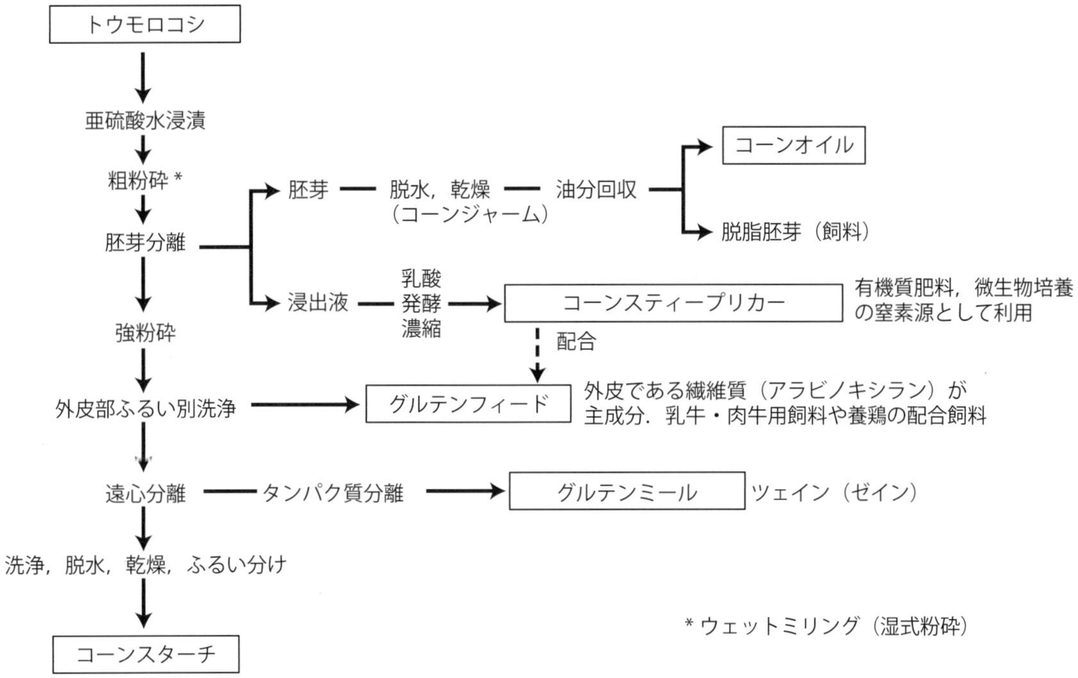

図 2-5　トウモロコシの総合利用

などの原料にする．

コーンフレーク：コーングリッツに調味液を加え，加熱，乾燥したのち，フレーク状に焼いたもので，シリアル食品にする．

コーンミール：コーングリッツより細かくコーンフラワーより粗《あら》い粉で，パン，マフィンなどの原料にする．

コーンフラワー：コーングリッツの製造工程中に生じる微細な粉末を集めたもので，唐揚げ粉，菓子の原料などにする．

6. ソバ　buckwheat　（タデ科ソバ属の 1 年生草本の種実）

栽培期間は 60～80 日と短く，緯度の高い地域や高地などの寒冷な気候でも育ち，また痩《や》せ地や乾燥した土地でも栽培が可能である．そのため救荒《きゅうこう》作物として，あるいは山間部の作物として役立ってきた．種子は三稜《さんりょう》形で硬い殻（果

参考　**バイオエタノール**

トウモロコシデンプンを原料とするほか，乾燥した穀粒を丸ごと製粉して水を加えて糖化，発酵させてエタノールを生産する．アメリカのトウモロコシの用途のうち，バイオエタノール向けは 2000 年頃から急増し，飼料向けとほぼ同率であわせて全体の約 7 割を占める．日本のトウモロコシの消費量の大部分はアメリカからの輸入に頼っている．世界的にみてバイオエタノールの有用性はあるものの，食料と競合することから全体的な観点から考える必要がある．

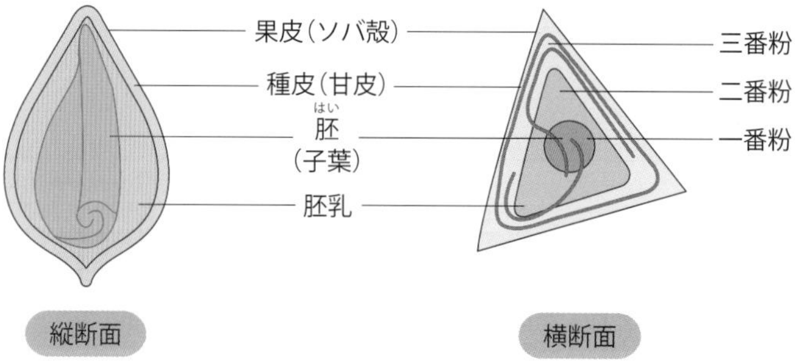

図 2-6　ソバ種子の構造

皮）に覆《おお》われ（**図 2-6**），果皮の分離が困難である．ソバの歩留りは 70～75% 前後である．ソバの品種[参考1]には，登録品種のほか，各地域に根づいている在来種を含めて多くの品種があり，北海道をはじめ，茨城，長野，山形，福井，栃木，秋田，福島，岩手（生産量順）などで多く栽培されている．現在では中国（輸入割合の約 57%）やロシア（同 7%），アメリカ（同約 2%）からの輸入が多く，製粉歩留まりを考慮すると，殻付きより殻を外したむき実として輸入される量のほうが上回っている．

成分・利用

そば粉の主成分は炭水化物（約 65～78%）で，その大部分がデンプン（全層粉では約 90%）である．タンパク質は約 6～15% 含まれ，主要タンパク質はグロブリンである．アミノ酸はほかの穀類に不足しがちなリシンが多く含まれ，アミノ酸スコアは 100 で，コメ，コムギ，オオムギよりもよい．そばをゆでた汁（そば湯）には，溶け出たデンプンだけでなくタンパク質も含まれている．ビタミンは B 群がかなり含まれ，精白歩留りの高いものほど多い．また，機能性成分として血圧低下作用のあるルチンが含まれている．とくに，ダッタンソバにはほかの普通ソバより多く含まれている（約 40～100 倍）．

そば粉には α-アミラーゼや β-アミラーゼ，α-グリコシダーゼなどのデンプン分解酵素が含まれているため[参考2]，貯蔵中の変質やそば粉製品の食味に影

参考 1　ソバの品種

ソバの品種には，登録品種（2017 年現在 13 種）のほか，北海道のきたわせそば，長野の長野 1 号，茨城の常陸《ひたち》秋そば，福井の大野在来，山形の最上早生《もがみわせ》，福島の会津在来，鹿児島の鹿屋在来《かのやざいらい》など，各地域に適した多くの在来種がある．これらの普通種のほかに外来種としてダッタンソバがあり，ルチン（フラボノイド色素の 1 種）含量が高い（普通ソバの 40～100 倍）．その一方でルチン分解酵素も含まれ，そば粉を加水して製麺すると急速にルチンが分解されてケルセチンになる．栽培分類では，春に種をまいて夏に収穫する夏ソバ，夏に種をまいて秋に収穫する秋ソバがある．

参考 2　ソバのアミラーゼ

α-アミラーゼは，デンプンの α-1,4 グルコシド結合を任意の位置で，β-アミラーゼは，非還元末端からマルトース単位で，α-グルコシダーゼは非還元末端からグルコース単位で加水分解する．α-アミラーゼの活性が高いとソバガキの食味は悪くなるが，β-アミラーゼの活性が高いと良好な食味になる．

響する．

利用：ソバは粉にして用いられるが，そば粉のドウは粘弾性が弱いため，そばぎり（そば）[補足]にはつなぎとして小麦粉が多く用いられるほか，卵白，ヤマノイモなども用いられる[参考3]．そば粉に湯を加え練ったものが，そばがきである．また，菓子の原料としても使われる．ソバは全身性にアレルギー症状が出てアナフィラキシーショックを引き起こすことが知られ，そば湯や湯気《ゆげ》，ソバ殻《がら》でも反応を示すことがある．特定原材料に指定されており，表示義務がある[参考4]．

補足

そばには，更科《さらしな》そば，藪《やぶ》そば，田舎《いなか》そばが知られる．ソバを挽《ひ》くと中心部分から粉になり，これを一番粉という．白く上品な香りがあり別名「更科」という．甘皮がついたむき身を挽き込むと鶯色《うぐいすいろ》のそば粉になり，そのそばは香りが高く「藪そば」といわれ，どちらも店名にも使われている．殻も挽き込むと褐色っぽい粉で香りが強く「田舎そば」といわれる．

7. その他の穀類

アマランサス，アワ，キビ，ヒエ，モロコシなどがある．いずれも主成分は炭水化物で，その主体はデンプンである．雑穀といわれるこれらの穀類は，最近，コムギやコメのアレルギー対応食品として注目されている．

■ アマランサス　amaranthus　（ヒユ科ヒユ属の草本の種実）

南米大陸原産で，最近，米アレルギー患者用の代替食品として注目され，利用されている．玄穀は，鉄（9.4 mg%），カルシウム（160 mg%），食物繊維（7.4%）を多く含む．日本でも栽培され，粒のままコメと混炊して，また，粉末としてパン，麺，菓子などに利用される．

■ アワ　foxtail millet　（イネ科エノコログサ属の草本の種実）

イネ伝来以前の主食．精白粒は，ビタミン B_1（0.56 mg%），食物繊維（3.3%）を多く含む．アミノ酸スコアは 49．モチ種は粟餅《あわもち》の原料や菓子に，ウルチ種は粟飯《あわめし》，コハダやアジの粟漬《あわづ》け，焼酎《しょうちゅう》の原料に用いられる．

■ キビ　proso millet　（イネ科キビ属の草本の種実）

リシンが少なくアミノ酸スコアは精白粒で 38．コメと混炊して食用に，製粉して菓子の原料にする．モチ種はキビ餅《もち》の原料にもなる．

■ ヒエ　Japanese barnyard millet　（イネ科ヒエ属の草本の種実）

キビと同様リシンが少なくアミノ酸スコアは 36．アワとともにイネ伝来以

参考 3　**十割そば**

玄ソバの一般的製粉では，麺のつなぎの働きをするタンパク質が局在する子葉を細かくできず，篩《ふるい》工程でその多くが除かれるために，そば粉のみで製麺（十割そば）することが難しい．子葉を含めて製粉できる新たな冷却製粉機を用いると，十割そばが簡単にできるとされる．

参考 4　**ソバアレルギー**

ソバアレルギーはごく微量で重篤《じゅうとく》な症状を引き起こし，年齢を経ても緩和されにくい．主要なソバアレルゲンとして，たとえば普通ソバでは，分子量 24,000（Fag e 1；ペプシンで消化されやすい），16,000（Fag e 2；ペプシンで消化されにくく，重篤な症状の原因），19,000（Fag e 3；アレルギー患者の判別に有用ともいわれる），10,000（10 kDa）タンパク質などが知られている．アレルギー対応としてノンアレルゲンソバ品種の開発研究も進められている．

前の主食．食物繊維（精白粒, 4.3%）を多く含む．精白後, コメと混炊して“ヒエ飯”として用いる．

■ **モロコシ　sorghum**　（イネ科モロコシ属の草本の種実）

ソルガム，コウリャンともいう．食物繊維（精白粒，4.4%）を多く含む．精白してコメと混炊して，また，粉にして熱湯を加えてそばがきのようなモチ状物や団子《だんご》として利用される．モロコシからつくられるコウリャン酒は中国の特産品である．

2　イモ類　tubers and roots

一般に多年生の植物の根，または根茎が多糖類を貯蔵して肥大しているものをいう．植物学的には根が肥大したものと，茎の一部が肥大したものがある．

根（塊根）：サツマイモ，キャッサバ

根茎（塊茎）：ジャガイモ（バレイショ），サトイモ，タロイモ，コンニャクイモ

このうち，ジャガイモ，サツマイモ，タロイモ，キャッサバは，世界的に栽培されている．日本で栽培されている主なイモ類は，ジャガイモとサツマイモで，ほかのイモ類は蔬菜《そさい》のように消費される程度で，タロイモ，キャッサバは栽培されてない．

イモ類の特徴

イモ類は次のような特徴をもつ．

①エネルギー源として重要（穀類の代用ともなる）．
②多糖（主としてデンプン）を多く含む（20% 前後）．
③カルシウムやカリウムを多く含み，ビタミン C が多い．
④収量が多く，単位面積当たりの生産エネルギーは穀類より優れている．
⑤栽培が容易で収量が安定．
⑥水分が比較的多く（70〜80% 程度），貯蔵や輸送に劣る．

1. ジャガイモ（バレイショ）　potatoes　（ナス科ナス属の多年草の塊茎）

南米ペルー高原の原産で，日本には 16 世紀末にジャガタラ（インドネシアのことでジャワ島全体を指す．ジャカルタの旧名）から渡来したので，ジャガタライモといわれ，これがジャガイモとなった．バレイショ（馬鈴薯）の名は，球型で馬の鈴に似ていることからつけられた中国での呼称を日本語読みしたとされる．収穫後，平均 3 カ月程度の休眠状態が続く．この期間が保存期間となる．保存は，光を遮《さえぎ》り 4〜8°C，湿度（RH）90〜98% がよい[参考1]．

表 2-4　ジャガイモの主な品種と特徴・利用

品種	男爵《だんしゃく》	メークイン	キタアカリ	トヨシロ	農林 1 号	コナフブキ
特徴	粉質．早生《わせ》で適応性広い．広く好まれる食味．目が深く剥皮《はくひ》しづらい．肉は白色．剥皮後褐変多く，大イモに中心空洞多い．	粘質．目が浅く剥皮しやすい，肉は淡黄色．食味良く，貯蔵後甘み増す．イモの大きさ不揃い．露光《ろこう》によるグリコアルカロイド生成が多い．	やや粉質．早生で多収．ホクホクして食味優れるが，煮崩れしやすい．肉の色は黄色．	加工用．目が浅くイモの形がよい．糖分少なく褐変少ない．	青果・加工兼用．肉は淡黄色．煮崩れ少ない．剥皮後の褐変は男爵に類似．調理後黒変多い．	早期収穫でもデンプン量が多い，リン含量が高い．
利用	コフキイモ，マッシュポテト，サラダ，コロッケなど	肉じゃがなどの煮込み，カレー，シチュー，フライなど	皮つきベイクドポテト，サラダ，コロッケ，ジャガバターなど	ポテトチップ用の主要品種	食用，ポテトチップ用，デンプン原料用と広い	デンプン原料

品　種

主要品種に，生食用では，男爵《だんしゃく》，メークイン，ニシユタカ，キタアカリ，とうやなど〈補足〉，加工用では，トヨシロ，ホッカイコガネなど，生食・加工兼用では農林 1 号など，デンプン原料用では，コナフブキ，アーリースターチ（いずれも作付面積順）などがある[参考2]．粉質系や粘質系などの特徴の違いがあり，**表 2-4** に示す．主産地は北海道で，全国の約 79% が生産され，長崎・鹿児島の 3 道県で約 86% を占めている[参考3]．

補足

皮が薄くシワや傷がなく，緑色に変色していないもので芽が浅く，ふっくらして重く，男爵では丸く中くらいの大きさ，メークインでは大きいものを選ぶとよい．

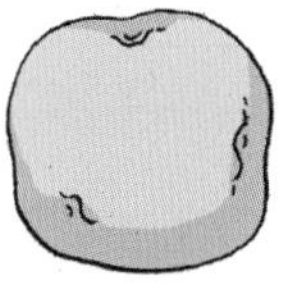

男爵

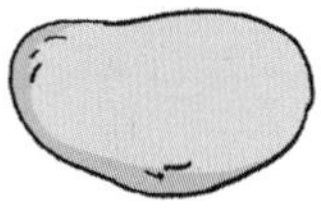

メークイン

参考 1　γ 線照射

ジャガイモの発芽を抑えるために，放射線（γ 線）を照射することがある．放射線処理したジャガイモには，その旨表示する義務がある．

参考 2　ジャガイモの品種と特徴

男爵，メークイン，とくに男爵はもっとも多く生産（全体の約 2 割）されているが，徐々に少なくなり，食味のよいキタアカリは肥大が速く早期集荷向けのとうやが増加している．やや粘質で栗風味のインカのめざめは一定の需要があり，アントシアン色素を含み赤《せき》肉色《にくしょく》のノーザンルビーや紫肉色《しにくしょく》のキタムラサキ，シャドークイーン，カロテノイド色素が多く橙肉色《とうにくしょく》のインカルージュが小規模生産されている．

参考 3　ジャガイモ栽培までの時間

農家が畑で一般栽培に使える種イモは 6 年間かけてつくられる．1 年目に，茎頂培養（生長点培養）をしてウイルスフリー株をつくり，2 年目はそれを試験管苗として増殖させ，3 年目はその苗を網掛け栽培して基本種を作出し，4 年目は原原種栽培を行う．翌年原種栽培，そして，6 年目に採種栽培を行って一般栽培できる量の種イモがつくられている．

成　分

外層部には表皮（周皮），皮層，維管束環（最外部からの順）があり，中心の髄部はデンプンを多量に含んでいる．水分を79.8%含み，残りの大半部分は炭水化物(17.3%)でデンプンがその約85%を占める．デンプンは発芽によって減少する．ブドウ糖および果糖が0.7%と低いため味が淡白で，加工しやすい．タンパク質は2%前後で，グロブリンに属するツベリンが主体である．アミノ酸スコアは100と高い．無機質では，カリウムが多い（410 mg%）．ビタミンCが28 mg%と多く，調理による損失が少ないので[参考1]，ビタミンCの供給源となる．特殊成分として有毒なアルカロイド配糖体(グリコアルカロイド)であるソラニンやチャコニンを含んでいる．これらは光があたって緑色になった皮の部分や，芽やその周囲に多いので，調理のときは十分に取り除く必要がある．

切断して放置すると切り口が黒くなるのは，酵素的褐変反応によって，イモの中のチロシンやポリフェノール類がポリフェノールオキシダーゼによって酸化され，キノン類となり，さらに酸化重合して褐色のメラニンが生成するためである．水煮したイモの内部が黒くなることがあるが，鉄とフェノール化合物との反応によって起こる．

利用・用途

ジャガイモの約35%はデンプン原料用に利用され，約26%は青果（生食）用に，約24%が加工用に利用されている．加工用では，その約70%がポテトチップス[参考2]で，一部乾燥マッシュポテトに，約16%が冷凍加工用に利用されている．

ジャガイモからデンプンを分離して片栗《かたくり》粉《こ》とし，調理で多用される．片栗粉は本来，カタクリの根のデンプンであるが，現在はジャガイモデンプンが用いられている．デンプン粒の大きさは5～100 μm，平均で50 μmで，市販デンプンのなかではもっとも大きい．アミロース含量は約25%程度であり，品質がよいものは白色度が高い．糊化《こか》温度が低く（約60°C）粘性の高い半透明の

参考1　調理によるビタミンCの損失

総ビタミンC（還元型，酸化型の合計）の残存率は，4分20秒の電子レンジ加熱では約80%，30分のゆで加熱では91%，20分の蒸し加熱では83%，30分の焙焼加熱では約60%．電子レンジ加熱は，ゆで加熱より総ビタミンCの残存率は低いが，味は良好である．

参考2　ポテトチップス用ジャガイモと管理

ポテトチップス用にはデンプン含量が高く還元糖の少ないジャガイモが適する．トヨシロ，スノーデン，きたひめがよく用いられる．収穫後低温貯蔵されるが，デンプンから還元糖が生成する．フライ時のアミノ・カルボニル反応による褐変を抑制するために，常温保管を行ってからポテトチップスを生産する．

表 2-5　サツマイモの主な品種と特徴・利用

品種	高系 14 号	ベニアズマ	紅赤《べにあか》（金時）	べにまさり	農林 1 号	コガネセンガン
特徴	早掘り品種．肉色は淡黄色で肉質はやや粉質，貯蔵により糖度が増し美味．主産地は鹿児島，熊本，高知など西日本	肉色は鮮やかな黄色で甘みもあり，繊維少なく肉質は粉質．主産地は千葉，茨城など東日本	細くて長く，短い時間で蒸し上がり，風味もよい．主産地は千葉，栃木など	多収で早掘りに適し貯蔵性も良好．黄色の濃い肉質はやや粘質で，甘味が強い．主産地は茨城	育苗が容易，多収．肉色は淡黄色で肉質は粉質，食味よい．主産地は群馬，福岡	高デンプン多収品種，肉色は淡黄色で肉質は粉質，舌ざわりや食味がよい．主産地は鹿児島，宮崎
利用	焼きいも，ペースト，チップ	焼きいもや蒸しいも，天ぷら，菓子材料など幅広い	きんとんやあん，天ぷら	焼きいも，蒸しいも	焼きいも，いも羊羹，デンプン原料	焼酎，デンプン原料用だが，食用にもされる

糊《のり》になるが，粘度安定性が低くすぐに粘度低下しやすい．そのため調理のとろみ付け操作は，盛付ける直前とする．水産練り製品，麺類，春雨《はるさめ》[参考3]，製菓用，加工デンプンとして利用される．

2. サツマイモ　sweet potatoes　（ヒルガオ科サツマイモ属の蔓《つる》性植物の塊根）

甘藷《かんしょ》，琉球イモともいわれる．食用，加工原料（アルコールやデンプン）用，飼料用と用途が広い．サツマイモは発芽しやすく寒さに弱い．病気にかかりやすく貯蔵性が低いので，収穫後はキュアリングを行ったのち，湿度を 85～95% に保ち，13～15°C で貯蔵する[参考4]．

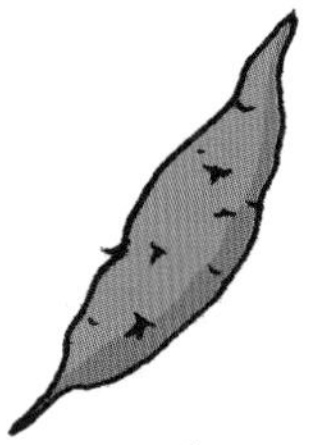
ベニアズマ

品　種

主要品種に，コガネセンガン，ベニアズマ，シロユタカ，高系 14 号，べにはるか，鳴門金時，べにまさり，紅赤《べにあか》（金時），農林 1 号」（作付け面積順）などがある〈補足〉．品種によって特徴が異なり，代表的なものを**表 2-5** に示す．そのほか，アントシアニンを含み肉色が紫色のアヤムラサキ，パープルスイートロード」，β-カロテンを含みオレンジ色のサニーレッド，アヤコマチなども知

（補足）
中くらいの大きさでふっくらして重みがあり，毛穴が浅く色が鮮やかで，切り口から蜜が出ているものを選ぶとよい．

参考 3　春雨の製造方法

春雨は，本来リョクトウデンプンを原料として作られる．日本では，原料にサツマイモデンプンを用いて糊液を作り，さらにジャガイモデンプンを加えてペーストにしてつくられることが多い．

参考 4　収穫後の処理

収穫時に傷つくと，軟腐病菌《なんぐされびょうきん》や黒斑病菌《こくはんびょうきん》により傷みやすい． 31～33°C, RH 100%, 7 日間の保存（キュアリング）によって，切口の保護コルク層の形成を速めて保存性を高める．また，黒斑病，潰瘍《かいよう》病菌の半減を目的に，40°C, RH 100% で 1 日半処理することがある．

られている．主産地は鹿児島，茨城，千葉などで，この3県で国内生産の約66%を占め，特に鹿児島の生産量が多い（約36%）．

成 分

成分は水分が65%前後で，ジャガイモやサトイモよりも10%以上少ない．残りの大半は炭水化物で（皮むき，31.9%），デンプンが大部分（74%）を占める．ショ糖，ブドウ糖，果糖を3.7%含むので，イモのなかでは甘いことが特徴である．食物繊維を約2%含み，ジャガイモより多い．タンパク質は少なく1%前後で，グロブリンに属するスポラミンが60～80%を占める．アミノ酸スコアは100である．無機質では，カルシウムが36～40 mg%，カリウムは380～480 mg%と多い．ビタミンC含量は25～29 mg%で，加熱[参考1]によっても80%程度残存するカロテノイド含量は品種によって異なるが，肉質が黄色いほど高い傾向がある．紫色品種のアントシアニン含量も肉質の色[参考2]に応じて高くなる．

切断して放置すると，切り口から粘性のある乳汁が出る．この成分は樹脂配糖体のヤラピン[参考3]で，手指に付着すると黒くなる．

利用・用途

サツマイモの利用は，焼きいも[参考4]などの青果用がもっとも多く約49%，次

参考1 ビタミンCの加熱による変化

総ビタミンC（還元型，酸化型の合計）の残存率は，2分20秒の電子レンジ加熱では約83%，16分の蒸し加熱では76%と蒸し加熱のほうが低いが，味は電子レンジ加熱より良好である，

参考2 サツマイモの品種と色素含量

オレンジ色種の100 g当たりの総カロテノイド含量は，たとえばサニーレッドでは13.1 μg，ジェイレッドでは4.3 μgと，淡黄色種の高系14号や黄色種のべにまさりの1.1～1.5 μgに比べて非常に高い．紫色種の100 g当たりのアントシアニン含量は，たとえば，紫色の濃いムラサキマサリは505 mg，中間の濃さのアヤムラサキは337 mg，色の薄いパープルスイートロードは126 mgと高含量である．

参考3 ヤラピン

ヤラピンは，ヒルガオ科の植物の乳汁に含まれるエーテル可溶性の樹脂配糖体．基本構造は，ヤラピノール酸（C16の脂肪酸）配糖体のグリセロールエステル．古くから緩下剤（便秘）としての効果が知られ，抗菌，鎮静，血管弛緩《しかん》，抗炎症作用も報告されるようになった．乳汁に含まれるポリフェノールにより黒化しやすい．

参考4 石焼きいもの熱源は？

イモの焼き方には，直火焼き，つぼ焼き，石焼きなどがある．直火焼きは火加減が難しいので，敷き詰めた小石を加熱し，その中に埋めたサツマイモを加熱する間接加熱する石焼きが一般的で，約25分で焼き上がる．この場合，イモ表面から2 cmの温度は，15分後約76°C，20分後でも約82°Cなので，この間に糊化したデンプンに内在するβ-アミラーゼが作用してマルトースが増加するとともに，水分の適度な蒸発（イモの重さの約20%）で甘みが増すと考えられる．この効果は，小石から放射される遠赤外線（波長2.5～1,000 μmの電磁波）のためといわれるが，誤りである．遠赤外線は水の表面から0.5 mm程度で1/100程度に減衰するので主要な熱源にはならない．小石からの伝導熱が熱源の主体である．

いで焼酎《しょうちゅう》などのアルコール用が約 29%，デンプン原料用は約 15%，加工食用に約 13%，その他約 6% となっている．

甘味やデンプンの粘質性を活かして，焼きいも，大学いも，干《ほ》しいも（甘藷《かんしょ》蒸切芋《むしきりいも》）をはじめ，いも羊羹《ようかん》，いもけんぴ，スイートポテトなどの和洋菓子に利用される．そのほか惣菜，紫色品種やオレンジ色品種を利用した食用色素，ジュース，ペースト，パウダーがつくられている．

サツマイモのデンプン粒は 2～35 μm で，平均粒径は 20 μm とタピオカデンプンの粒径と同様である．春雨《はるさめ》，ラムネ菓子，水産練り製品，わらび粉や葛粉《くずこ》の代用デンプンとして利用される（全体の約 15%）．加熱膨潤して完全に分散してアミラーゼで液化しやすいので，水飴，ブドウ糖，異性化糖などの糖化原料に利用される（約 80%）．

3. サトイモ taros

（サトイモ科サトイモ属の多年性植物の塊茎）

サトイモは茎が肥大して親イモとなり，その周囲に多くの子イモ，さらに孫イモができる．イエイモ，タイモ，ミズイモ，ハタイモなどともいう．一般にサトイモという場合は子イモをいう場合が多い．

親イモ用種（親イモが肥大）：タケノコイモ（京イモ）など
小イモ用種（子イモが肥大）：土垂《どだれ》，石川早生，豊後《ぶんご》，大野在来など
親子兼用種：赤芽《あかめ》，唐芋《とうのいも》（エビイモ），八《や》つ頭《がしら》，セレベスなど

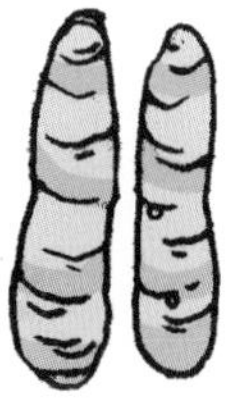

タケノコイモ

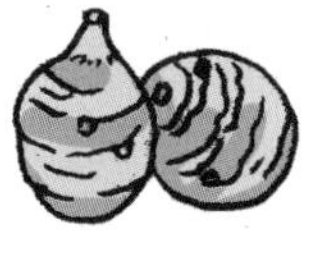

石川早生

成分・特徴・利用

主成分は炭水化物（13.1%）で，デンプンが大部分（約 66%）を占める．デンプン粒径は非常に小さく，平均 1.4 μm である．デンプンの多いものほど品質的に優れる．特有の粘質物はアラビノガラクタン〈補足〉で，含有量は粘りの強い品種ほど多い．加熱しても粘性は失われない．タンパク質は 1.5～2.2% だが，八つ頭は 3% と多い，アミノ酸スコアは 100．無機質ではカリウムが 640 mg% と高い．エグ味はホモゲンチジン酸とシュウ酸カルシウムによる．緑色の葉柄《ようへい》にはシュウ酸カルシウムがあり，直接触れると皮膚がかゆくなる．
利用の多くは，煮物，田楽《でんがく》，汁物，コロッケなどである．赤茎の唐芋などの葉柄はエグ味が少なく，ズイキとして皮をむいてゆでて酢の物などとして食用にする．

補足
ガラクトース（Gal）とアラビノース（Ara）の組成は，Gal：Ara=5.4～5.6：1 で，Gal が重合した主鎖に Ara が結合した粘質《ねんしつ》多糖と考えられる（石々川ら：愛媛県農林水産研究報告, 6, 34-38 (2014)）．

4. ヤマノイモ yam

（ヤマノイモ科ヤマノイモ属の多年生蔓《つる》性植物の茎から根に至る担根体《たんこんたい》）

ジネンジョ（自然薯）は，山野に自生し，細く曲がって育つヤマノイモで，日本原産で粘《ねば》りがある．畑で栽培されているものは太く曲がりが少なく，流通は栽培品が多い〈補足〉．ばち形や棒形のイチョウイモは主として関東地方，粘りの強いヤマトイモ（ツクネイモ）（伊勢芋《いせいも》，丹波芋《たんばいも》など）は，近畿，中国地方で多く栽培されている．ナガイモはヤマノイモの別種で，水分が約 83% と多くサクサクした食感で，各地で栽培され広く利用されている．ダイジョは為薯《ためいも》ともいい，ヤマノイモの別種で，主に沖縄，奄美大島で栽培される．肉色が紫色をしているものが多く，沖縄料理や菓子材料として用いられる．ムカゴは，ヤマノイモの葉腋にできる栄養繁殖器官で 1～2 cm 程度の球形の地上塊茎で，食用になる．

補足

皮が薄く張りがあり傷や斑点がなく凹凸が少なく重みがあり，ひげ根やその跡が多いものを選ぶとよい．

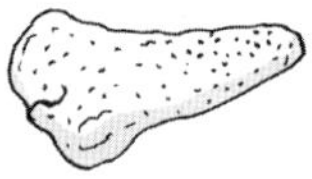

イチョウイモ

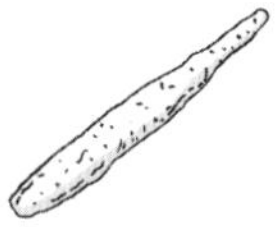

ナガイモ

成分・特徴・利用

イチョウイモの水分は約 71%，ヤマトイモは約 67% でナガイモより少ない．残りの大半は炭水化物で，デンプンがほとんどを占めている（約 85～89%）．タンパク質は，ナガイモでは 2.2% だが，ほかは 4.5% と高い．アミノ酸スコアは 100．ヤマノイモの粘質物として糖タンパク質とマンナンがあるが，特徴的粘性は，主に糖タンパク質によるものである，粘質物量はヤマトイモ，イチョウイモでとくに多い．加熱するとタンパク質が変性して粘性が消失し，すりおろしたとろろはモッチリした食感になる[参考1]．アミラーゼを含むので，デンプン質食品として唯一生食することができる[参考2]．

ヤマノイモの切り口やすりおろしたものが薄黒く変色することがある．これはイモの中のポリフェノールがポリフェノールオキシダーゼによって酸化されて起こる酵素的褐変反応による．

利用の多くは，とろろやとろろ汁（麦とろご飯），千切《せんぎ》りにして生のまま，酢の物や煮物として用いられる．また，そばやお好み焼き，はんぺん，がんもどきなどのつなぎのほか，和菓子（薯蕷《じょうよ》饅頭，かるかん）の材料として，加工品として粉末化したものもある．

参考1 粘質物と生薬《しょうやく》成分

粘質物量はツクネイモ（約 2.5%）がもっとも多く，ついでイチョウイモ（約 2.1%），ナガイモ（約 0.6%）の順で，ヤマノイモの粘りの順と一致している．粘質物の大部分は糖タンパク質（85～96%）でマンナンは少ない．糖タンパク質量はイモの種類の粘りの順と一致するので，粘りの主体は糖タンパク質が担っていると考えられる．また，ヤマノイモの皮をむいて乾燥させた和漢生薬の山薬《さんやく》（滋養・強壮薬）に含まれるβ-オイデスモールは，肉や魚などの焦《こ》げた部分に生じる変異原物質（Trp-P-1，トリプトファンの加熱分解物）などに対する強い抑制効果を示すことが認められている．

参考2 野菜類のアミラーゼ含量

種々の食品の生重量 100 g 当たりアミラーゼ量はつぎの通り．ヤマノイモ＞カブ＞ダイコン＞ニンジン＞キャベツ＞パセリ＞ネギ＞レタス＞キュウリ．ヤマノイモのアミラーゼ量がもっとも多い．

5. コンニャクイモ konnyaku

（サトイモ科コンニャク属の多年生植物の地塊茎）

1年イモ，2年イモは冬期貯蔵し，その後3年イモとして収穫する．品種には在来種，支那《しな》種，備中《びっちゅう》種およびこれらから育成された登録品種がある，榛名《はるな》黒《くろ》（農林1号），赤城《あかぎ》大玉（農林2号），みやままさり（農林4号）などがある．栽培されているのは登録品種が大半である．群馬が全国の約94%，栃木が約3%を生産している．

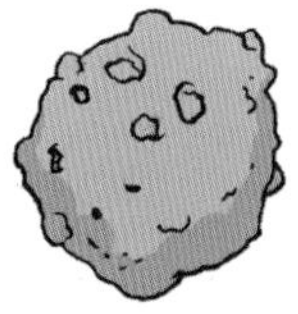

榛名黒
（農林1号）

成分・特徴・利用

主成分は水を除くと炭水化物のグルコマンナン（補足1）で，生イモ中約10%程度含まれる．水を吸収して膨潤し，粘着性のある糊状になる．これに水酸化カルシウムを加え加熱すると，ゲル化して半透明に凝固し，コンニャクになる．

コンニャクは生イモから製造する場合と，イモをスライスして乾燥し，粉砕後送風分離してグルコマンナンに富む精粉《せいこ》から製造する場合とがある．市販コンニャク（補足2）はほとんど精粉から製造されている．水分が約97%と多く，エネルギーはごくわずかである．グルコマンナンには食物繊維として，血液中，肝臓中のコレステロール濃度を低下させる効果や，糖尿病患者の血糖値上昇を抑制する効果などがある．

精粉を用いて各種の果汁などを添加した口あたりのよいゼリーが作られる．コンニャクゼリーは，ゼラチンゼリーが20〜30°C程度から融《と》けはじめるのとは異なり，加熱しても融解せず小児や高齢者では噛み切りにくい特徴的テクスチャーを示す．そのため，濃度を下げてソフトにするなどの工夫も行われる．白滝《しらたき》，コンニャク麺，粒状に加工したコンニャク米，豆乳などを練り込んだ豆腐コンニャクなどもある．

補足1
マンノース(Man)とグルコース(Glc)の組成は，Man：Glc=2〜2.5：1で，Manがβ-1,4グリコシド結合した主鎖にGlcが結合した多糖．分子量96〜116×10^4．

補足2
精粉を水100に対して3の割合で少しずつ加え，よく撹拌して1時間ほど置き，できたコンニャク糊に100 mLの水に食用水酸化カルシム1.5 gを含む石灰水をよくつぶしながら混ぜ合わせる．適当な大きさに成形して沸騰した湯で加熱して固めてコンニャクにする．赤コンニャクは，酸化鉄（Fe_2O_3）を加えたものである．

6. キャッサバ cassava

（トウダイグサ科イモノキ属の熱帯低木の塊根）

地下茎の基部より出た不定根が肥大したものである．タピオカ，マンジョカ，イモノキなどともいう．食用とするほか，デンプンの原料とされる．

アマキャッサバ（甘味種）とニガキャッサバ（苦味種）があり，ともに青酸配糖体であるリナマリンとロトストラリンを含む．甘味種の青酸配糖体含有量は4〜15 mg%で大部分は皮にあるため，外皮を除去し毒抜きをして食用とする．ニガキャッサバは青酸含量が10〜35 mg%と多いので，そのまま食用にしないでデンプン原料とする．デンプン製造過程で鉄イオンと結合して無毒化される．

成分・利用

キャッサバは，ジャガイモに比べてデンプンが多く15～30% 程度含まれ，そのデンプンはタピオカデンプン（マニオカデンプン）という．トウモロコシデンプンについで多く生産されている．デンプンの粒径は4～35 μm，平均17 μmで，サツマイモデンプンに似て多面形または半球形で，加熱で吸水膨潤しやすく，糊液の透明性が高くゲル化しにくいなどワキシーコーンスターチに似た特性がある．種々の食品の増粘剤，米菓やパンの膨化性改良剤，麺物性改良剤，油脂代替素材，デキストリン原料などとして用いられる．粒状に加工したものがタピオカパールで，スープの浮き実によく用いられる．近年はキャッサバチップをアルコール発酵させてバイオエタノールを製造する原料としても注目されている．

7. キクイモ Jerusalem-artichoke （キク科ヒマワリ属の多年生植物の塊茎）

要注意外来生物に指定されている．小規模にしか生産されていない．主成分はイヌリン〈補足〉であり（10～12%），ほかにショ糖，ブドウ糖，果糖を少量含む．イヌラーゼを含み，貯蔵中にイヌリンが分解され，果糖を生じ甘くなる．イヌリンは，食物繊維と同様の機能を示すことが知られ，高濃度ではゲル化する．味噌漬けや粕漬けなどの漬け物にしたり，煮物に使ったりする．

補足
果糖がβ-グリコシド結合で重合した多糖の1種．通常分子末端にブドウ糖が結合している．水溶性食物繊維である．

8. その他のイモ

■ チョロギ Chinese artichoke （シソ科イナゴマ属の多年草の塊茎）

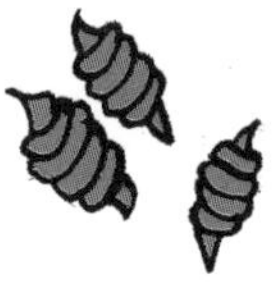

チョロギ

中国原産で．地下茎の先端の1～3 cmの塊茎が食用となる．生は白くシャキシャキしているが，加熱するとユリ根のような食感となる．赤梅酢漬けとして正月料理の黒豆に添えるほか，煮物や吸い物，天ぷらに利用される．糖質が多く，抗酸化活性や神経保護作用，抗菌活性，抗炎症作用を示すスタキオース〈補足〉を10% 前後含む．

補足
非還元性の4糖類（ガラクトース-ガラクトース-グルコース-フルクトース）．ショ糖に2分子のガラクトースが結合した構造をもつ．

■ ハスイモ giant elephant ear （サトイモ科サトイモ属の常緑性多年草の葉柄《ようへい》）

分類上はサトイモとは別種．葉柄の断面にレンコンのような小さな穴があることからこの名がある．イモの部分は食べず，エグ味の少ない葉柄（ズイキ）を皮をむき，あく抜きして酢の物や刺身のつまとして利用する．

3 マメ類 beans

マメ類とは，双子葉植物マメ科に属する1年生および越年生の草本で，その種実が食用に利用されるものの総称である．マメ類の歴史は穀類の利用とともにはじまり，世界各地で古くから重要な作物として栽培されてきた．

マメ科植物は世界で約600属，12,000種ほどあるが，現在食用にされているものは80～100種である．穀類の主要な貯蔵物質がデンプンであるのに対し，マメ類には，アズキ（小豆）のようにデンプンを主とするもののほか，ダイズのようにタンパク質と脂質を多く含むものもあり，重要なタンパク質源として栄養上からも大きな意義をもっている．

日本の年間豆類消費量の9割はダイズである（ダイズ油，味噌，醬油などの加工用を含む）．ダイズの国内生産量はわずか7%程度で，大部分は輸入に依存している．消費量のうち7割が製油用で，残りが豆腐，油揚げ，味噌，醬油など食品用である．食品用に限ると自給率は25%程度である．

マメ類の構造（図2-7）

種実は種皮《しゅひ》，子葉《しよう》，胚芽《はいが》から構成され，重量比はおよそ8：90：2である．種皮の成分はセルロース，ヘミセルロースからなり，完熟種実はクチクラ化（外皮が硬くなる）して水を通しにくく，消化が悪い．しかし，この種皮に覆《おお》われていることにより，穀類に比べて害虫や微生物の被害を受けにくく，貯蔵しやすい．また，胚乳は発達せず子葉に栄養成分を蓄積するので，可食部は子葉であり，穀類の可食部が胚乳であるのと異なっている．

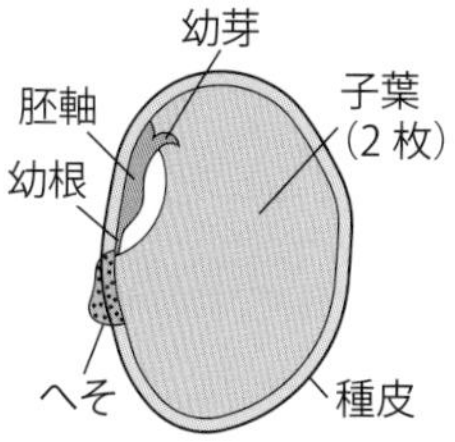

図2-7　マメ類の構造

分類

■ 成分による分類

①タンパク質，脂質に富《と》み，糖質が少ないもの：ダイズ，ラッカセイなど．

②糖質（デンプン），タンパク質に富《と》み，脂質が少ないもの：アズキ，インゲンなど．

③水分が多く，野菜の成分に近いもの：サヤエンドウ，サヤインゲン，モヤシなど．

■ 利用上からの分類

①完熟種子の利用（乾物として）：ダイズ，インゲン，アズキ，エンドウ．

②未熟マメの利用（むき身にして）：グリンピース，ソラマメ，エダマメ．

③未熟マメを莢《さや》のまま利用：サヤインゲン，サヤエンドウ．

④種子を発芽させ，モヤシとして利用：リョクトウ，ダイズ，ブラックマッペ，アルファルファ．

特徴

マメ類は次のような特徴をもつ．

①タンパク質の重要な給源：タンパク質に富み（20～30%），リシン，スレオニン，トリプトファン含量が高く，アミノ酸スコアは100と，良質である．穀類が炭水化物を主成分（70%前後）としているのと大きく異なる．穀類はリシンが不足[補足]しているので，マメ製品を添えることは栄養上からも望ましい．

補足
穀類のタンパク質は，精白米のようにリシンが少なく含硫アミノ酸が多い（アミノ酸スコアは93）．マメ類は，リシンを多く含み含硫アミノ酸がやや少ないので，両者は互いに不足を補い合う補足効果があるといえる．

②重要な食用油脂原料（油糧）：ダイズ，ラッカセイは，脂質含量がほかのマメ類よりも高く（ダイズ20%前後，ラッカセイ48%前後），油脂原料として利用される．油脂を採った後の脱脂物は，タンパク質素材や飼料として利用される．

③ビタミン類の給源：ビタミンB群（ビタミンB_1，B_2，B_6，ナイアシン）に富む．ビタミンCは完熟種子では含まれないが，未熟種子やサヤマメ（莢豆《さやまめ》），発芽したモヤシでは他の野菜類と同程度含まれ，無機質ではリンやカリウムが多い．

④貯蔵，輸送性良好：完熟種実はクチクラ化し，乾燥物は水分が少ない（10～16%）ので害虫・微生物被害を受けにくく，輸送効率も高い．

⑤機能性特殊成分の含有：マメの種類により異なるが，ヘミセルロース，サポニン，オリゴ糖，イソフラボンなどの特殊成分を含み，機能性が期待できる．

⑥生育期間：約130日と比較的短い．

特殊成分の含有

■ サポニン

ステロイド配糖体の1種でえぐ味と界面活性作用があり，水溶液は泡立ちやすい．赤血球の溶血作用があり，血栓《けっせん》の溶解，コレステロール低下，過酸化脂質の生成抑制などの作用が認められる．サポニンのとりすぎは甲状腺《こうじょうせん》異常の誘因ともなることから，同時にヨードを摂取する必要がある．日本人は海産物を日常食べているので，その心配はきわめて少ない．また，ダイズ，アズキなどに多く含まれるサポニンは水溶性であることから，ゆでこぼすとよい．

■ オリゴ糖

ダイズには，ショ糖，スタキオース，ラフィノース[補足]などオリゴ糖が含まれている．スタキオース，ラフィノースは消化されないが腸内細菌により利用されるのでビフィズス菌増殖作用をもち，整腸促進作用，腐敗細菌の発生抑制や細菌性下痢の予防と治療，および発がん物質の分解などの生理作用があるとされる．特定保健用食品としても利用されている．

補足
いずれも非還元糖．ショ糖（2糖類，グルコース-フルクトース）に1分子のガラクトースが結合したものがラフィノース（3糖類）．さらにもう1分子ガラクトースが結合したものがスタキオース（4糖類）．

■ プロテアーゼインヒビター

タンパク質分解酵素であるトリプシンやキモトリプシンの作用を阻害《そがい》し，タンパク質の消化を阻害する物質（トリプシンインヒビター）[参考]が存在する．実際に食用とするときには調理や加工時の加熱などによって失活し，その作用は消失する．

■ アミラーゼインヒビター

デンプン加水分解酵素のアミラーゼの阻害剤で，マメ類ではインゲンマメのみに認められている．この物質は，そのほかコムギ，ヤマノイモ，サトイモなどにもその存在が認められる．

■ レクチン

赤血球凝集《ぎょうしゅう》素《そ》ともいわれる糖タンパク質（糖鎖を認識して特異的に結合し，細胞または複合糖質を凝集させる働きがある）である．ヒマの種子から初めて発見され，ヘマグルチニンともいわれる．抗腫瘍《こうしゅよう》作用などの生理作用が認められる．ナタマメ（コンカナバリン A），インゲンマメ，ヒラマメ，ラッカセイ，アズキ，ダイズなどに含まれる．

生のマメ類にはこのように多くの抗栄養因子が含まれるが，加熱によりその活性が失われるので，日常の食事では問題になることはない．

加工特性と活用

一般には，煮豆〈補足1〉，炒り豆，マメモヤシなどに利用されるほか，その加工特性から各種の加工品として利用される．デンプンの多いアズキなどは“あん”として，油脂含量の高いダイズは製油の原料として利用される．伝統的ダイズ加工品としては，味噌，醤油，納豆《なっとう》，豆腐よう〈補足2〉，テンペ〈補足3〉などの発酵食品，豆腐，湯《ゆ》葉《ば》，凍り豆腐などの非発酵食品がある．脱脂ダイズからは分離タンパク質を利用した植物性タンパク食品（ミートアナログ・人造肉）などの食品素材がつくられている．また牧草，飼料，緑《りょく》肥《ひ》〈補足4〉などとしても利用される．

補足1
ゆでている途中で，びっくり水・さし水として少量の水を入れると，ふきこぼれが防げ，一時的に温度が下がって材料全体を均一にゆでられる．

補足2
沖縄独特の豆腐加工品．沖縄豆腐を角切りにして 2〜3 日陰干しにしたのち，つけ汁（米麹を泡盛ですりつぶし，砂糖と塩で調味したもの）に 2〜6 カ月漬け込んで発酵させたもの．

補足3
インドネシアの伝統的な発酵食品で，ダイズを水に漬け，脱皮，水煮，成形後，クモノスカビを接種して発酵させたもの．

補足4
栽培している植物をそのまま田畑にすき込み，次の栽培する作物の肥料にしたもの．

タンパク質・脂質に富むマメ

1. ダイズ soybeans

（マメ科ダイズ属の 1 年生草本の種実）

中国原産．栽培の歴史はきわめて古く，栽培地域もアジアに限られていたが，現在では，アメリカが最大の生産国で，ブラジル，アルゼンチン，中国がこれについでいる（p. 274，世界の主要農水産物生産高を参照）．日本には朝鮮半島を経て，およそ 2,000 年前に伝えられた．世界の 3 分の 1 以上を占めるアメリカ産のダイズは，日本から伝えられて定着したものである．その後，製油，飼料としての需要から生産が発展した．近年，アメリカでは遺伝子組換えにより，除草剤などに耐性のあるダイズの開発が行われ，それらが輸入されている．

国内の主産地は北海道（全国生産量の 1/3 以上）で，ついで，宮城，秋田，

参考　ダイズのトリプシンインヒビター

ダイズには，タンパク質性の分子量の異なる 2 種類のトリプシンインヒビター（8 kDa と 20 kDa）がある．20 kDa のトリプシンインヒビター（クニッツ型）には，卵巣がん細胞の浸潤抑制作用があることが知られている．

佐賀，福岡で，全国の60%弱を占めている．兵庫の丹波産の黒ダイズは，とくに黒豆として特定の需要があるが，生産量は少ない．

分　類

現在，日本で栽培されているダイズは50品種〈補足1〉以上あり，実用的観点から次のように分類される．

産地による分類：国産，アメリカ産，中国産，ブラジル産〈補足2〉など．

収穫時期による分類：夏ダイズ（8月上旬～9月下旬），秋ダイズ（10月中旬～11月中旬），その中間型．

種皮の色による分類：黄ダイズ，黒ダイズ，青ダイズなど．エダマメは青ダイズの未熟豆を利用したもの．

生育期間による分類：極早生《ごくわせ》，早生，中手《なかて》，晩生《おくて》，極晩生など．

用途による分類：加工用（味噌，醤油，納豆，豆腐，モヤシ），煮豆用，菓子用，油脂用，飼料用など．

種子の大きさによる分類：極大粒種（千粒重量450 g以上），大粒種（千粒重量350～450 g；煮豆，製菓用），中粒種（千粒重量250～350 g；豆腐，味噌用），小粒種（千粒重量150～250 g；味噌，豆腐，きな粉用），極小粒種（千粒重量150 g以下；納豆，モヤシ用）など．

補足1
在来種では，丹波黒，ダダチャマメ，鶴の卵など．育成品種では，フクユタカ，エンレイ，タチナガハなど138品種あり，育成品種が作付けの9割以上を占める．

補足2
食品成分表には，国産，アメリカ産，中国産，ブラジル産の4種類が収載されている．

成分・特徴

国産品の乾物の主成分はタンパク質（33.8%），脂質（19.7%），炭水化物（29.5%）である．

■ タンパク質

ダイズタンパク質のうち，グロブリン〈補足3〉に属するグリシニン（約40%）およびβ-コングリシニン（約20%）が約60%を占め，ほかにリポタンパク質（約40%），アルブミンに属するレグメリンが5%含まれる[参考]．遊離アミノ酸としてグルタミン酸やアスパラギン酸が多く，味噌や醤油などの発酵調味料をつくる際に，麹《こうじ》の各種酵素による分解産物が加わって，濃厚な味を作り出す．アミノ酸スコアは100で良質である．植物性食品としてはタンパク質含量も高いので「畑の肉」ともいわれる．

生ダイズには，プロテアーゼインヒビターやレクチン（赤血球凝集素）が含まれるが，加熱によってその活性は失われる．ダイズタンパク質やペプチドに

補足3
グロブリンは元来，水には不溶であるが，ダイズには多量の無機塩類が含まれるために水に溶出してくる．この性質はダイズの食品としての大きな特徴で，これを利用して，豆腐，湯葉などの加工食品が作られる．

参考　ダイズのタンパク質組成

従来の方法で得られたグリシニン画分やβ-コングリシニン画分には大量の脂質を会合しているリポタンパク質（LP）が混在しており，2007年に新しい分離技術が開発され，単離ダイズタンパク質を構成する主要タンパク質は3種類であることが明らかにされた．すなわち，グリシニン約40%，β-コングリシニン約20%およびLP約40%である．グリシニンにはゲル形成能があり，β-コングリシニンには血中中性脂肪・内臓脂肪・血糖値・血圧低下効果，抗腫瘍作用が認められているが，とくにグリシニンの機能特性についてはさらに解明が待たれる．

は，特異的に血清コレステロールを低下させる作用や，血圧上昇の抑制に働くアンギオテンシン変換酵素（ACE）阻害活性が認められ，加熱によって増加することが知られている．また，アレルギーが知られている[参考1]．

■ 脂質

脂質が 20～23% 含まれる．ダイズ油は半乾性油であり，食用油として広く用いられている．リノール酸が 53.9%，オレイン酸が 23.7% を占め，飽和脂肪酸と不飽和脂肪酸は，それぞれ 16% と 84% である．脂質含量はアメリカ産，ブラジル産に多く，国産ダイズには少ない．また，リン脂質であるホスファチジルコリン（慣用名レシチン）が含まれ，卵のレシチンとともに乳化剤として利用される．

■ 炭水化物

炭水化物を 29～31% 含むが，デンプンをほとんど含まず，大部分はショ糖（国産黄ダイズ，5.9%），ラフィノース，スタキオースなどのオリゴ糖であり，ほかのマメ類と著しく異なっている．

■ ビタミン

水溶性ビタミンであるビタミン B_1 および B_2 が比較的多く（それぞれ 0.71 mg% および 0.26 mg%），脂溶性のビタミンは少ない．酸化防止に効果のあるビタミン E を含む（α-トコフェロールとして 2.3 mg%）．ビタミン C はダイズ種子には含まれないが，発芽によって生成する（モヤシ 5 mg%）．

■ 無機質

カルシウムや鉄がほかのマメ類よりも多い．リンはほとんどがフィチン酸として存在し，無機質としての利用性はよくない．

■ ダイズの加工品

ダイズの加工品への利用は非常によく発達し，多岐にわたっている[補足]．**図 2-8** にその概要を示す[参考2]．

補足
油揚げやがんもどきを使うとき，熱湯をかけたりゆでたりする油抜きをすると，油っぽさが取れるだけでなく，味が染み込みやすくなる．

参考1　ダイズのアレルギー

豆乳などによるアレルギーは，カバノキ科花粉（シラカンバ，ハンノキなど）へのアレルギーが原因で，花粉の PR-10 というアレルゲンタンパクによると考えられている．ダイズにこれと似たようなアレルゲンが含まれている（ダイズでは Gly m 4 と呼ぶ）ために，カバノキ科花粉症患者の一部が豆乳などを飲んだときに交差反応でアレルギーを発症するとされる．

参考2　塩凝固《えんぎょうこ》と酸凝固の豆腐

豆腐は，豆乳を凝固したもので，凝固法には，塩化マグネシウムや硫酸カルシウムなどによる塩凝固と，グルコノデルタラクトンによる酸凝固がある．豆乳を加熱して 80～90℃ にすると，ダイズタンパク質が部分的に熱変性して立体構造が崩れはじめ，内部に埋もれていた疎水領域が露出しはじめて安定性が低下して分子の会合や絡み合いがはじまり，タンパク質分子中のシステイン残基のスルフィドリル基（-SH）同士でジスルフィド結合（-S-S-）が生じて分子間の結合も起こるようになる．凝固剤の Ca^{2+} や Mg^{2+} によるタンパク質のカルボキシル基（-COOH）間の架橋が起こって次第に 3 次元網目構造ができ，流動性を失って全体がゲル化して固まる．グルコノデルタラクトンの凝固機構はこれと異なる．加熱によって絡み合いがはじまってタンパク質の安定性が低下しているところに，グルコノデルタラクトンがグルコン酸になるにつれて pH が下がり，タンパク質の保水性が低下してさらにタンパク質が絡み合いながら全体的に凝固する．そのため，凝固ムラの少ない豆腐になることが特徴である．
豆腐づくりの副産物である“おから”は，低エネルギーで機能性成分である β-グルカンのような食物繊維のほか，イソフラボン，植物ステロール，スタキオースを含む．おから自体に味はないので，ほかの野菜と合わせ，油，出汁とともに調味できる利点がある．

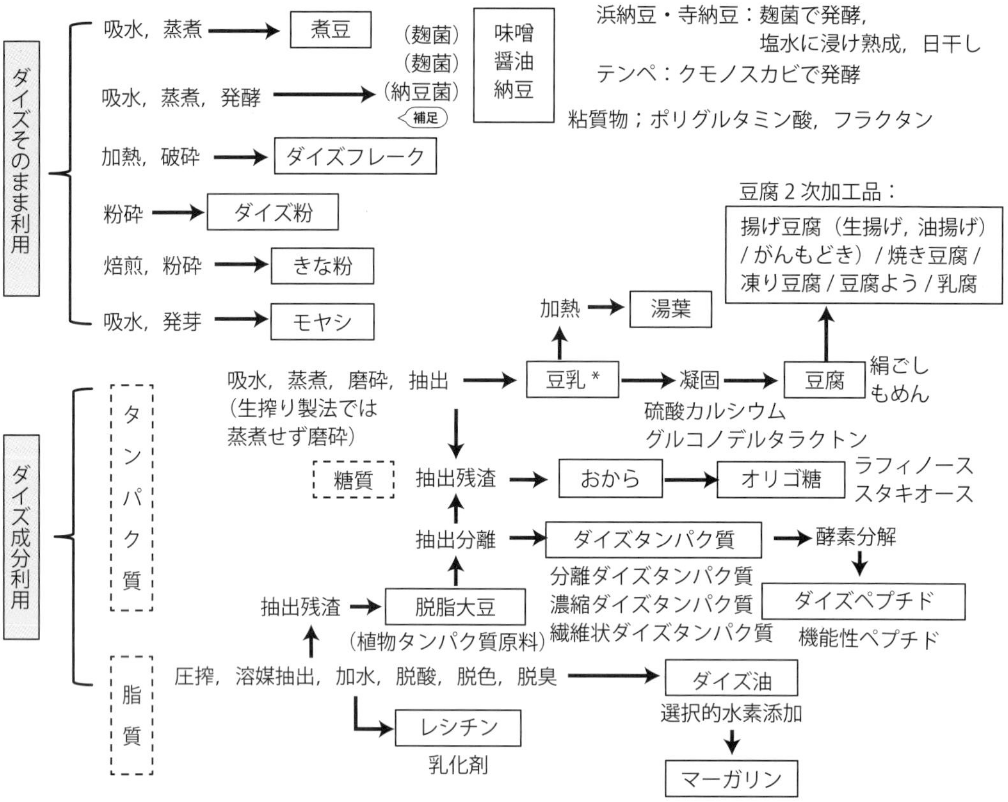

図 2-8　ダイズの利用

補足
納豆菌は生育にビタミンの1つであるビオチンが必要．タンパク質分解力の非常に強いズブチリシンNATを大量に生産するので，納豆は消化性の高い食品になる．

2. ラッカセイ　peanuts　（マメ科ラッカセイ属の1年生の草本の種実）

原産地は南米のアンデス地域とされる．現在，世界中で栽培されているが，日本には18世紀初頭に中国から渡来したといわれ，別名南京《なんきん》豆，唐人《とうじん》豆などともいわれる．マメ科に属するが脂質が多いので，食品成分表では種実類に分類されている．

開花受粉後，子房の中の胚珠が受精して花が終わると，柄が下に伸びて地中にもぐり，サヤ（莢）の中で結実（通常2個の種子）することから，落花生と名づけられた．

品種・用途

ラッカセイの品種は，バージニア種，バレンシア種，スパニッシュ種，ランナー種の4種で，日本ではほとんどバージニア種である．

バージニア種：もっとも粒の大きな大粒種（1,000粒重量800g以上）で，サヤの中に実が32個入っている．炒り豆，バターピーナッツなどに利用される．

スパニッシュ種：粒が小ぶりな小粒種（1,000粒重量400g程度）で，サヤの中に実が3～4個入っている．菓子，調理食品，豆菓子，ピーナッツバター，ピーナッツクリーム，搾油用（サラダ油，マーガリン，石けんなどの原料）とされる．

ランナー種は，アメリカの主要栽培品種で，**バレンシア種**は，小粒種で甘味がある．国内産は大粒種で，主産地は千葉，茨城で全国生産の90%以上を占め，とくに千葉が多い（80%弱）．中国，アメリカなどから輸入されている．

成　分

脂質が47.0%と豆類中もっとも多く，不乾性油である．脂肪酸はオレイン酸（42～50%）とリノール酸（30～36%）が主体である．タンパク質は25.2%で，グロブリンに属するアラキンとコンアラキンからなっている．アミノ酸スコアは93（第1制限アミノ酸はリシン）である．炭水化物は19.4%と豆類中もっとも少ない．デンプンは少なく，ショ糖を5.7%含む．ビタミンはビタミンA，ビタミンCをほとんど含まず，ビタミンB群が比較的多い．無機質はカリウム，リンが含まれるが，比較的低含量である．輸入品にカビ毒のアフラトキシン[参考]が検出されて問題になったことがある．食物アレルギーが知られる．

糖質・タンパク質に富むマメ

1. アズキ　adzuki beans　（マメ科ササゲ属の1年生草本の種実）

原産地は東アジアといわれ，アジア諸国で栽培されている．主産地は北海道である．そのまま料理材料とするほか，あんの原料として利用される．円筒《えんとう》型が多く，球形，楕円形のものもある．種皮の色は赤褐色のものが多く，灰白，淡黄，黒色などのものもある．主な生産地は北海道で，全国の90%以上を占め，兵庫，京都の2府県（1.5%）がつぐ．

品種および収穫時期によりつぎのように分類される．

参考　**アフラトキシン**

Aspergillus flavus（アスペルギルス フラバス：コウジカビの一種で，土壌，農作物などに通常みられる）が産生するカビ毒で，強い発がん性をもつ．地中で結実するラッカセイは注意が必要である．10 ppb以上のアフラトキシンを含むものは輸入できない．収穫から流通まで低温管理すれば防止できる．

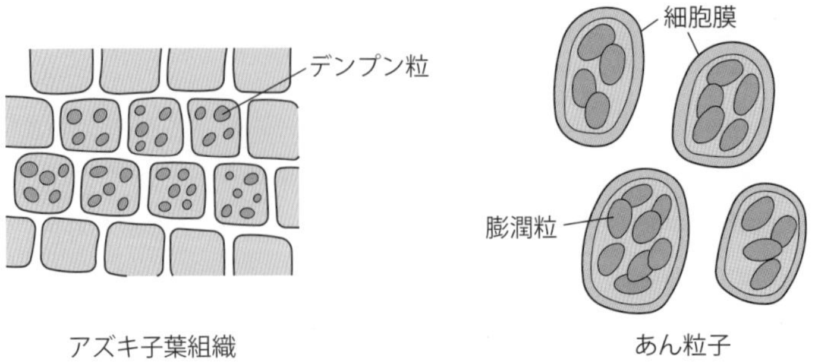

図 2-9　アズキの子葉組織とあん粒子

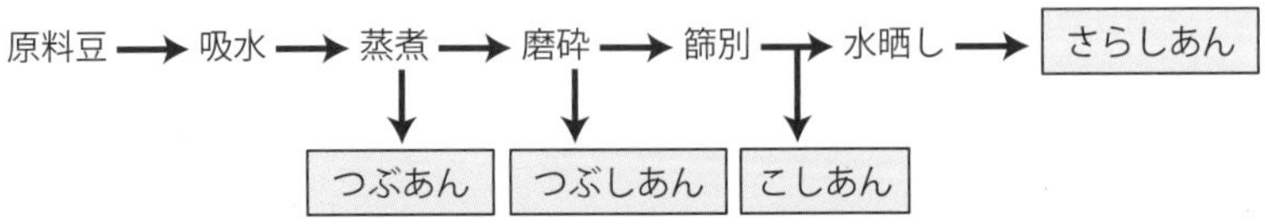

図 2-10　あんの種類と製あん工程

品種：大納言《だいなごん》〈補足〉（大粒の特定の品種群で煮たときの胴割《どうどう》れが少ない），中納言（大納言より小粒），小納言（さらに小粒）などがある．

補足
濃いあずき色でつやがあり，胴部の目が白いものがよい．前年の古豆は煮ても均質に煮えない．
北海道で栽培されている大納言の品種には，アカネダイナゴン，とよみ大納言など，兵庫，京都ではそれぞれ丹波大納言，京都大納言などの品種がある．

収穫時期：夏アズキ（収穫時期：本州，8～9 月上旬；北海道 9～10 月），秋アズキ（西日本，9 月下旬～10 月上中旬），中間型アズキ（中部山間地，東北中心）

成分・利用

炭水化物が 59.6%（デンプン約 42%，スタキオース約 4～6%）で，食物繊維は 24.8%，タンパク質が 20.8%（アルブミンおよびグロブリンが主体で約 63% を占める），脂質が 2.0% である．無機質はカリウム，リンが多く，ビタミン B_1 も多い（0.46 mg%）．また，特殊成分のサポニンが含まれているので，ゆでこぼして除いて食用にする．

アズキの需要の 70% はあんの製造に向けられる．和菓子，甘納豆，しるこ，赤飯などの用途がある．赤飯には，アズキより胴割れしにくいササゲがよく用いられる．

■ あん

あんは，豆を吸水させて水煮し砂糖を加えて練《ね》ったものである．アズキのデンプンは子実の細胞中に含まれている．加熱によって糊化するが，細胞膜が崩壊しないように練ると，デンプン粒を含む細胞がバラバラに分離する（**図 2-9**）．これがあん粒子《りゅうし》で，製あん工程〈補足〉はあん粒子をつくり出す作業である（**図 2-10**）．あんは，デンプンを多く含む食品であるが，単離デンプンと異なり細胞内に包みまれているため，さらりとした独特の物性を示す．

補足
加熱時にすり潰《つぶ》したり，乾燥状態の豆を粉砕して加熱したりして細胞が破壊されると，糊《のり》状となってあんを形成しない．

あんになる豆の条件：デンプンが約50%以上を占め，タンパク質を20%以上含んでいる豆があんをつくるのに適する．アズキ，インゲンマメ，エンドウマメ，ソラマメ，ササゲなどがこの条件に適合する．ダイズやラッカセイのようにデンプンが少ない豆はあんには適さない．白あんは白インゲンマメからつくり，ウグイスあんは青エンドウマメからつくる．

2. インゲンマメ　kidney beans（マメ科インゲンマメ属の1年生草本の種実）

原産地は中央アメリカである．17世紀に僧の隠元《いんげん》によって，明《みん》国（中国）から伝来されたという．関西ではフジ豆（五月ササゲ）ともいう．

種類・利用

種子用とサヤ（莢《さや》）用があり，それぞれつる（蔓《つる》）性と直立する変種（矮《わい》性）とがある．

■ 種子用

莢《さや》が硬く，完熟豆を煮豆，あんなどに利用する．

金時《きんとき》類：赤紫色の中粒種，あん，甘納豆，煮豆などに用いる．代表品種に「大正金時」がある．

白金時《しろきんとき》類：白色の中・大粒種で，甘納豆，あん，煮豆などに用いる．

手芒《てぼう》類：白色の小粒種で，白あん用である．

中長《ちゅうなが》ウズラ類：単褐色地にウズラ卵に似た赤紫の斑紋《はんもん》があり，円筒形をしている．

高級菜豆《さいとう》：つる性のインゲンマメをいう．白色・扁平《へんぺい》腎臓形の極大粒種で，煮豆，甘納豆，菓子原料用の大福豆，煮豆用の虎豆などがある．

■ 莢用

サヤが軟らかく，野菜としてサヤごと利用する．サヤインゲン，つるなしインゲンなどがある．サヤインゲンを関西では二度豆ともいう．衣笠《きぬがさ》，尺五寸《しゃくごすん》，ドジョウ，ケンタッキーワンダー，エバーグリーンなどの品種がある．

成　分

炭水化物含量は59.4%で，そのうちデンプンが約60%を占める．そのほかの多糖類として，ペントザン，デキストリン，セルロース，ヘミセルロースを含む．糖類ではショ糖，スタキオースを含む．タンパク質は22.1%で，そのうち40%はグロブリンに属するファゼオリンである．アミノ酸スコアは100で良質である．脂質は2.5%と少ない．無機質はカリウムが多く，ビタミンはビタミンB群が多い．ビタミンAは乾燥豆には含まれないが，未熟莢用のサヤインゲン（生）にはレチノール活性当量（RAE）として49 μg% 含まれる．また，特殊成分として青酸配当体が微量含まれるが，加熱すると無毒化される．

マメ類のなかで，α-アミラーゼインヒビターが含まれるのは，インゲンマメの類だけである．

3. ソラマメ　broad beans　（マメ科ソラマメ属の２年生草本の種実）

サヤが空に向いてつくことからソラマメといわれ，サヤの形が蚕《かいこ》の形に似ているので蚕豆《そらまめ》の字が当てられる．種実は扁平《へんぺい》で大型である．イサ サグサ，野良《のら》豆ともいわれる．

種類・利用：炒り豆，揚げ豆などにする小粒種と惣菜《そうざい》用となる大粒種がある．大粒種はむき身にし塩ゆでして用いる．お多福豆〔種皮つきの煮豆：皮が黒いのは軟化させるために炭酸水素ナトリウム（重曹《じゅうそう》）を用いて長時間煮るので，ロイコアントシアン色素がアルカリ性下で黒変する〕やフキ豆（種皮を除いた煮豆で，色が黄色を呈している）とされ，そのほかきんとん，あん，製菓，炒り豆などに用いる．中国料理の調味料の豆板醤《とうばんじゃん》の原料に用いる．

成分：炭水化物は55.9% で，タンパク質が26.0%（アミノ酸スコアは100），脂質が2.0% であり，無機質ではカリウム，亜鉛が多い．銅は豆類中でもっとも多く含まれる（1.2 mg%）．

4. エンドウ　peas　（マメ科エンドウ属の１年生または２年生の草本の種実）

原産地は中央アジアと推定されている．現在，世界いたるところで栽培されていて，主要作物の１つになっている．日本へは中国から渡来した．メンデルによる遺伝学の古典的実験材料としても知られる．野性種は野豆といわれる．

種類・利用：サヤの硬さとマメの利用法によって分類される．

軟莢《なんきょう》種

・サヤ用：サヤのまま種子が未熟の状態で収穫し，野菜として利用する；サヤエンドウ．

・生豆用：熟した種子をむき身にして利用する；グリンピース，むき身エンドウ．

硬莢《こうきょう》種

・豆用：完熟した種子を利用する．

・青エンドウ；炒り豆，煮豆，あん（ウグイスあん），フライドビーンに用いる．ウグイス豆は青エンドウを砂糖と一緒に煮たものである．

・赤エンドウ；蜜豆，煮豆に用いる．

成分：青エンドウの炭水化物は60.4% で，デンプン含量は37% であり，タンパク質が21.7% で，グロブリンが主体であり，アミノ酸スコアは100である．脂質は2.3% で，レシチンを含む．無機質はカリウム，リンが多く，ビタミンはビタミンＢ群が多い．サヤエンドウ（生）にはβ-カロテンが560 μg，RAE

は 47 μg%，ビタミン C が 60 mg% 含まれ，グリンピース（生）には β-カロテンが 410 μg，RAE は 35 μg%，ビタミン C が 19 mg% 含まれている．

5. ササゲ cowpeas （マメ科ササゲ属の 1 年生の草本の種実）

原産地はアフリカ中部である．種実用とサヤ用がある．種実用は，形，色がアズキに似ているが，アズキよりも大きく，皮も硬く角張っている．臍《へそ》もアズキより短い．煮崩れ（胴割れ）しにくいので，赤飯に赤ササゲを用いることが多い（煮熟中の胴割れがアズキよりも少なく，やや大粒）．黒，茶色，白色種などもある．サヤ用は，ゴマ和えなどに用いる．

成分：炭水化物は 55.0%，タンパク質 23.9%（アミノ酸スコアは 100），脂質が 2.0% であり，無機質はカリウム 1,400 mg%，リン 400 mg%，亜鉛 4.9 mg% である．

6. ヒヨコマメ chickpeas （マメ科ヒヨコマメ属の草本の種実）

原産地は西アジアである．エジプトマメ，ガルバンゾーともいわれる．乾燥豆の形がヒヨコの頭に似ているところから，この名がついたといわれる．わが国では栽培されず，主にアメリカ産が輸入され，インゲンマメやアズキの代用とされている．市販品のガルバンゾーは水に浸漬後，油で揚げ，食塩で味つけしたものである．

インドが世界の生産量の 70% 程度を占めており，小粒のデジ種と大粒のカブリ種がある．臼《うす》で挽《ひ》いた粗挽き粉をダールといい，塩，香辛料で煮込んだり，カレー料理に使ったり，水や野菜と捏《こ》ねて焼いたり，揚げたりして食べるほか，スープとしても利用されている．

炭水化物が 61.5% であり，タンパク質が 20.0%，脂質が 5.2% である．ビタミン B_6 が多い．

7. ライマメ Lima beans （マメ科インゲン属の 1 年生または多年生の草本の種実）

ペルーのリマ港から出荷されていたところから，この名がついたといわれる．別名リママメ，バター・ビーンともいわれている．形状は扁平で，色は白，淡黄，赤，黒，褐色などの種類があり，多彩である．マメのなかで最高の味と香りがあるので，中国では皇帝豆ともいわれている．種子にごく微量の青酸（補足）やレクチン（赤血球凝集因子）が含まれているが，水煮などの加熱処理で作用がなくなる．

補足
青酸配糖体であるリマナリンがグリコシダーゼで加水分解されて青酸を生じる．

8. 紅花インゲン　scarlet runner beans

（マメ科インゲンマメ属の多年草の種実）

花豆ともいわれ，オーストラリアから輸入した紅花インゲンを日本で育種したものであり，高原花豆ともいわれる．市販品には，種皮の色により白花マメと紫花マメがある．大粒で高品質なことから，菓子の原料としても使われている．

9. レンズマメ　lentils

（マメ科ヒラマメ属の自殖植物の種実）

原産地は西南アジアで，インド，パキスタン，エジプトなどで栽培される．ヒラマメともいう．日本では栽培されず，アメリカ，ブラジル，アルゼンチンなどから輸入されている．形が平たく，凸レンズ状を呈しているところからレンズマメといわれる(実際はレンズマメがレンズの語源となった)．スープ，ケーキ材料などに用いられる．

10. リョクトウ　mung beans

（マメ科ササゲ属の１年生の草本の種実）

原産地はインドである．日本では栽培されず，タイ，ミャンマー，中国などからの輸入品がほとんどを占めている．別名「八重成《やえなり》」ともいわれる．アズキに類似した形態をしており，緑色をしたものが主体であるが，黄色，黄褐色のものもある．

成分は炭水化物が約 59% と多く，その主体はデンプン（約 40%）である．ビタミン B_1 が多い（0.7 mg%）．大部分はモヤシ用として利用されるが，春《はる》雨《さめ》[参考]の原料としても利用される．

春雨：春雨は中国では古くから利用されていた食材で，リョクトウの粉末またはリョクトウデンプンからつくられた（**図 2-11**），煮溶けしにくい独特のコシの強い麺《めん》で，唐麺《とうめん》（豆麺）ともいわれる．リョクトウ粉を用いたもののほうが，リョクトウデンプンよりもさらに腰が強く，風味がよいとされる．現在，日本でつくられる春雨の多くは，サツマイモやジャガイモのデンプンが原料である．和え物，鍋物，酢の物などにする．

参考　**春雨**

春雨は，リョクトウデンプンの糊液に，さらにデンプンを加えてつくった生地を小さな穴から押し出して熱湯の中に落として麺線にし，これを冷凍して老化させたのち流水解凍し乾燥してつくる．あとから加えたデンプンがコンクリートの砂利《じゃり》のような役割を果たして強い生地をつくる．リョクトウ粉を用いると，ほかに含まれるペントザン，ガラクタン，ヘミセルロースなどの多糖類や，混在するタンパク質がさらに物性と風味のよい麺になると考えられる．目皿から生地が降り注ぐ様子を静かに降る雨になぞらえて春雨と呼んだとされる．日本では，サツマイモデンプンで糊液を調製し，ジャガイモデンプンを添加して生地をつくり，同様の工程で製造している．

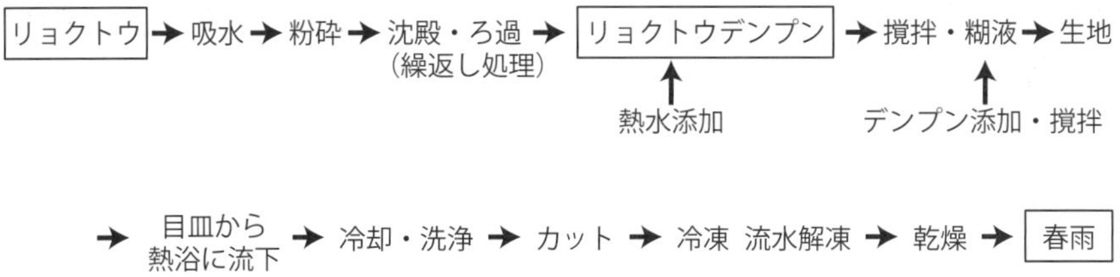

図 2-11　春雨の製造過程

多水分で野菜に近い発芽体

1. モヤシ　bean sprouts

種子を暗い所で発芽させ，伸長させた軟白品の総称である．種子は水を補給しながら，貯蔵成分を分解して発芽のエネルギーと養分を供給するので，水分が約 90% と多くなり，タンパク質，糖質が減少する．グルタミン酸，アスパラギン酸などの遊離アミノ酸が増加し，種実には存在しないビタミン C がつくられる．生のマメ類には強力なプロテアーゼインヒビターが含まれるが，発芽に伴い減少するので，短時間の加熱で生食が可能となる．ダイズ，リョクトウ，ブラックマッペ（黒緑豆《こくりょくとう》），アルファルファが原料にされる．リョクトウ，ブラックマッペはそのほとんどが中国，タイやミャンマーから輸入されている．ブロッコリー，ソバなどのモヤシも，スプラウトの名で市販されている．

野菜として，おひたし，炒め物，漬物などに用いられる．

■ アルファルファモヤシ　alfalfa sprouts

牧草として飼料価値の高い紫ウマゴヤシの種子を発芽させたもの．細く白い絹のような光沢《こうたく》があり，サラダなどに用いられる．

■ ダイズモヤシ　soybean sprouts

ダイズのモヤシ．大形で，子実が残っているのが特徴で，中華料理などに利用される．長モヤシともいわれる．流通量は少ない．

■ ブラックマッペモヤシ　black gram sprouts

形状はリョクトウモヤシに似ており，成分もほぼ同じである．ビタミン C は 11 mg% とモヤシ中もっとも多い．

■ リョクトウモヤシ　mung bean sprouts

種皮が緑色のグリーングラムともいわれる品種で，流通量がもっとも多く，香りがよい．ビタミン C はダイズモヤシよりも多い．

4 種実類 nuts and seeds

穀類，マメ類，果実を除く食用となる樹木・草本の種子または仁（胚乳，胚）を種実類という．種子類（アサ，ゴマの実，ハスの実，ヒマワリの種など）と堅果《けんか》類（硬い殻をもった実；アーモンド，カシューナッツ，ギンナン，クリ，クルミなど）に分けられる．一般に花托《かたく》や果皮は堅い殻状もしくは毬《まり》状になるので，種子の子葉部分が食用となる．堅果類は果実に分類することもあるが，食品としては種実類として扱っている．

種実類の特徴

種実類は次のような特徴をもつ．

①一般に水分は少なく，発芽に必要な物質を含み，栄養に富む．

②成分組成から，デンプンに富むものと脂質やタンパク質に富むものに大別される．

デンプンに富む種実：ギンナン，クリ，シイの実など．

脂質・タンパク質に富む種実：アーモンド，カシューナッツ，クルミ，ゴマなど．

③エネルギーに富み，無機質も多く，ミネラルの給源になるものが多い．

④ビタミン B_1，B_2，ナイアシンを比較的多く含む．

⑤そのまま食用になるほか，油脂原料（油糧）としても利用される．菓子材料やスナック食品などの嗜好品への利用頻度も高い．

種子類

◆デンプンに富む種子類

1. ハスの実 lotus seed （ハス科ハス属の多年生水生植物ハスの種子）

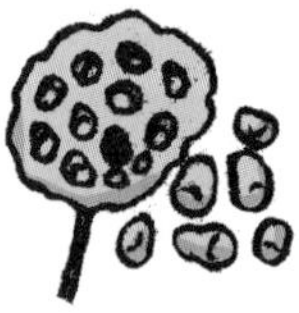

ハスの実

インド原産．沼や池に広く自生し，栽培は水田でされる．泥の中で肥大し分枝する．根茎はレンコン（蓮根）で，果実は楕円形でドングリの形に似ている．主成分はデンプン（45.4%）である．ビタミンCを27 mg% 含む．緑白色の未熟種子中の仁《じん》をそのまま食べる．完熟すると暗黒色になる．完熟したものは堅いので，ゆでたり炒めたりしてその仁を食べる．ようかん（羊羹）などの和菓子や中華料理に用いる．カリウム（410 mg%）や葉酸（230 μg%）を多く含んでいる．

◆脂質・タンパク質に富む種子類

1. アサの実 hemp seeds （アサ科アサ属の草本アサの種子）

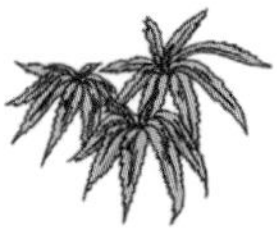

アサの葉

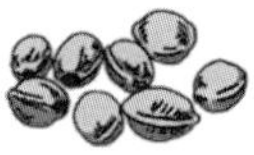

アサの実

茎の師部《しぶ》や表層部の靱皮《じんひ》繊維を採取するために栽培する．樹脂は麻酔性があり，日本では栽培が規制されている．果実は小さく，堅いそう果〈補足〉で，両側に稜があり，灰白色または黒色を呈する．殻が多く仁が少ない．インド種，イタリア種，ロシア種，日本種などに大別され，国産品や輸入品が市販されている．脂質を 28.3% 含む．アサの実油は，リノール酸（約 58%）やリノレン酸（約 19%）が多く酸化されやすい．炭水化物を 31.7% 含むがほとんど食物繊維である．カルシウム（130 mg%）やマグネシウム（400 mg%）も多い．アサの実油の原料とされるほか，七味唐辛子に配合される．

補足
乾いた果実の一種．そう果の種子は果皮にくるまれている．

2. カボチャの種　pumpkin seeds　（ウリ科カボチャ属の果菜カボチャの種子）

脂質（炒《い》り・味付け品，51.8%）やタンパク質（26.5%）に富む．脂質はリノール酸が約 45%，オレイン酸が約 37% を占める．灰分が 5.2% あり，とくにリン（1.1 mg%）や鉄（6.5 mg%），マグネシウム（530 mg%）が多い．食塩を添加して焙煎したものが市販されており，食用となるのは種子の中の仁《じん》で，中華料理では食前のつまみになる．市販品は中国からの輸入品である．

3. ケシの実　poppy seeds　（ケシ科ケシ属の 1 年生草本ケシの種子）

未熟な果実の乳液からアヘンを採取することで知られている．一般の栽培は禁止されており，医薬用に許可を得てわずかに栽培されているにすぎない．種子を炒《い》ったものは芳香を放って風味があり，和菓子，あんパンなどの製菓材料や七味唐辛子に用いられる．脂質含量は 49.1% で，ケシ種子油は乾性油でリノール酸を約 70%，オレイン酸を約 16% 含む．タンパク質は 19.3%．カルシウム（1.7 mg%）やマグネシウム（350 mg%）が多く含まれる．種子にはアヘンアルカロイドはほとんど含まれない．

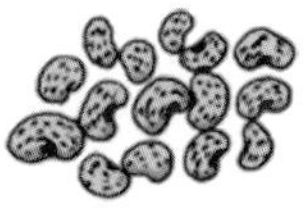

ケシの実

4. ゴマ　sesame seeds　（ゴマ科ゴマ属の一年生草本ゴマの種子）

原産地はインドである．日本には天平時代に仏教とともに渡来し，栽培されるようになった．現在は国内生産量がわずかなので，ナイジェリアを中心に，アフリカ，東南アジアなどからほぼ全量輸入される．

種　類

種皮の色により，黒ゴマ，茶ゴマ，白ゴマなどがある．白ゴマのうち黄色でつやのあるものは金ゴマといわれる．白ゴマは品質がよく，小粒だが含油量は約 55% と多い．ゴマは生産量の約半量は搾油《さくゆ》用として利用される．

成 分

主成分は脂質（53.8%）で，リノール酸が約45%，オレイン酸が約37%を占める．タンパク質も19.8%と多く含まれる（アミノ酸スコア，73；第1制限アミノ酸，リシン）．無機質のカルシウム（1.2%）やマグネシウム（370 mg%），鉄（9.6 mg%）が多く，よい給源である．ゴマ油の不ケン化物には天然の抗酸化物質であるセサモリン（補足）（加水分解によりセサモールを生じる）が含まれる．

補足
セサミンとセサモリンを併せてリグナンという．セサミンは，アルコール代謝の亢進，血清コレステロール濃度低下作用，血管細胞の機能低下防止がある．セサモリンは，生体内でセサミノールやセサモール（強い抗酸化作用）に変換される．焙煎ゴマ油では，遊離脂肪酸が触媒してセサモリンからセサモールが生じる．

利 用

炒ってそのまま広く料理に用いられる．特有の香りのあるゴマ油としても利用される．焙煎しないゴマ油（太白油《たいはくゆ》のようなゴマサラダ油）は匂いがない．ドレッシング，炒め油，フライ油と幅広く使える．国内においてエゴマはゴマと同様に栽培されている．主に山間，寒冷地での自家用として栽培されるほか，温暖な地域でも栽培されている．シソ科特有の風味があり，種子，葉を食用とするほか，製油原料ともなる．ゴマアレルギーが知られている（表示義務のある特定原材料に準ずる推奨表示品目の1つ）．

5. スイカの種　watermelon seeds

（ウリ科カボチャ属の1年生草本スイカの種子）

脂質（炒り・味付け品，46.4%）やタンパク質（29.6%）に富む．脂質はリノール酸が約71%，オレイン酸が約11%を占める．マグネシウム（410 mg%）や鉄（5.3 mg%）も多い．中国から輸入され，中華料理の食前のつまみとして供される瓜子《クワアツ》は，味付けしたスイカやカボチャなどのウリ科の種子を意味する．市販品は，塩を加えて煮たのち，干して炒《い》ったものである．歯で割って中の仁《じん》を食べる．食用となる種子は大きな種の品種を用いるが，この品種では果肉の酸味が強いことが多い．

6. ヒマワリの種　sunflower seeds

（キク科ヒマワリ属の1年生草本ヒマワリの種）

食用にされるのはアメリカや中国から輸入される大輪《だいりん》系のロシアヒマワリの種子である．脂質（炒り・味付け品，56.3%）やタンパク質（20.1%）に富み，ビタミンEも多い（α-トコフェロール，12.0 μg%）．脂質はリノール酸が約60%，オレイン酸が約28%を占める．アミノ酸スコアは93で，第1制限アミノ酸はリシンである．カリウム，マグネシウム，リンも多い．食用油には，アメリカ，カナダなどから輸入されるハイオレイン種のものが使用されている．

堅果類

◆デンプンに富む堅果類

1. ギンナン　ginkgo nuts　（イチョウ科イチョウ属の落葉高木イチョウの種実）

イチョウは雌雄異株《いしゅ》で，実の仁（胚乳）を食用とする．デンプンが主成分（29.0%）であり，タンパク質（アミノ酸スコア100）や脂質が少ない．β-カロテン当量（290 μg%）やビタミンC（23 mg%）が多い．特有の風味を生かし，茶わん蒸し，鍋物のほか，また中華料理の炒め物に用いられる．町おこしや村おこしのための特産品として，アイスクリーム，麺，漬物，羊羹《ようかん》などにも加工される．

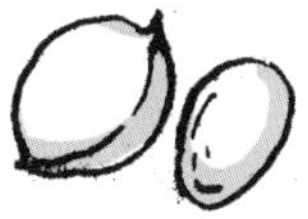

ギンナン

2. クリ　chestnuts　（ブナ科クリ属の落葉高木クリの種実）

世界各地に分布し，日本クリ，中国クリ，アメリカクリなどがある．いが（果托《かたく》）の中に1〜3個の堅果であるクリの実が熟す．植樹して3年目より実がなる．

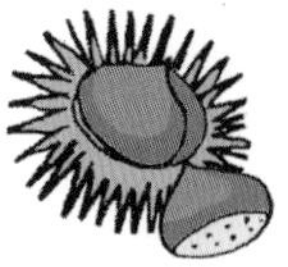

クリ（銀寄）

種　類

日本クリの原生種は柴クリであり，日本のいたるところに自生している．栽培種は柴クリを改良したもので，主要品種は石鎚《いしづち》，銀寄《ぎんよせ》，丹沢《たんざわ》，筑波《つくば》，利平《りへい》などがあり，粉質で食味がよい〈補足〉．粒の大きさにより，大粒種（丹波《たんば》），中粒種（銀寄），小粒種（柴クリ）などに分けることもある．産地による分類も使われ，丹波クリは京都の丹波地方のクリの総称としている．

補足
果皮の色が濃くつやつやして重みがあり，形はふっくらと丸みがあり，虫食い穴がないものがよい．紙に包み保存袋に入れて冷蔵保存すると甘味が増す．

主産地は茨城，熊本，愛媛，岐阜であり，輸入は大部分が中国からである．中国クリは中国全域に分布し，板栗《バンリィ》といわれている．小粒果で甘クリ，天津《テンシン》クリとして輸入されている．甘味が強く渋皮が剥《む》きやすく，焼きクリに適する．日本でも栽培され，林《はやし》，傍石《ぼうせき》，宮川《みやがわ》などの品種がある．

成分・利用

主成分は炭水化物（36.9%），主にデンプン（26.2%）であり，ショ糖（4.3%）を含み，ペントザンが比較的多い．タンパク質は少ない（日本クリ・生，2.8%；アミノ酸スコア，100）．ビタミンCも多い（33 mg%）．マロングラッセ，菓子原料，シラップ漬け（甘露煮），渋皮煮，栗きんとんなどに加工される．

3. シイの実　sweet acorn　（ブナ科シイ属の暖地の常緑高木シイの種実）

ドングリの一種で子葉が食用となる．美味ではないが，スダジイが比較的美味とされる．炭水化物を57.6%含みデンプンに富みビタミンCが豊富である

(110 mg%)．渋みの少ないものは生食できるが，炒めると風味を増す．補助食，救荒食として炒って粉にし，餅にまぜて利用する．

4. トチの実　Japanese horse chestnuts

（ムクロジ科トチノキ属の落葉高木トチの種実）

各地に自生していて，その実は炭水化物を 34.2% 含みデンプンに富む．サポニンを含み苦みがあるので，数日灰汁に浸したのち，よく水さらしをし，粉として餅《もち》に混ぜて食べる．救荒食として粥や麺に混ぜて利用されてきた．カリウムが 1.2 mg% と非常に多い．

5. ヒシの実　water chestnuts

（ミソハギ科ヒシ属の水生植物ヒシの種実）

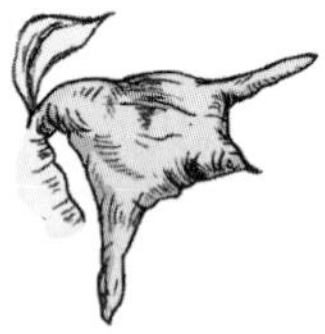

ヒシの実

池沼に自生し，2～4 本の棘《とげ》のある菱形《ひしがた》の実をつける．菱《ひし》形はこの形から名付けられた．炭水化物が多く（40.6%）デンプンに富む．菓子材料，料理用として利用する．殻をはずし，水に浸してあくを取り，含め煮，きんとんのほか，飯に炊き込んで利用する．ビタミン B_1 を 0.42 mg%，葉酸を 430 μg% と多く含む．

◆脂質・タンパク質に富む堅果類

1. アーモンド　almonds

（バラ科サクラ属の落葉高木アーモンドの種実）

原産地は小アジア（トルコのアジア側の半島部）である．果実の核の中にある仁《じん》を食用とする．地中海沿岸やカリフォルニアで栽培される．市販されているものは，主にアメリカから輸入されたものである．

種類・利用

仁の風味により，甘仁種のスイートアーモンド（甘扁桃）と苦仁種のビターアーモンド（苦扁桃）に分類される．

スイートアーモンド：直接食用になる．そのまま洋酒のつまみ，粉砕やスライスしてチョコレート，クッキー，ケーキなどの製菓材料，炒め物の風味づけ，刻《きざ》んでフライの衣にして料理材料，浸漬《しんし》後に摩砕してろ過したものに甘味を加えてつくられるアーモンドミルクなどにも利用する．

ビターアーモンド：アーモンドオイルとしてリキュールに使用する．とくにフランスの“クレーム・ド・ノワヨウ”が知られている．ほかにも香料，薬用として利用される．

成 分

脂質が51.8%（オレイン酸約66%，リノール酸約24%），タンパク質が19.6%〔アミノ酸スコア78（第1制限アミノ酸はリシン）〕含まれ，高エネルギー食品である．ビタミンはビタミンB_2が1.06 mg%と多い．ビタミンEも種実類中もっとも多く含まれる（α-トコフェロール，30.3 mg%）．無機質〈補足〉も多い．

補足
たとえば100 g当たりカリウム760 mg，カルシウム250 mg，マグネシウム290 mg，鉄3.6 mg.

2. カシューナッツ cashew nuts

（ウルシ科カシューナットノキ属の常緑高木の種実）

成木は5～10 mになる．原産地は南米で熱帯の各地で栽培されている．インド，ベトナム，ケニアなどから輸入されている．果実（肥大した果托）はカシューアップルといわれ，先端に種子があり，3 cm位の核の中に仁《しん》がある．

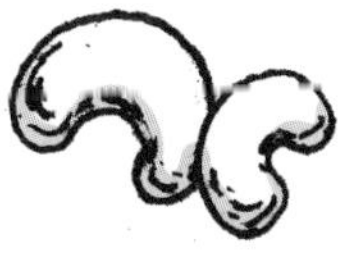

カシューナッツ

成分・利用

食塩を添加し，焙煎《ばいせん》したものが市販されており，つまみなどにするほか，油で炒めた中華料理，チョコレートなど製菓用に使用する．脂質（フライ・味付け品）が47.6%（オレイン酸約59%，リノール酸約18%），タンパク質が19.8%（アミノ酸スコア100）と多く，炭水化物26.7%，ビタミンB_1（0.54 mg%），B_2（0.18 mg%）も多い．

3. カヤの実 Japanese torreyanuts

（イチイ科カヤ属の常緑高木カヤの種実）

山地に自生しており，焙煎したものを食べる．脂質（54.3%）および炭水化物（22.6%）に富む．炒《い》り品の脂質含量は64.9%で，リノール酸が約50%，オレイン酸が約35%を占める．カヤ油は乾性油で風味がよい．天ぷら油として使われるほか，豆菓子として利用される．

4. クルミ walnuts

（クルミ科クルミ属の落葉高木クルミの種実）

核果は球形であり，内部に1つ核がある．食べる部分は核の中の仁である．

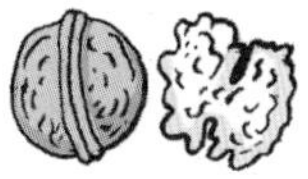

クルミ

種 類

野生種は小粒で，鬼グルミ，姫グルミといわれる．野生種は殻が硬く，実が小さい．栽培種は大粒でペルシャクルミの変種の菓子グルミ，手打ちグルミである．市販品は西洋グルミが大半である．

主産地は長野（全国の80%弱）や青森（約20%）などの寒冷地である．品種は信濃《しなの》，清香《せいこう》，要鈴《ようれい》が知られ，果形が整ったものや褐色を呈し艶《つや》のあるものが良質とされる〈補足〉.

補足
クルミアレルギーが知られ，多くの場合，症状は湿疹などの皮膚症状，口や唇の違和感，しびれ，顔面の腫れ，呼吸困難などである.

成分・利用

クルミ（炒り品）は，脂質が 68.8%（リノール酸約 61%，オレイン酸約 15%，リノレン酸約 13%）と多く，良質で芳香をもつ乾性油となる．タンパク質も 14.6% と多く，アミノ酸スコアは 71（第 1 制限アミノ酸はリシン）である．菓子の材料，クルミ豆腐，クルミ和え，中華料理の旨煮《うまに》や煮込みの風味づけなどにする．

5. ココナッツ　coconut　（ヤシ科ココヤシ属ヤシの種実）

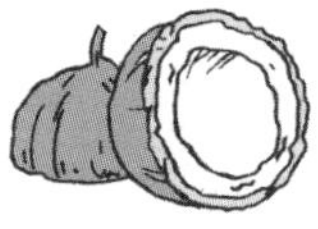

ココナッツ

種子は大きく 30 cm 大に及ぶ．周辺部の固形胚乳，中心部の液状胚乳からなる．成熟した種子の固形胚乳を薄切りして乾燥させ（コプラという），ココナッツパウダー，ココナッツスライスなどとして洋菓子材料に利用される．油分が多く，ヤシ油（ラウリン酸約 46%，ミリスチン酸約 17%，パルミチン酸約 9% など，飽和脂肪酸を豊富に含む）にされる（油脂食品の項参照）．未熟なものの液状胚乳はココナッツジュースとして飲用され，成熟種子の固形胚乳から得られるココナッツミルクは料理に頻繁に使われる．

6. ピスタチオ　pistachio nuts　（ウルシ科カイノキ属小高木ピスタチオの種実）

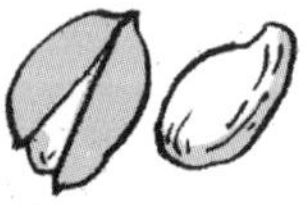

ピスタチオ

地中海や西アジアの原産である．イラン，アメリカ，トルコなどが主産地であり，主な輸入先はアメリカ，イランである．炒って塩味をつけたものがつまみとして利用されている．脂質 56.1%，炭水化物 20.9%，タンパク質 17.4%（アミノ酸スコア 100）を含む．脂質は，オレイン酸が約 56%，リノール酸が約 30% を占める．カルシウム（120 mg%）やマグネシウム（120 mg%），ビタミン B_1（0.43 mg%），B_2（0.24 mg%）が多い．

7. ヘーゼルナッツ　hazelnuts
（カバノキ科ハシバミ属の落葉低木ヘーゼルナッツの種実）

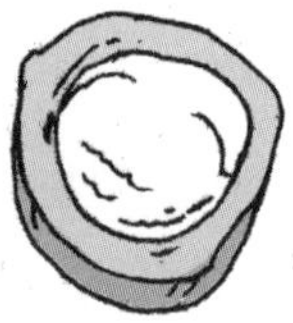

ヘーゼルナッツ

西洋ハシバミ，ツノハシバミ，ハシバミ（日本原産）などがあるが，市販されているのは輸入の西洋ハシバミである．フライ・味付け品は脂質（69.3%）と多く，オレイン酸（約 82%），ビタミン E（α-トコフェロール，17.8 mg%）も多い．カルシウム（130 mg%）やマグネシウム（160 mg%）も多い．

8. ペカン　pecan nuts　（クルミ科ペカン属の落葉高木ペカンの種実）

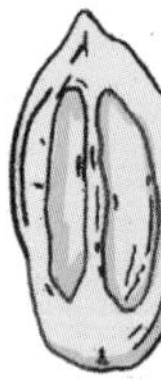

ペカン

原産地は北米で，樹観はクルミに似ている．秋に収穫し，外果皮を除いて乾燥させる．核は柔軟で割りやすい．品種は，サクセス，スチュアート，カーチス，シュレー，マネーメーカーなどで，濃褐色の薄皮に包まれている．炒ったものをアメリカから輸入している．国内生産は小規模なためほとんど流通していない．味はクルミに似ている．

堅果類のなかでもとくに脂質が多く，フライ・味付け品では，73.4% 含まれ，主な脂肪酸はオレイン酸約 54%，リノール酸約 33% などである．クルミをより甘く風味を増したような味で，そのまま，または炒《い》ってスナックとして食べるほか，菓子材料，油脂原料としても利用する．

9. マカダミアナッツ　macadamia nuts

（ヤマモガシ科マカダミア属の常緑高木の種実）

オーストラリア原産である．ハワイで大規模に栽培されている．塩味をつけてスナック菓子として利用される．良質の食用油原料ともなる（炒り・味付け品：脂質含量 76.7%，オレイン酸約 57%，パルミトレイン酸約 20% と不飽和脂肪酸を多く含む）．

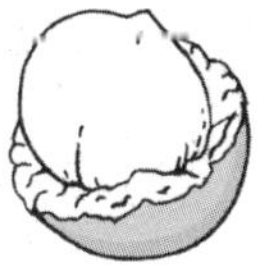

マカダミアナッツ

10. マツの実　pine nuts

（マツ科マツ属の朝鮮ゴヨウマツの種実）

自生種である．炒ったのちに皮を剥《は》いで食用とする炒り品のタンパク質は 15.8%，脂質は 68.2% である．脂質はリノール酸が約 46%，オレイン酸が約 28% を占める．無機質，ビタミンも多い（補足）．中華料理，韓国料理に用いられることが多い．

補足
たとえば 100 g 当たりカリウム 730 mg%，マグネシウム 290 mg%，リン 680 mg%，鉄 5.6 mg，亜鉛 6.9 mg ビタミン B_1 0.43 mg%，B_2 0.24 mg%，葉酸 79 μg% 含む．

5 野菜類　vegetables

野菜は一般に食用とされる草本をいうが，厳密な定義はない．たとえば，同じウリ科であっても，キュウリは野菜であり，メロンは果実とされる．また，同様にマメ科であっても，ダイズはマメであるのに，エダマメやモヤシは野菜として扱われる．ほかにも，デンプン含量の多いイモ類は，野菜類とは別に扱うことが多い．日本では，野菜類と果実類を分類しているが，欧米では野菜類と果実類を同様なものとして考えている．食品成分表には加工物を含めて 491 品目にのぼる野菜が収載されている．

日本人の野菜摂取量は，2019（令和元）年の国民健康・栄養調査の結果によれば，成人男性は 1 日当たり平均 288.3 g，女性は 273.6 g で，そのうち緑黄色野菜は男性 82.9 g，女性 87.1 g，その他の野菜が男性 205.4 g，女性 186.5 g で，健康日本 21 に掲げる目標値である 350 g 以上には達していない．

表 2-6　野菜類の分類

種類	野　菜　名	一般的特性
葉菜類	ホウレンソウ，コマツナ，シュンギク，キャベツ，ハクサイ，ハクラン，パセリ，チンゲンツァイ，ミツバ，ネギ，ワケギ，ケール	葉や茎を食用とする．アブラナ科，セリ科，キク科が多い．ビタミン，ミネラルの給源．多くは緑黄色野菜に属する
茎菜類	アスパラガス，ウド，セロリ，タケノコ，玉ネギ，ニンニク，ラッキョウ，フキ，コールラビ	リン茎，球茎，塊茎など．とくに幼茎を食用とする．カロテン，ビタミンB群，食物繊維が比較的多い
根菜類	ダイコン，ニンジン，ゴボウ，カブ，ハツカダイコン，ホースラディッシュ，ショウガ，レンコン，クワイ	根（直根，塊根，塊茎）を食用とする．植物学上は地下茎，根茎もある．イモ類は別に扱うことが多い．貯蔵性があるので冬の野菜不足を補う．一般にビタミン類は少ない．葉も利用されることがある
果菜類	トマト，キュウリ，カボチャ，ナス，ピーマン，オクラ，トウガン，サヤインゲン，ソラマメ	果実や種子を食用とする．ナス科，ウリ科が多い．マメ科では未熟な莢（さや）や種子を食べる．低温障害を受けやすいものが多い
花菜類	カリフラワー，ブロッコリー，ナバナ，キク，フキノトウ，ミョウガ，アーティチョーク	花弁，花托，つぼみを食用とする．収穫適期が限られるものが多い．食用花は観賞用とは別に専用栽培される．カロテン，ビタミンB群，ビタミンCに富むものもある

野菜類の特徴

野菜類は次のような特徴をもつ．

①一般に水分が約90%以上と多く，タンパク質が1～3%，脂質が0.1～0.2%，炭水化物が3～5%と少ない．カボチャ，レンコン，ゴボウなどは例外で，水分が少なく炭水化物が10～20%と多い．

②食物繊維，ビタミン（β-カロテン，B_1，B_2，C，葉酸など），無機質（カリウム，カルシウム，鉄など）を比較的多く含むので，ビタミン，無機質および食物繊維の重要な給源となる．

近年，食物繊維やβ-カロテンをはじめとする種々の野菜成分と健康との関係が解明されつつあり，予防医学的な観点からも野菜は食生活に重要な役割を果たしている．

分　類

野菜の種類は多く，その分類は植物学的分類には関係なく，通常の利用部位から**表 2-6** のように分類される．また，色の濃さによって，緑黄色野菜と淡色野菜に分類される．緑黄色野菜とは，「可食部100 g当たり，600 μg以上のカロテンを含有する野菜」で，それ未満の野菜を淡色野菜という．ただし，カロテンが600 μg未満であっても，トマト，ピーマン，グリーンアスパラなどは，カロテン，ビタミン，無機質などを比較的多く含み，摂取量および頻度が高いことから，緑黄色野菜に分類している（**表 2-7**）．また，健康日本21に掲げる緑黄色野菜120 g以上の目標値の根拠は，カルシウムの摂取源として設定されていることによる．

表 2-7　野菜類のカロテン含量（μg/100 g）（α-および β カロテン）

品　名	カロテン	品　名	カロテン	品　名	カロテン
シソ	11,000	糸三つ葉	3,248	セリ	1,900
ニンジン	10,200	ツルムラサキ	3,110	カイワレダイコン	1,900
モロヘイヤ	10,000	コマツナ	3,100	ツマミナ	1,900
パセリ	7,400	ケール	2,900	ナガサキハクサイ	1,900
ミニキャロット	7,100	カブの葉	2,800	葉ネギ	1,900
ヨメナ	6,700	カラシナ	2,800	広島菜	1,500
バジル	6,300	クレソン	2,700	キンサイ	1,800
アシタバ	5,300	ツルナ	2,700	パクチョイ	1,800
ヨモギ	5,300	ワケギ	2,700	トマピー	1,733
トウガラシの葉・果実	5,290	洋種ナバナ	2,600	根三つ葉	1,724
ナズナ	5,200	葉ダイコン	2,300	エンダイブ	1,700
キントキ	5,050	タカナ	2,300	タイサイ	1,500
芽タデ	4,900	ミズカケナ	2,300	大阪シロナ	1,300
トウミョウ	4,700	リーフレタス	2,300	キョウナ	1,300
シュンギク	4,500	タァサイ	2,200	コゴミ	1,300
ヨウサイ	4,378	和種ナバナ	2,200	サントウサイ	1,200
ホウレンソウ	4,200	コネギ	2,200	野沢菜	1,200
西洋カボチャ	3,917	サラダナ	2,200	ヒノナ	1,200
ダイコンの葉	3,900	葉ニンジン	2,080	十六ササゲ	1,140
フダンソウ	3,700	ギョウジャニンニク	2,000	花ニラ	1,100
ロケットサラダ	3,600	スグキナ	2,000	ツクシ	1,053
ニラ	3,500	チンゲンサイ	2,000	ミニトマト	964
オカヒジキ	3,300	サニーレタス	2,000	赤ピーマン	940

（文部科学省：日本食品標準成分表 2020 年版（八訂））

生産技術の動向

これまで野菜は露地《ろじ》栽培が主体であったが，近年，ビニールハウス，ガラスハウス，トンネルなどの施設栽培も盛んになった．また，水耕栽培や植物工場[参考]で，機能性成分などの付加価値を高めた野菜の生産も行われている．さらに，細胞融合や遺伝子組換え技術を利用したバイオ野菜もみられ，野菜の品種，品質，栄養価はより複雑化してきている．一方，消費者の健康志向の高ま

参考　植物工場

植物工場は，栽培から収穫まで温度，湿度，光（照射時間，強度，波長），CO_2 濃度，水，施肥を自動制御している．人工光利用型，人工光・太陽光併用型，太陽光利用型がある．日本は，完全閉鎖型（人工光利用型）の植物工場の技術に優勢をもっている．LED 照明によって，アントシアニンやクロロゲン酸のような機能性成分の増大，花の成長促進効果をもたらす青色や紫外線などの短波長の光，生育速度の促進効果をもたらす赤色波長の光などを選択して栽培できる．現在は，レタス類などの葉菜類，トマト，イチゴなどの果菜類が主に周年生産されている．今後付加価値の高い果樹や生薬《しょうやく》，医薬品原料植物などの生産が見込まれている．

表 2-8 「特別栽培野菜類に係るガイドライン」

生産の原則	農業の自然循環機能の維持増進を図るため，化学合成された農薬および肥料の使用を低減することを基本として，土壌の性質に由来する農地の生産力を発揮させるとともに，農業生産に由来する環境への負荷をできるかぎり低減した栽培方法を採用して生産する.
特別栽培農産物の定義	①当該農産物の生産過程などにおける節減対象農薬の使用回数が慣行レベルの 5 割以下である. ②当該農産物の生産過程などにおいて，化学肥料の窒素成分が慣行レベルの 5 割以下である.
節減対象農薬	硫黄くん煙剤，硫黄粉剤，水和硫黄剤，硫黄・大豆レシチン水和剤，石灰硫黄合剤，硫黄・銅水和剤，炭酸水素ナトリウム・銅水和剤，銅水和剤，銅粉剤，生石灰，硫黄銅，ワックス水和剤など.
表示禁止事項	無農薬栽培，無化学肥料栽培，減農薬栽培，減化学肥料栽培などの表示はできない.

（農林水産省：平成 19 年（2007）4 月より施行）

例 1

農林水産省新ガイドラインによる表示

特別栽培農産物
農　　薬：栽培期間中不使用
化学肥料（窒素成分）：栽培期間中不使用
栽培責任者：○○○○
住　　所：○県△市□町
連 絡 先：TEL
確認責任者：○○○○
住　　所：○県△市□町
連 絡 先：TEL

例 2

農林水産省新ガイドラインによる表示

特別栽培農産物
節減対象農薬：栽培期間中不使用
化学肥料（窒素成分）：栽培期間中不使用
栽培責任者：○○○○
住　　所：○県△市□町
連 絡 先：TEL
確認責任者：○○○○
住　　所：○県△市□町
連 絡 先：TEL

例 3

農林水産省新ガイドラインによる表示

特別栽培農産物
節減対象農薬：○○地域比 8 割減
化学肥料（窒素成分）：栽培期間中不使用
栽培責任者：○○○○
住　　所：○県△市□町
連 絡 先：TEL
確認責任者：○○○○
住　　所：○県△市□町
連 絡 先：TEL
節減対象農薬の使用状況

＊一括表示の枠外に表示できない場合は，ホームページアドレスなど記載

節減対象農薬の使用状況

使用資材名	用　途	使用回数
○○○	殺　菌	1 回
△△△	殺　虫	1 回
□□□	除　草	2 回

補足

太陽と雲と植物をイメージしたマーク．農薬や化学肥料などの化学物質を用いず生産された農産物，加工食品，飼料および畜産物に付けられる．

JAS

登録認定機関名

りから，無農薬野菜，有機野菜などが注目されている．しかし，このような栽培法の名称が消費者の誤認を招きやすいことから，農林水産省は，2007 年 3 月に「特別栽培農産物に係る表示ガイドライン」を新たに示した（**表 2-8**）．また，有機食品が日本農林規格（JAS 規格）を満たして生産されていることを資格ある認定機関が検査し，適合しているならば有機 JAS マーク〈補足〉を表示して販売できる．

葉菜類

1. キャベツ類　cabbages　（アブラナ科アブラナ属の 1 年生の草本）

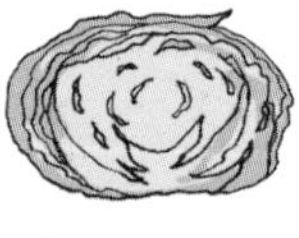

春キャベツの断面

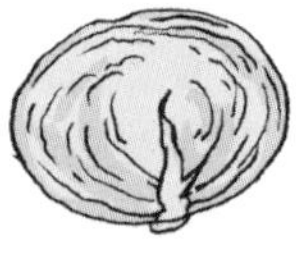

夏秋キャベツの断面

原産地は地中海沿岸からヨーロッパの大西洋沿岸である．和名をカンラン（甘藍），タマナ（玉菜）という．主産地は群馬，愛知，千葉，茨城（生産量順）で全国の約 5 割が生産されている．

種類・分類

キャベツのルーツは，ケルト人によって栽培された基本型のケール補足1で，花の部分を食べるカリフラワーおよびブロッコリー，肥大した茎《くき》を食べるコールラビ，わき葉を食べる芽キャベツなども派生した．キャベツには品種が多く参考，形態や色から葉が結球した結球キャベツ，葉の縮れたチリメンキャベツ，紫キャベツ，丸玉のグリーンボールなどがある補足2．収穫時期によって，次のように分類される．

補足1 高さ1～2 mほどにもなり，結球しない．青汁の原料としてよく用いられるが，比較的葉が軟らかく縮れのないコラード系のケールは，食用にされ需要が伸びてきている．β-カロテン，ビタミンC，カリウム，カルシウムを多く含む．

補足2 軸が太すぎず（500円玉くらい），形はいびつでなく，葉の緑が濃くつやがありみずみずしく重みがあるものを選ぶとよい．

春キャベツ（新キャベツ，春玉《はるだま》）：春に出回り，小型で巻きがやや緩く葉がみずみずしく軟らかい．甘味が多いので生食に適する．

夏秋キャベツ（高原キャベツ，夏キャベツ）：夏に出回り春キャベツと冬キャベツの中間的特徴で，球がよく締まり，葉が肉厚のわりには軟らかい．

冬キャベツ（寒玉《かんだま》）：冬に出回り，形が扁平で色が薄く巻きが硬く葉もしっかりしている．加熱しても煮崩れしにくいので煮物にも使える．

成分・利用

100 g当たり，カルシウムが43 mg，ビタミンC補足3が41 mg含まれる．軽い甘味はブドウ糖，果糖，ショ糖による（3.3%）．さらに胃腸障害に有効とされる抗潰瘍性ビタミン様物質（塩化メチルメチオニンスルホニウム塩酸）が含まれる．紫キャベツのビタミンCは100 g中に68 mgあり，ふつうのキャベツより多い．芽キャベツ（子もちカンラン）は栄養価が高く，100 g当たりβ-カロテンが710 μg，レチノール活性当量（RAE）が59 μg，ビタミンB_1が0.19 mg，ビタミンB_2が0.23 mg，ビタミンCが160 mg含まれる．

補足3 ビタミンC含量は，外葉が高く，中葉になるほど低下し，芯の周辺で再び高くなるとされる．

生食，煮物，ロールキャベツ，炒め物，漬物（ザウエルクラウト）などに広く利用されている．また，茹《ゆ》でて料理の付け合わせに用いられる．

2．シソ perilla

（シソ科シソ属の1年草本）

ミャンマーから中国原産である．緑黄色野菜であり，利用の歴史は古い．最近需要が増している．主産地は，愛知，茨城，静岡，宮崎，大分（生産量順）で，全国の70%を占めている．

参考　キャベツの品種

春キャベツでは，たとえば，金系201 EX，秋蒔極早生《あきまきごくわせ》二号，北ひかりなど，夏秋キャベツでは，来陽《らいよう》，中早生《なかわせ》二号，涼峰《りょうほう》など，冬キャベツでは，夢舞妓《ゆめまいこ》，恋岬《こいみさき》 SP，あさしおなど多くの品種がある．

種類

シソの品種は，葉の色の違いで青ジソ，赤ジソに大別され，それぞれに葉面の平らな平葉《ひらば》と縮みの入る縮緬《ちりめん》がある．エゴマはシソから分化した品種で，種子は食用，油料原料として利用される．

青ジソ：大葉と呼ばれ爽快な香りがある．

赤ジソ：葉の両面が赤紫色で主に6〜7月頃に出回る．表面が緑色で裏面が赤紫色のものもある．

収穫時期や部位によって芽ジソ，穂ジソ，葉ジソの種別がある．

成分・利用

一般成分は他の野菜と大差はない．灰分とビタミン類，とくにβ-カロテンが多いのが特徴である．100 g当たりのβ-カロテンおよびレチノール活性当量（RAE）は，それぞれ葉で11,000 μgおよび880 μgあり，実（青ジソ）では2,600 μgおよび220 μgある．青ジソの葉には，遊離アミノ酸のアスパラギン酸，グルタミン酸，アスパラギン，アラニンが多い．シソ特有の香気は揮発性油〈補足〉中のペリルアルデヒドで，5〜10%の食塩の併用で強い防腐効果を示す．色素はアントシアニン系のシソニン，ペリラミンである．

補足
植物の揮発性の油を精油《せいゆ》（エッセンシャルオイル，essential oil）といい，特有の芳香をもつので香料原料やアロマテラピーに利用されることも多い．

青ジソは赤ジソより香りが高く，すし，刺身のつま，天ぷら，薬味に利用される．赤ジソは，梅干し，柴漬け，チョロギなどの色付け，ジュースに使われる，シソの実は，茶漬けなどの風味づけ，漢方ではシソの葉を乾燥させて興奮性発汗，解熱，鎮咳《ちんがい》，鎮静，鎮痛，利尿などに用いる．

3. シュンギク garland chrysanthemum

（キク科シュンギク属の1年生または2年生草本）

原産地は地中海沿岸で，観賞用に栽培されていたが，中国で野菜用に改良された．春にキクに似た花を咲かせ，キクのような香りを放つ．関西地方では菊《きく》菜《な》といわれている．主産地は大阪，千葉，群馬，茨城，福岡，兵庫（生産量順）で，全国生産の約5割を占める．

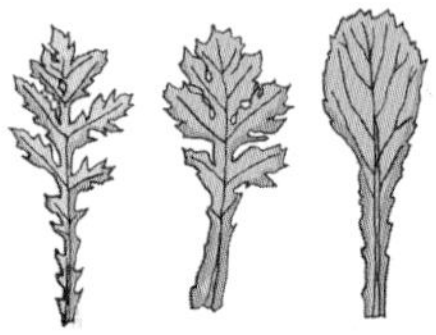

左からシュンギクの小葉種，中葉種，大葉種

種類

葉の大きさによって小葉《しょうば》種，中葉《ちゅうば》種，大葉《おおば》種に分けられる．

小葉種：葉の切込みが細く香りが強い（現在，ほとんど栽培されていない）．

中葉種：葉に切込みがあるが小葉ほど裂片《れっぺん》が小さくない栽培の主流品種，

株立ち型；枝分れが少なく茎が長く伸びやすいので，若い葉茎を順に摘み取る．

株張り型；根元から株が張って分岐《ぶんき》が多いので，根つきのまま抜き取る．

大葉種：葉の形が丸く長さは10〜15 cmと大きく，切り込みが多い．葉肉が厚く軟《やわ》らかく苦味が少ない．茎が簡単に折れないものは老化していることを示す．

成分・利用

ビタミン，無機質がともに豊富に含まれており，100 g 当たりにβ-カロテンが 4,500 μg，レチノール活性当量（RAE）が 380 μg，ビタミン B_2 が 0.16 mg，カルシウムが 120 mg，鉄が 1.7 mg，カリウムが 460 mg 含まれる．あくの成分となるシュウ酸は，ホウレンソウの 4% 程度と少ないので，生食できる．シュンギク特有の香り成分はα-ピネン，ベンズアルデヒド，カンフェンなどである．

旬は晩秋から初春であり，秋から冬にかけてとくに茎や葉の繊維が軟らかい．サラダ，和え物，おひたし，すき焼きなどの鍋物，天ぷらなどに用いられる．

4. ニラ　Chinese chives　（ヒガンバナ科ネギ属の多年生草木）

東南アジア原産で，中国ではもっとも古い野菜の 1 つ．わが国では 9～10 世紀から利用されている．株分けによって繁殖できる．葉ニラのみでなく，花茎も花ニラとして利用される．主産地は，高知，栃木，茨城（生産量順）で，全国生産の約 60% を占める 補足．

補足
葉幅があり肉厚で弾力があり，手に持って立つほど張りがあり葉先がピンとして，切り口がみずみずしいものがよい．

種類

葉の形態から大葉群，小葉（細葉）群および花茎がとう立ちする花ニラ群の品種に大別される．

大葉群：葉長や葉幅が大きく濃緑で，葉肉が厚く，品質がよく，栽培しやすい（市場に多く出回るのはグリーンベルト系）．

小葉（細葉）群：耐暑性があり細葉で在来種に多く，栽培は少量．

花ニラ群：年中とうが立ち，これを食用とする（たとえばテンダーボール）．

黄ニラは品種名ではなく軟白栽培したもので，ニラ特有の臭みが少なく，より軟らかくて甘みがある．

成分・利用

100 g 当たりβ-カロテンが，3,500 μg%，レチノール活性当量（RAE）が 290 μg%，ビタミン B_1，ビタミン B_2，ビタミン C，カルシウム，鉄と高い緑黄色野菜である．ただ，ゆでることで重量は 40% ぐらい減少し，カリウム，ビタミン B_1 および B_2，ビタミン C が半分以上溶出する．ネギ類と同じアルキルジスルフィド類による複合的な香りがあるが，ゆでることにより穏やかになる．硫化アリルの一種であるアリシンは，ビタミン B_1 をアリチアミンに変え，ビタミン B_1 の吸収を高める．

汁の実，薬味，おひたしなどにするほか，中華料理（ニラレバ炒め，焼きそば，餃子，ニラ，春巻，卵とじなど多い），韓国料理（キムチ，チジミなど）によく用いられる．漢方では，種子は腰痛，遺精，頻尿に，葉は強壮などに効果があるとされる．

5. ネギ welshonion （ヒガンバナ科ネギ属の多年生草木）

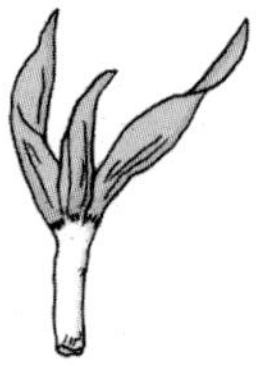

下仁田ネギ

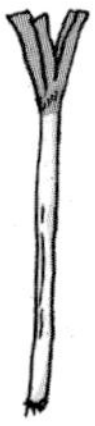

千住ネギ

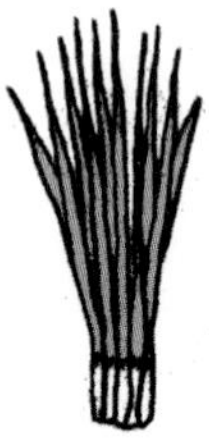

九条ネギ

中国西部の原産とされているが野生型は発見されていない．中国では古代から栽培されているもっとも古い野菜の1つで．通常種子で繁殖する．耐暑・耐寒性が強く，寒さの厳しいシベリア・中国東北から暑熱の厳しい東南アジアまで栽培が可能である．日本での栽培も古く，10世紀頃から詳細な記述がみられる．暑さや寒さに強く，北海道から沖縄までの各地に根付いた品種があり，周年供給されている．ネギの変種であるワケギ（分葱《わけぎ》）は関西で好まれ，アサツキ（浅葱《あさつき》，葱《ねぎ》）は関東で好まれる．主な産地は千葉，埼玉，茨城で，全国の約40%を生産している．

分類・品種

形態的，生態的特徴から，加賀群と千住《せんじゅ》群〔この2群は根深ネギ（白ネギ）〕，九条群〔葉ネギ（青ネギ）〕の3つに大別される．

加賀群：夏に成長し冬に枯れて休眠し，株分れが少なく白い部分が太い．東北，北陸など寒い地域で多く栽培（たとえば下仁田《しもにた》ネギ）

千住群：夏にも冬にも成長し，土寄せして軟白させた根深ネギ（白ネギ）で，関東中心に栽培（たとえば千住ネギ）

九条群：通年栽培でき，株分れが多く葉が細く葉鞘（白い部分）は短く葉身（緑の部分）が長い．軟らかく辛みが少ない．青ネギ，葉ネギ〈補足〉として西日本で多く栽培（たとえば九条ネギ）．

補足
芽ネギは葉ネギの仲間の分けネギの若芽．ネギに似ているが，葉が平らでネギとは別種のリーキも利用される．刺激臭は弱く根元の白い部分を食べる．加熱するとねっとりとして甘みが出るる．

成分・利用

成分的には，根深ネギより葉ネギのほうがビタミンA（β-カロテン），ビタミンB_2，ビタミンCが多く含まれている．根深ネギの甘味はブドウ糖，果糖，ショ糖（含量順，計3.6%）による．ネギにギズをつけるとアルキルジスルフィドなどの含硫化合物が生成され，鼻につく匂いが発生する．それは，細胞内の基質であるアルキルシステインスルホキシドが，分解酵素のCS-リアーゼ（アリイナーゼともいう）によってアルキルスルフェン酸が切り出され，これが脱水縮合などを経てアルキルジスルフィドが生成するためである．アルキルジスルフィドなどの含硫化合物は，抗菌，抗カビ性，血小板凝集阻害作用があり，漢方では発汗，利尿などの効果があるとされる．

すき焼きや鍋物の具，ぬた，ねぎま〈補足〉，薬味，スープやみそ汁の実，網焼き，焼き鳥などに使われる．

補足
ネギとマグロを醬油，日本酒，みりん，出汁などで煮た料理．

6. ハクサイ　Chinese cabbage

（アブラナ科アブラナ属の1年生または2年生の草本）

原産地は中国である．わが国には明治時代に伝えられた．冬野菜の代表で，秋冬ハクサイが約70%と多い．ずっしりと重く，巻きのしっかりしたものは中の葉も充実している．葉の白い部分につやのあるものが甘味が強く，おいしいとされる．

主産地は，長野，茨城（生産量順）の2県で，全国生産の約50%を占める．

種　類

現在，市場にもっとも多く出回っているハクサイは，中国山東系に由来する品種で，結球の程度や収穫時期による種別がある[参考]．

▲結球程度

葉の重なり具合から，結球型，半結球型，不結球型の種別がある．葉の先端がしっかり重なった包被型で球の内部が黄芯《おうしん》の結球型が主流である．

▲収穫時期

収穫時期から，早生《わせ》，中生《なかて》，晩生《おくて》の種別がある．葉菜類のなかでは貯蔵しやすいが，0℃以下にならないように注意する．とくに，晩生系のものは長期間貯蔵される．1/2，1/4にカットされて販売されるものでは，カット後も生長点の部分でさかんに生長するので芯《しん》の付近が盛り上がってくる．盛り上がりの少ないものが新鮮である．

成分・利用

ビタミンCが19 mg%含まれる．ビタミンC含量はキャベツに劣るが，カルシウム，鉄はほぼキャベツと同等含まれる．甘味はブドウ糖，果糖による（計1.9%）．

味は淡白でくせがなく，生食，煮物，炒め物，鍋物，漬物（キムチ）などに幅広く利用される．

7. ホウレンソウ　spinach

（ヒユ科アカザ亜科ホウレンソウ属の1年生または2年生の草本）

原産地は西アジアである．代表的な緑黄色野菜．東洋種と西洋種があり，近年，それらの一代交配種（F1）の栽培が盛んに行われている．主産地は，埼玉，群馬，千葉，茨城，宮崎（生産量順）の5県で全国の約40%を占める．

参考　ハクサイの品種

タケノコ形の品種の中国紹菜《ちゅうごくしょうな》，葉縁のフリルがきれいな半結球型の半結球山東なども栽培されている．広島菜（広島特産．安芸菜《あきな》ともいい，不結球の漬物向き品種），べか菜（東京の江戸川，荒川周辺で栽培．若どり不結球ハクサイ），真菜《まな》（千葉や東京近郊で栽培．間菜ともいう）はいずれもハクサイの仲間．

表 2-9　野菜中の硝酸性窒素量（ppm；mg/kg）

種　類	濃度（ppm）*	種　類	濃度（ppm）
セロリ	500.3	ナス	53.4
大根	432.6	レタス	34.3
ニラ	423.0	ショウガ	33.3
ホウレンソウ	357.6	ネギ（葉）	25.2
パセリ	330.3	ネギ（根）	17.6
ゴボウ	279.0	トマト	17.0
キャベツ	66.7	キュウリ	13.0

* mg/kg　（川名清子ほか：食衛誌 **12**：506，1971）

（加藤保子(編)：栄養・健康科学シリーズ―食品学各論．南江堂，1996 より改変）

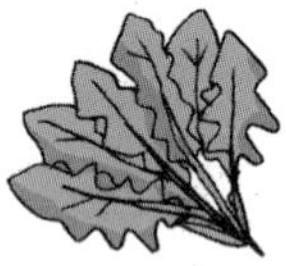

東洋種

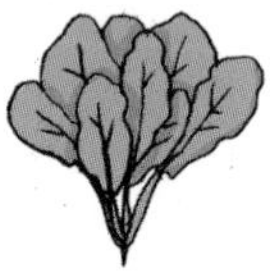

西洋種

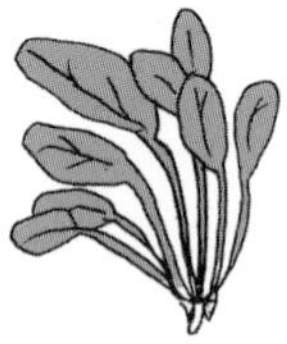

サラダホウレンソウ

種　類

東洋種：葉の切れ込みが深く葉先が尖《とが》り，葉肉が薄く，根が鮮紅色である．あく（主としてシュウ酸）が少なく，歯切れよく，淡白な味．おひたしに向く．

西洋種：葉の切れ込みが小さく，葉肉に厚みがあってやや丸みを帯び，根が淡紅色である．土臭さがあり，あくが強い．

F1：両種の長所を取り入れてつくられ，葉が細長い．切れ込みがほとんどないもの（剣葉）や丸葉で茎が太く葉肉の厚いものがある．

サラダホウレンソウ：生食用品種で，葉が卵形で軟らかく，茎が比較的細長く，あくが非常に少ない．

成分・利用

代表的な緑黄色野菜でビタミン類が非常に豊富である．100 g 当たり β-カロテンが 4,200 μg，レチノール活性当量（RAE）350 μg，ビタミン B_1 が 0.11 mg，ビタミン B_2 が 0.20 mg，ビタミン C が年間平均値で 35 mg（夏採り 20 mg，冬採り 60 mg），ナイアシンが 0.6 mg 含まれる．また，無機質は，鉄が 2.0 mg，カリウム 690 mg，マグネシウム 69 mg と多く含まれている．カルシウムは 49 mg 含まれているが，そのほとんどが不溶性のシュウ酸カルシウムとなっているため，カルシウム源としてはあまり期待できない．食物繊維は 2.8 g 含まれ，食物繊維のよい給源となっている．タンパク質は少ない（2.2%）が，穀類に不足しがちなアミノ酸（リシンやトリプトファン）を多く含んでいてアミノ酸スコアは 100 である．サポニンは便通改善に効果が認められている．日常の食生活では問題にならないが，発がん性物質であるニトロソアミン生成の原因物質となる硝酸塩が高濃度で含まれる場合がある（**表 2-9**）．

おひたし，ゴマ和え，汁の実，離乳食のスピナッチペースト，ピューレなどに利用される．

8. モロヘイヤ nalta jute　(アオイ科ツナソ属の 1 年生草本)

モロヘイヤ

植物名はシマツナソという．中近東からアフリカ北部で古くから成長した茎から繊維を取り出して衣料に利用し，食用とするものは背丈を低くして，若葉を摘んで利用した．日本で広まったのは 1980 年代以降である．クレオパトラがスープにして愛飲したと話題を呼んだ．エジプトではムルキーヤ（ムルキ＝王家）といい，王家の野菜といわれた．主な産地は群馬で，全国の約 30% を占めている．

成分・利用

ビタミン類が豊富で，とくに 100 g 当たり β-カロテンは 10,000 μg，レチノール活性当量（RAE）は 840 μg と，野菜類の中ではシソに次いで 2 番目に多く含まれる．ビタミン C も 65 mg% と，冬採りホウレンソウとほぼ同じであり，ビタミン B_2，葉酸も多い．カルシウムもホウレンソウの約 5 倍含まれる．シュウ酸含量も高いので，茹でて冷水にとってから調理するとよい．葉を刻むと独特の粘りが出る．

味噌汁の具や煮込み，天ぷら，粉末ジュース，クッキー，茶などに利用される．

9. レタス類 lettuces　(キク科アキノノゲシ属の 1 年生または 2 年生草本)

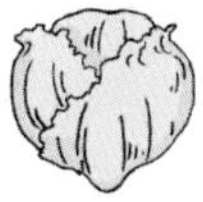
クリスプヘッド型レタス

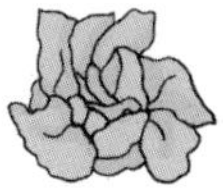
バターヘッド型レタス

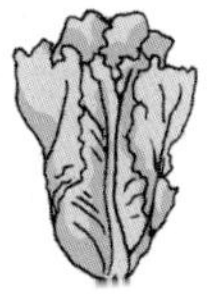
コスレタス

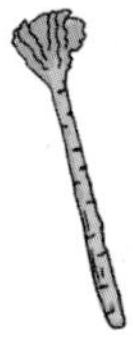
ステムレタス

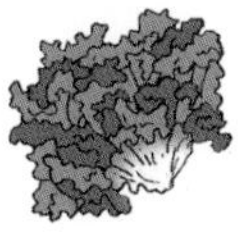
サニーレタス

原産地は地中海沿岸，中近東，インド，アジアなど諸説がある．日本ではチシャという呼び名がある．茎を切りとると乳白色の汁〈補足〉が出ることから，乳草といわれ，これがチサとなりチシャとなったとされる．主な出回り期は夏で，年々その消費量が増加している．主産地は長野，茨城，群馬（生産量順）で全国の約 60% を占め，特に長野は約 30% と多い．

種　類

形態の特徴から次のように分けられる．

結球性レタス（玉チシャ）：一般の市販名はレタスで，2 タイプある．

クリスプヘッド型レタス；キャベツのように結球する（通常のレタス）．パリッとした歯ざわりとわずかな苦味と，リンゴ酸やクエン酸による爽やかな味をもつ．葉数が多く，よく抱合して固く締まったものがよい．

バターヘッド型レタス；結球が緩い(不完全結球性)．サラダ菜はその 1 つ．葉質が柔軟で光沢があり，濃い緑色で厚みがある．

立ちレタス：だ円形に緩《ゆる》く結球し，丈《たけ》が高い．コスレタスはエーゲ海のコス島で栽培されていた．

非結球性レタス（リーフ型レタス）：葉が緑色で表面が波打ってちぢれてい

補足
乳汁中成分であるラクチュコピクリン (lactucopicrin) は，鎮静効果と鎮痛効果のある苦味物質．また，クロロゲン酸などのポリフェノール類を含み褐変の原因になる．

表 2-10　レタス類の特徴的な成分含量（100 g 当たり）

	β-カロテン (μg)	(RAE*) (μg)	ビタミン B_2 (mg)	カリウム (mg)	カルシウム (mg)	鉄 (mg)
レタス（水耕栽培）	710	(59)	0.03	260	34	0.3
サラダ菜	2,200	(180)	0.13	410	56	2.4
コスレタス	510	(43)	0.09	250	29	0.5
リーフレタス	2,300	(200)	0.10	490	58	1.0
サニーレタス	2,000	(170)	0.10	410	66	1.8
サンチュ	3,800	(320)	0.10	470	62	0.5

*レチノール活性当量

る（リーフレタス，ハチシャともいう）．サニーレタスは，葉先付近からアントシアニンを生成して赤紫色を帯びる．生育する葉を順次かきとって利用する．カキチシャはカッティングレタスともいう．サンチュは，焼き肉などを包んで食べることが多い．

ステムレタス：茎チシャ．茎を食べ，アスパラガスのような味がするのでアスパラガスレタスともいう．

成分・利用

クリスプヘッド型レタス，バターヘッド型のサラダ菜，立ちレタスのコスレタス，リーフ型レタスのリーフレタス，サニーレタス，サンチュの 100 g 当たりの特徴的な成分含量を**表 2-10** に示す．ポリフェノール類を含んでいるので褐変しやすい．

ほとんどが生食され，サラダ，サンドイッチ，ハンバーガーなどにはさんだり，焼き肉，炒め物を包んだりして食べる．

茎菜類

1. アスパラガス　asparagus　（キジカクシ科クサスギカズラ属の多年生草本）

原産地は南ヨーロッパから西アジアである．発芽直後の若い茎が食用とされる．主産地は北海道，佐賀，熊本，長野，福岡（生産量順）で，全国の約 50% を占めている．最近はメキシコ，オーストラリア，ペルーなどからの輸入が増えている．

種類・特徴

アスパラガスには盛り土をして光をあてずに軟白栽培したホワイトアスパラガスと，そのまま栽培したグリーンアスパラガスとがある．また，最近ではグリーンアスパラガスを若いうちに収穫したミニアスパラガスやアントシアニン色素で全体が紫色の紫アスパラガスもある．アスパラガスとは別種のアスパラソバージュもみられる．グリーンアスパラガスは生ではほのかな苦みがあるが，加熱により苦味が消え，シャキッとした歯ざわりが得られるのが特徴である．ホワイトアスパラガスはほとんど水煮缶詰〈補足〉に加工されるが，最近では生鮮品も多くみられるようになった．グリーンアスパラガスは，和え物，サラダ，炒め物，天ぷら，付け合わせなどに用いる．穂先がしっかりして茎の太いものがよい．

補足
ホワイトアスパラガスの水煮缶詰は，缶底がプルトップ加工されていて，穂先が崩れないように茎下部から取り出せるようになっている．

成 分

栄養価はグリーンアスパラガスのほうが高い．100 g 中に β-カロテンが 370 μg（レチノール活性当量；RAE 31 μg），ビタミン B_1 が 0.14 mg，ビタミン B_2 が 0.15 mg 含まれる．また，タンパク質は少ない（2.6%）が，アミノ酸組成ではが名前の由来のアスパラギン酸が約 16% を占め，アミノ酸スコアは 100 である．そのほか，ビタミン様物質であるルチンが含まれ，血管の脆弱《ぜいじゃく》化の防止や利尿効果などが認められている．

2. ウド udo

（ウコギ科タラノキ属の多年草）

日本原産である．中国・朝鮮半島からサハリン・沖縄にまで自生している．野菜として栽培されているのはわが国だけである．アメリカでは Udosalad と呼ばれ，注目されている．主な生産地は，栃木，群馬，秋田，東京（生産量順）で，全国の約 80% を生産している．とくに栃木，群馬が多い（約 70%）．

種類・特徴

野菜種は，山野だけでなく，都市近郊の土手などにも自生し，高さ 2 m にも及ぶ．積雪のあるところは雪解けで一気に成長する．栽培種の繁殖は通常株分け法によるが，実生《みしょう》や挿し木を用いることもある．寒（冬）ウドと春ウドに大別される〈補足〉．

補足
全体的に白くうぶ毛が密で，根元から穂先まで太くまっすぐ伸びてみずみずしいものがよい．山ウドは，芽がみずみずしく茎が太く短めでうぶ毛がびっしりついているものを選ぶとよい．

寒（冬）ウド：休眠期間が短いので，早生で年内から軟白ができ，11 月から 2 月に出荷．白芽と赤芽の 2 系統がある．

春ウド：休眠期間が秋冬と長いため萌芽《ほうが》しないことがある．翌春に収穫．「愛知坊主」「紫芽」「伊勢白」などの系統がある．品質は春ウドのほうがよい．

成分・利用

100 g 当たりウドは 94.4% が水分で主成分は炭水化物（4.3%）である．ビタミン類は少なく，カロテン類は含まない．食用価値は，苦味と特有の風味である．苦味成分はポリフェノール化合物であり，ポリフェノールオキシダーゼによる褐変を起こしやすい．切ったらすぐに水にさらすとよい．風味成分はピネン類である．香りも強いが，あくも強いので，調理にはあく抜きが必要である．

あく抜きには，酢やミョウバンが用いられ，茹でるときに酢を加えると白くなる．

和え物，天ぷら，酢の物，煮物，炒め物など，皮は金平《きんぴら》，天ぷらとして利用される．

3. セロリ celery （セリ科オランダミツバ属の１年生または２年生の草本）

原産地はヨーロッパである．独特の強い香りとパリッとした歯ざわりが特徴である．主産地は長野，静岡，福岡，愛知（生産量順）で全国の約 80% 以上を生産している．5～11 月は長野産，11～5 月は静岡産が出回る．

分類・品種

品種は葉柄の色により，白茎種，緑茎種とその中間種がある．

白茎種：葉柄が淡緑色で軟白しやすく小型で細い．香りもやさしく味にくせがない．

緑茎種：グリーンセロリといわれ，香りが強く，す入りが少ない．

中間種：葉柄は黄緑色．コーネルセロリとして栽培量がもっとも多い．葉柄が肉厚で大きく太く軟らかく，香りはソフト．良品は葉柄が太く丸みがあり，筋が深く肉が盛り上がっている．

成分・利用

栄養的価値は少なく，カリウムが 410 mg 含まれる．独特の香気成分はセロリ油の β-セリネンや d-リモネンなどのテルペン類である．

サラダ，西洋料理の香味野菜として，ブーケガルニ（補足）としてスープ，ソースの煮込み料理，炒め物，漬物などに利用する．また，粉末にしてセロリソルト，種子の粉末を香辛料として利用する．生ではスティックにして歯ごたえを味わう．

補足
煮込み料理などの風味付けに用いる香草類を数種類束ねたもの．ローリエ，パセリ，コモンタイムを基本とし，オレガノ，バジル，タラゴン，ローズマリー，セージ，マジョラム，セイボリー，ディル，チャービル，リーキ，セロリ葉，セロリ茎，ニンジン，レモン皮，オレンジ皮などを用いて風味の強さを調整する．

4. タケノコ bamboo shoots （イネ科タケ亜科タケの若芽）

日本のタケの多くは中国原産．主産地は，福岡，鹿児島，熊本，京都（生産量順）で，全国の 70% 以上を占め，とくに福岡，鹿児島，熊本の３県で 60% 以上生産している．

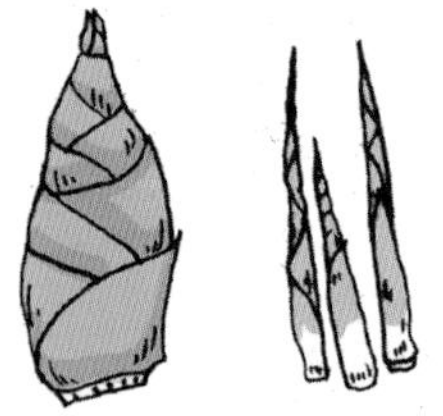

モウソウチク　ネマガリタケ

種類・特徴

タケ類には多くの種があるが，主なものを以下にあげる．

モウソウチク（マダケ属）：華南原産．18 世紀に琉球から鹿児島に導入され，各地に広がった．太く軟らかく，香りもいい．2 月下旬に九州で出はじめ，5

月下旬に北限の東北南部に達する〈補足〉.

マダケ（マダケ属）：日本に古くからあったタケ．タケノコが出てくるのは一番遅く7月．やや苦味が強い．

ハチク：九州，関西近辺に多い．皮の色は赤紫で先端が淡い緑色のタケノコ．固めだがあくが少なく，味も淡白．地上に出てから収穫される．5月が旬．

シホウチク：茎の断面が丸みを帯びた四角で，ゆでてあく抜きしたものはコリッとした食感で，ほんのり苦みがある．10月上旬から中旬にかけてが旬．

ネマガリタケ（ササ属）：小型で細い．あくが少なくきめ細かい歯ざわりで美味．東北，北海道に多い．5～6月に出回る．

補足
ずんぐりしていて太く，皮が潤っていて弾力があり，ズッシリ重く根元のイボが少なく先端が緑色でないものを選ぶとよい．

成分・利用

タケノコはタンパク質（3.6%；アミノ酸スコア100），炭水化物（4.3%）は比較的多いが，その他の成分はとくに高い値はない．成長中の幼植物の特徴として，グルタミン酸やアスパラギン酸などの旨味をもつ遊離アミノ酸，甘味を示すブドウ糖，果糖，ショ糖を1.1%含む．タケノコのえぐ味は，アミノ酸のチロシンが酸化したホモゲンチジン酸とシュウ酸によるといわれる．コメ糠やコメのとぎ汁を混ぜてゆでると，よく除きやすい．ゆでタケノコの白い沈着物は，チロシンの析出物である．

生食，焼き物，煮物，炒め物，揚げ物，吸い物，タケノコ飯，木の芽和え，メンマ〔シナチクとも．マチク（麻竹）を茹でて発酵・乾燥したもの〕として利用される．

5. タマネギ onions （ヒガンバナ科ネギ属の1年生または2年生の草本）

原産地は中央アジアから地中海沿岸である．エジプトでBC3000年にすでに利用されていた古い野菜である．鱗茎《りんけい》が発達した部分が食用となる．主産地は北海道，佐賀，兵庫（生産量順）で，全国の80%以上生産している．中国，アメリカ，ニュージーランドなどからの輸入も増えている．

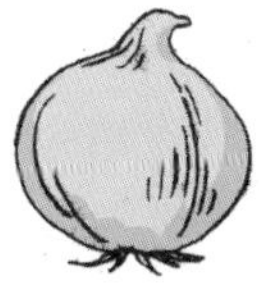

黄タマネギ

種類・特徴

その形状から球形種，扁平種，卵形種に分類され，色から黄色種，赤色種，白色種に分けられる．また味によって，甘タマネギと辛タマネギに分けられる．

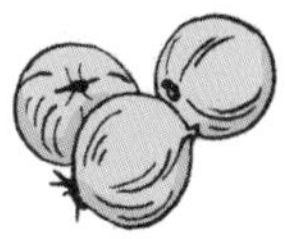

小タマネギ

黄タマネギ：通常一般のタマネギ．辛タマネギで，球の締まりがよく貯蔵性に優れる．新タマネギはこれを早採りしたもので軟らかく辛味が少ない．

赤タマネギ：紫タマネギまたはレッドオニオンといわれ，辛味や刺激臭が少ない．また，酢により赤色が鮮明となり，みずみずしくサラダに適する．

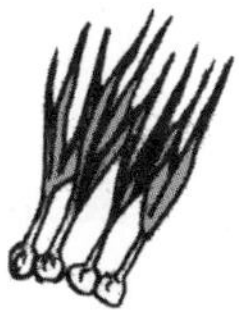

葉タマネギ

白タマネギ：極早生《ごくわせ》種で，外皮が白い．水分が多く辛味がなく軟らかいが，貯蔵には適さない．

ペコロス：黄色種を密植させて，直径 4 cm くらいの小球で収穫した小タマネギ．

シャロット〈補足1〉：数個に分球した鱗茎でタマネギを小さくやや細くした形．フランス料理に欠かせない．

補足1
エシャロトは仏語．日本で売られているエシャロットは若取りのラッキョウ．

葉タマネギ：春先の短い期間だけ出回る．若いうちに葉をつけたまま早採りする．葉はぬた〈補足2〉にするなど，長ネギと同じように使える．

補足2
酢味噌和《あ》えや辛子《からし》酢味噌和え．味噌を溶《と》いた質感が沼田に似ていることに由来するとされる．白身魚にネギ，ニラ，ウド，ハマボウフウ，キュウリなどを合わせて和える涼《すず》しげな料理．

成分・利用

ブドウ糖，果糖，ショ糖（含量順）が比較的多く含まれる（6.2%）．辛味は，含硫化合物にアリイナーゼが作用して生じたジアリルスルフィドやジプロピルジスルフィドなどのスルフィド類である．タマネギを加熱すると甘みが増す．これは，辛味成分が揮散して甘みを感じやすくなり，細胞が崩《くず》れ外に出た遊離糖が濃縮されて味が強まることが主な要因である．加熱によって生成するトリスルヒド類やピラジン，フルフラール，マルトールが香ばしい甘い香りがすることも加わる．新たな甘味成分がつくられるわけではないとされている．タマネギ特有の催涙《さいるい》性物質は，チオプロパナール S-オキシド参考である．タマネギの皮にはフラボノイド色素のケルセチンが含まれ，血圧低下作用が認められている．

香味野菜として，スープやシチューなどの煮込み料理，肉料理の臭み消し，サラダ，炒め物，薬味，オニオンパウダー（香辛料），グラタン，ハンバーグ，カレーなどに用いられ，ペコロスは煮込み料理に利用される．

6. ニンニク　garlic　（ヒガンバナ科ネギ属の多年生草本）

原産地は中央アジアまたは南ヨーロッパとされる．球状に肥大した鱗茎部分を食用とする．秋に収穫されたのち，自然乾燥や人工乾燥されて保存される．発芽を防止するために，大規模な CA 貯蔵（低濃度酸素，高濃度二酸化炭素によるガス貯蔵）が行われている．主産地は青森，北海道，香川（生産量順）で，全国の 70% 以上を生産し，とくに青森が多い（70% 弱）．

種類・特徴

品種は寒地系と暖地系に大別されるが，日本では，寒地系の白くて鱗片が大きい「福地ホワイト 6 片」が主流である．品種改良した無臭ニンニクもあるが，長ネギに似たリーキのよく太った球根も利用される．市販品は中国やスペイン

参考　涙の出ないタマネギ

催涙因子合成酵素（LFS：lachrymatory factor synthase）の発現を抑制した，切っても涙の出ない形質転換タマネギが作出されているが，遺伝子組換え体なので実際には利用されていない．

からの輸入ものが多い．近年，匂いが穏やかで甘味のある葉ニンニクや茎ニンニクといわれる花茎が出回るようになった〈補足〉．

補足
粒が大きく硬く，中身と皮の間に隙間がなく重みがあり，全体的にふっくらして色の白いものを選ぶとよい．匂いの強すぎるものは避けるとよい．

成分・利用

約 28% 含まれる炭水化物のほとんどがフルクトースの 4 量体であるスコロドースで，消化されにくい．無機質は 100 g 当たりカリウムが 510 mg，亜鉛が 0.8 mg 含まれ，ビタミン類はビタミン B_1 が 0.19 mg，ビタミン B_2 が 0.07 mg，ビタミン B_6 が 1.53 mg とビタミン B 群が豊富に含まれる．また食物繊維は 6.2% あり，生理活性の高い水溶性食物繊維が多く含まれ，血清コレステロール値および血糖値の改善など，生活習慣病の予防効果が期待されている．

アリシンとビタミン B_1：ニンニクに含まれる含硫化合物のアリインは，アリイナーゼの作用で強い香気と抗菌作用のあるアリシンとなる．このアリシンは加熱でさらに分解して，ニンニクの香気成分であるメルカプタン類やスルフィド類を生成する．一方，アリシンはチアミン（ビタミン B_1）と結合し，ビタミン B_1 よりも体内で吸収，保持されやすいアリチアミンになる．また，アリシンから生成するアホエンは，血栓防止，がん予防効果があるとされている．

茎ニンニク 100 g 当たり，β-カロテンが 710 μg〔レチノール活性当量（以下，RAE）60 μg〕，ビタミン B_1 が 0.11 mg，ビタミン B_2 が 0.10 mg，ビタミン C が 45 mg 含まれる．

香味野菜として，西洋料理，中国料理，イタリア料理に欠かせず，肉や魚の生臭み消し，カツオのたたき，酢漬け，醤油漬け，ニンニク酒，ガーリックパウダーなどとして広く利用される．ニンニク消費量は 1970 年代から急激に増加している．

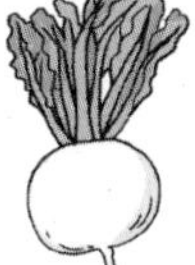
聖護院カブ

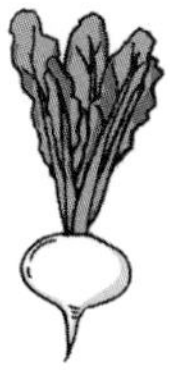
天王寺カブ

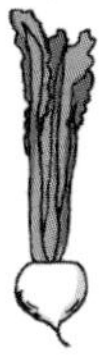
金町小カブ

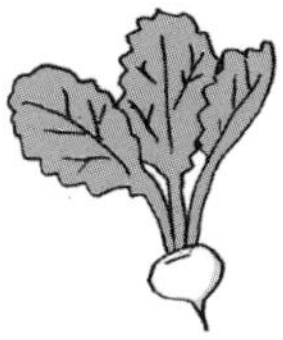
日野菜カブ

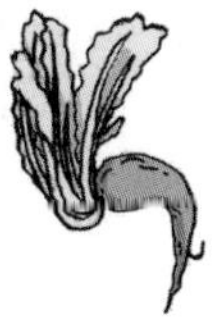
津田カブ

根菜類

1．カブ　turnip

（アブラナ科アブラナ属の 1 年生または 2 年生の草本）

原産地は西アジアのアフガニスタン説と，ヨーロッパ地中海沿岸説がある．根と葉の両方が食用とされる．主産地は千葉，埼玉，青森，京都，滋賀（生産量順）で，全国の約 50% を占め，とくに千葉，埼玉で約 40% と多い．

種類・特徴

根の大きさから，大型カブ，中型カブ，小型カブに大別される〈補足〉参考．

補足
表面につやがあり横に張って形よく，ひび割れや傷がなくズッシリ重く，葉が青々として茎がまっすぐで硬さがあるものがよい．

参考　**かぶらライン**

西洋系のカブ（小カブ，山内カブ，長カブ，温海《あつみ》カブ，開田《かいだ》カブ，野沢菜など）は，関ヶ原付近から東に，東洋系のカブ（天王寺カブ，聖護院カブ，大野紅カブ，日野菜カブ，寄居《よりい》カブ，今市カブ，酸茎《すぐき》菜カブなど）は西に多く，栽培分布が異なる．この境界は“かぶらライン”と呼ばれる．

大型カブ：代表的なものは聖護院《しょうごいん》カブで，大きなものは5 kgにもなる白くて丸いカブ．肉質は繊維がなく，甘味があり煮崩れしない．千枚漬け，カブラ蒸しに利用される．

中型カブ：天王寺カブが代表的で，直径10 cmほどで扁球形の白カブである．そのほか博多据《すわ》りカブ，赤カブの万木《ゆるぎ》カブなどがある．

小型カブ：関東地方の代表的なカブは金町小カブで，4～5 cmで収穫され，肉質が軟らかい．

形状の異なるカブでは，根が紡錘《ぼうすい》形の日野菜《ひのな》カブ，牛の角のような津田カブ（漬物用）のようなカブもある．

成分・利用

100 g当たりビタミンCが19 mg，カリウムも280 mgとダイコンよりも多い．炭水化物は4.6%で，ペクチン質が多く含まれ，肉質はダイコンより軟らかく粘りがある．ブドウ糖，果糖が計3.0%含まれ甘味がある．赤カブの色素はアントシアン系色素のシアニンである．カブの葉は，100 g当たりβ-カロテンが2,800 μg%（RAE 230 μg%），ビタミンC 82 mg，ビタミンB_2 0.16 mg，カルシウム250 mg，カリウム330 mgと根よりも栄養価が高い．

煮物，汁の実，漬け物，スープ，蒸し物などに利用する．

2. ゴボウ　edible burdock　（キク科ゴボウ属の１年生または２年生草本）

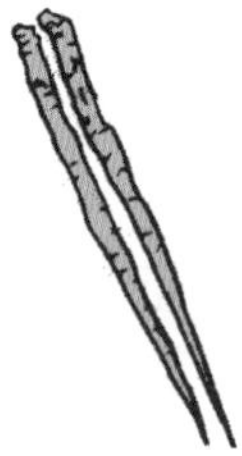

滝野川ゴボウ

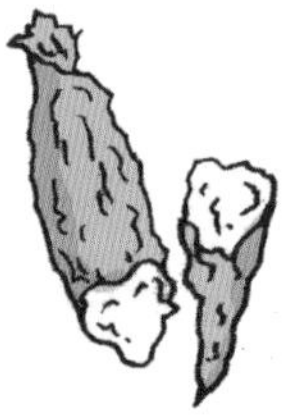

大浦ゴボウ

原産地は地中海沿岸から西アジア．野菜として栽培されるのは日本だけである．漢方では実を，腫れ物治療の内服薬としている．主産地は，青森，茨城，北海道，宮崎（生産高順）で，全国の60%以上を占め，とくに青森が38%と多い．

種類・特徴

品種は長根種（滝野川群）と短根種（大浦群）に大別される．

長根種：栽培の主流は滝野川ゴボウで，関東地方に多い．直径2～3 cm，長さ70 cm前後で茎が赤く，とう立ちが早いのが特徴である．夏ゴボウは軟らかく香りがよい．長根種を太系に改良したものも栽培されている．

短根種：大浦ゴボウに代表され，直径約10 cm，重さ2～4 kg位になる．肉質が軟らかく，中が空洞であり，詰め物をして精進《しょうじん》料理に使われる．契約栽培のため市場にはあまり出回らない．堀川ゴボウは滝野川ゴボウを太く育てるために特殊栽培されたもので，直径6～9 cm，長さ約50 cm，重さ1 kgを超える．中に空洞があり，根の先端が枝分かれしている．肉質が軟らかく香りがよい．

新ゴボウは夏ゴボウともいい初夏に出回る．細く軟らかく香りもよい．葉ゴボウは葉と茎が食べられ，初夏の味として，好まれている．

成分・利用

炭水化物が主成分（約 15%）で，デンプンは含まれず，食物繊維含量が高い．とくに，水溶性食物繊維であるイヌリン〈補足1〉が約 5～10% 程度を占め，重要な食物繊維の給源とされている．無機質はカルシウムが 46 mg%，カリウムが 320 mg% 含まれるが，ビタミン類をほとんど含まない．

補足1
フルクトースの重合体で，分子末端にグルコースをもつ．植物に含まれるイヌリンのほとんどは冷水や温水で抽出され，冷水抽出画分への夾雑多糖類の混入はわずかである．夏季のゴボウはイヌリン含量が高い．貯蔵中にイヌリン分解酵素により低分子化する．

ゴボウには，タンニン系のポリフェノール化合物のクロロゲン酸が含まれるため，傷つけると黒変反応が起こる．切ったゴボウは酢水に浸すことにより，黒変を防ぐことができる．クロロゲン酸などのポリフェノール化合物にがん抑制効果があるとする報告もある．またコンニャクと煮たゴボウの青変現象〈補足2〉もみられることがある．

補足2
コンニャクの凝固剤に使った水酸化カルシウムや炭酸ナトリウムが溶け出てアルカリ性になると，ゴボウの中のアントシアニン色素が青くなるためである．

関東地方では長根種が多く，関西地方では短根種が出回っている．金平《きんぴら》ゴボウ，ゴボウ巻き，八幡巻き，柳川鍋《やながわなべ》，天ぷら，豚汁などに用いる．漢方では実を腫れ物治療の内服薬としている．

3. ショウガ　ginger　（ショウガ科ショウガ属の多年草の塊茎）

インド，マレー方面の原産とされ，ヨーロッパでは貴重な薬用，香辛料とされてきた．日本では 3 世紀には伝来していた．

主産地は，高知，熊本，千葉，茨城，宮崎，鹿児島（生産量順）で，全国の 70% 以上を占め〈補足3〉，とくに高知が多い（40% 以上）．

補足3
皮にしわや傷がなくきれいな黄金色でふっくらして張りがあり，縞模様が等間隔で芽が出ておらず切り口が黄色できれいなものを選ぶとよい．

種類・特徴

栄養繁殖性で，大きさによって，大（晩生《おくて》種），中（中生《なかて》種），小（早生《わせ》種）の群に分類され，大部分が大ショウガ（品種，「土佐一」）である．また，栽培方法や収穫方法から次のように分類される．

根ショウガ：種ショウガとして植え付けた塊茎の部分を貯蔵し随時出荷する古《ひね》ショウガで，繊維質で辛みが強い．

新ショウガ：種ショウガから分かれて新しくできたもので，辛味が穏やかで，みずみずしい．

葉ショウガ：新ショウガが 2～3 cm に肥大して葉をつけたままのショウガ．軟白栽培し，葉ショウガよりさらに早採りして直前に日光を当てて茎に赤みを付けた若ショウガをハジカミショウガという．

中国，タイ，ベトナムから，生鮮品，塩蔵品，酢調製品が国内生産量と同程度輸入されている．

成 分

デンプンを多く含み，利用可能な炭水化物 4.0% のうち 70% 近くを占める．大，中，小の群によって成分は大きく異なる．特有の辛味と独特の香気がある．辛味成分としては，不揮発性のジンゲロールと油状のショウガオールである．腸チフスやコレラ菌に対して強い殺菌作用がある．また，だ液の分泌を促すことから，消化や吸収が向上する働き，エネルギー代謝を活発にすることで代謝促進効果がある．生ショウガの香気成分としては，モノテルペン類の酢酸ゲラニル，ゲラニアール，ネラール，ゲラニオール，ジンゲベレン，シネオールなど多くの化合物が認められている．乾燥ショウガの場合は，p.240 を参照．

4. ダイコン Japanese radishes

（アブラナ科ダイコン属の 1 年生または 2 年生草本）

原産地は定かではなく，コーカサスからパレスチナ地方という説がある．日本では野菜の生産量のトップにあり，栽培の歴史も古い．品種も多種類にわたっているが，近年，宮重《みやしげ》系の青首ダイコンが全国的に多く出回っている．主産地は北海道，千葉，青森，鹿児島，神奈川，宮崎など（生産量順）で，全国の 50% 以上を生産している．

補足

太くまっすぐで表面につやがありしわや傷がなく，ズッシリしていて重くて硬く，ひげ根がまっすぐに並んでいるものを選ぶとよい．カット品は断面のきめが細かく，スが入っていないものがよい．

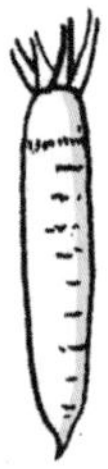

二年子ダイコン

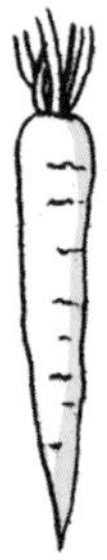

美濃早生ダイコン

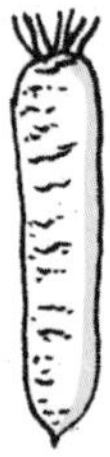

宮重ダイコン

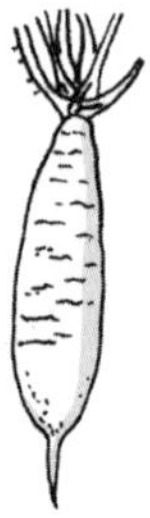

三浦ダイコン

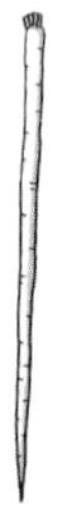

守口ダイコン

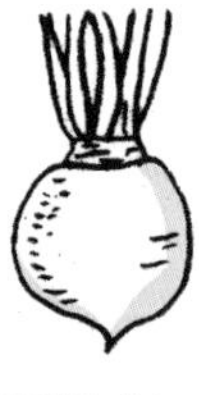

聖護院ダイコン

種類・特徴・利用

品種によって，大きさ，形，色などはさまざまであるが，出回り時期により，春ダイコン，夏ダイコン，秋冬ダイコンに大別される．食用とするのは主として根であるが，葉ダイコンとして葉も利用される（補足）.

▲春ダイコン

亀戸ダイコン：小型で細長く，肉質が緻密で味がよい（浅漬けなど）.

二年子《にねんご》ダイコン：肉質が硬く，辛味，あくが強い（煮食など）.

▲夏ダイコン

美濃早生《みのわせ》ダイコン：円筒形で先端が細い（生食，煮食，糠漬けなど）.

▲秋冬ダイコン

練馬尻細《しりほそ》ダイコン：根が長大で紡錘形であり，肉質が純白で緻密で外皮が薄い（たくあん漬けなど）.

早生練馬ダイコン：根が円筒形で先太，肉質が軟らかくおいしい（煮食など）.

宮重《みやしげ》ダイコン：ダイコンの主流で，青首ダイコンの 1 つ．肉質が軟らかく甘味が濃い．この 1 代雑種（F1）が多い（生食，煮食，切干し大根，漬物など）.

三浦ダイコン：寒さに強く，肉質が軟らかく甘味に富む（煮食，なます用）.

聖護院《しょうごいん》ダイコン：球形で，上部が地上に出て緑色となる．肉質が緻密で甘味が強く煮崩れしない（煮食，漬物など）.

桜島ダイコン：15 kg にもなる球形の大型ダイコンで，肉質は緻密で軟らかく，多汁性で甘味が強い（煮食，漬物”など）.

守口ダイコン：細長く，茎が 2～3 cm で，1 m 以上にもなる．肉質は繊維質であり，辛味が強い（粕漬けなど）.

その他のダイコン：**時《とき》なしダイコン**，**秋づまりダイコン**などがある．また西洋種の**ラディッシュ**（**はつかダイコン**ともいう），中国ダイコン（外皮が白く青首で内部が紅色の**青皮紅心《あおかわこうしん》**）などもある.

成 分

100 g 当たりビタミン C が 12 mg 含まれるほか，目立った栄養成分はないが，生食時には β-アミラーゼによりデンプンの消化を助ける効果がある．ダイコンの辛味成分はミロシナーゼの作用によりシニグリンから生成するイソチオシアネート類による．先端部ほど辛味が強い．甘味はブドウ糖，果糖，ショ糖（含量順，計 2.7%）による．葉には，100 g 当たり β-カロテンが 3,900 μg（RAE 330 μg），ビタミン B_2 が 0.16 mg，ビタミン C が 53 mg，ビタミン E が 3.9 mg 含まれ，栄養価が高い．カルシウムが 260 mg，鉄 3.1 mg，カリウム 400 mg と無機質も豊富に含まれている.

かいわれダイコン：ダイコンが発芽した直後の子葉と胚軸で，単にかいわれともいう．品種としては四十日《しじゅうにち》ダイコンが使われ，水耕栽培によって屋内で生産される．若干辛味があり主にサラダとして利用されている．10 g 当たり β-カロテンが 1,900 μg，ビタミン C 47 mg など栄養価は高いが，摂取量からみてビタミンやミネラルの給源としては，それほど期待できない.

5. ニンジン carrots （セリ科ニンジン属の 1 年生ないしは 2 年生草本）

原産地は中央アジアである．日本での栽培の歴史は古く，品種も大きく変わってきている．主産地は，北海道，千葉，徳島，青森，長崎，茨城（生産量順）で，全国の 70% 以上を占め，とくに，北海道，千葉が約 50% と多い.

種類・特徴

東洋種：金時ニンジンは唯一残る東洋種．長さ 30 cm 位の円錐形で鮮やかな濃紅色．肉質は軟らかく煮崩れせず，甘味が強く，ニンジン特有の臭いが少ない．京ニンジンともいわれている.

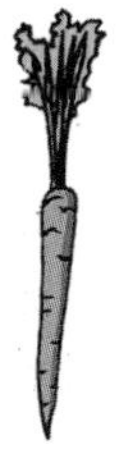

金時ニンジン

西洋種：橙色の短根で，長さによって，3 寸《すん》，4 寸，5 寸がある．肉質はともに緻密で甘味がある．なかでも黒田五寸および F1 の向陽二号が主流となっている．また，寸胴型のナンテスや生食中心のミニキャロットも西洋種である.

島ニンジンは沖縄だけで栽培されている．耐暑性が強く，色は黄色で 30～40 cm と細長い．最近みられるようになった葉ニンジンは，小指大くらいの根に 20 cm ほどの若葉が伸びたもので，葉を食用とする.

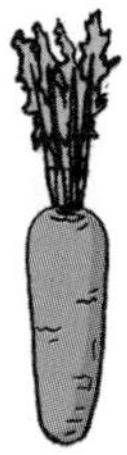

黒田五寸

成分・利用

100 g 当たり β-カロテンが，6,900 μg と多く含まれ，緑黄色野菜の代表とされる．カロテンの呼称はニンジンの英名 carrot から名づけられたものである．カロテンの主体は 100 g 当たり β-カロテンで 6,900 μg，（RAE 720 μg）含まれる．甘味はショ糖，果糖，ブドウ糖（含量順，計 5.7%）による．金時種の紅色はリコペンが主体である．また，アスコルビン酸酸化酵素があり，ニンジンとダイコンの紅葉《もみじ》おろしでは，ダイコンの還元型ビタミン C が減少する．しかし，この酵素の最適 pH は 5.5〜5.9 なので，レモン汁などで pH 3 以下にすると，還元型ビタミン C の損失をかなり防ぐことができる．ニンジンの香気成分の主なものは青葉アルコール（ヘキセノール）である．葉ニンジンには，100 g 当たり β-カロテンが 1,300 μg%（RAE 140 μg），ビタミン B_2 が 0.12 mg%，ビタミン C が 22 mg% 含まれる．

煮物，炒め物，サラダ，天ぷら，グラッセなどに用いられ，ピューレとしてケーキ，ジャム，ジュースなどに利用される．最近はジュースの需要が伸びている．

6. ユリ根 lily bulb

〔ユリ科ユリ属の多年草の球根（茎《けい》）〕

苦味がないか，少ないものが食用にされる．多くはコオニユリの鱗茎．日本原産である．栽培は 17 世紀になってからで，貯蔵性に富み，作型の分化は認められない[参考]．ほとんどが北海道で生産され，その他の都府県産は 1% にも満たない．

成分・利用

炭水化物は 28.3% でデンプンを多く含み，食物繊維は 5.4% である．

金団《きんとん》，雑煮《ぞうに》，茶碗蒸し，がんもどき，味噌汁などの料理材料，菓子材料に用いられる．

7. レンコン east Indian lotus root

（ハス科ハス属の水生多年生草本のハスの地下茎）

原産地はインドから中国である．地下茎を食用とする．酸素を供給するために 10 個ほどの通気孔がある．見通しがきくということから縁起のよい野菜と

参考　ユリ根ができるまで

農家が畑で一般栽培に使える球根は 6 年間かけてつくられる．ジャガイモの場合と同様に，茎頂培養（生長点培養）で原球根をつくり，それを畑栽培してピンポン玉大の種球根に育て，これから採取した鱗片を畑に植えて球根をつくり，植え替えを繰り替えして健全な球根を増やして一般栽培に充てる．

されている参考．主産地は茨城（全国の約 50%），ハスの実はデンプンを多く含み，若茎も食用にされる．

種類・特徴

ハスの品種は中国種，在来種，花食兼用種の 3 種に大別される．

中国種：支那《しな》バスで，地下茎が浅く伸び太く，節間が長めのずんぐりした大型種で掘りとりに便利．肉質が軟らかく病気に強く収量が多い補足．保存性があり，現在の主流である．備中《びっちゅう》バスは根茎の形が整った長楕円形で，肉質は粉質である．

在来種：ほっそりしていて節間が長い．肉質が軟らかく味もよく，食べると糸を引く．地下茎が深く，収量は低い．天王《てんのう》バスは，肉質が粘質でモッチリとした舌触りがある．

補足
節の間が長くふっくらし，皮は薄茶色で黒ずみや傷がなく張りがあって重く，切り口は自然な白さでみずみずしく，穴の中も白いものを選ぶとよい．

成分・利用

炭水化物が約 16% で，大部分がデンプン（約 11%）である．100 g 当たり無機質，ビタミンはカリウムが 440 mg，ビタミン B_1 が 0.10 mg，ビタミン C が 48 mg 含まれる．また，ポリフェノール類を多く含み，褐変《かっぺん》しやすいので酢水にさらして防ぐ．

酢の物，ちらし寿司，煮物，金平《きんぴら》，辛子レンコン，天ぷら，レンコンチップなどに利用する．

8. ワサビ wasabi （アブラナ科ワサビ属の多年草の塊茎）

日本原産である．16 世紀ごろから栽培される．主産地は長野，静岡，岩手（生産量順）で，全国生産の 90% 近くを占める．

種類・栽培

3 系統の品種を母体として多くの栽培品種がある．渓流や湧水で育てる水ワサビと畑で育てる畑ワサビがある．水ワサビの生育には，年間通じて水温が 13°C 程度で透水性のよい土壌が必要で，ビニールなども利用される．また，ワサビ漬けの茎や葉を主体とする畑ワサビ栽培もウイルスフリー苗を用いて行われている．

参考 2000 年生き続けたハスの実

1951 年（昭和 26）3 月，植物学者大賀一郎は千葉県市川市の弥生時代の 2000 年前の遺跡を地元の花園中学校の生徒たちとともに発掘調査を進め，ハスの実を 3 粒発見，その 1 粒の発芽に成功．翌年，見事な花（大賀ハス）が咲いた．岩手県中尊寺の金色堂須弥壇から発見されたハスの実でも，800 年ぶりに発芽した（中尊寺ハス）．埼玉県行田市から出土した，およそ 1400～3000 年前のハスの実も発芽した（行田ハス）．ハスの実の種子の皮が厚いので，土の中で長い間発芽能力を保持することができたと考えられる．

成分・利用

主成分はデンプンである．100 g 当たりビタミン C が 75 mg 含まれる．辛味は，シニグリンがミロシナーゼによって加水分解され，アリルイソチオシアネートが生成することによる．トウガラシの辛味であるカプサイシンと違い，揮発性で分解しやすい．抗菌効果もある．香気成分はイネオールである．そのほか，解毒作用，発がん抑制作用，抗炎症作用，花粉症抑制作用などを示す機能性成分が含まれていることが知られる．

日本料理の薬味，マヨネーズやドレッシング，漬物，ワサビの花の天ぷらなどに用いられる．粉ワサビ，練りワサビの原料は西洋ワサビ（ホースラディッシュ，ワサビダイコンともいう）である[参考]．カット野菜の褐変防止やチルド食品の品質低下などの防止にも利用される．

果菜類

1．オクラ　okra

（アオイ科トトロアオイ属の１年生の草本の実）

原産地はアフリカ東北部である．オクラは果実の長さが 6～8 cm の未熟果を食用とする．旬は 6～9 月で，夏場は露地栽培され，その他はハウス栽培される．

主産地は鹿児島，高知，沖縄，熊本（生産高順）で，全国の 70% 以上を占め，とくに鹿児島が多い（約 42%）．

種類・特徴

サヤの形より角オクラ，丸オクラ，色により赤オクラ，花びらがついた花オクラに分けられる[補足]．

角オクラ：サヤが 5 角形をしたベターファイブ，粘りの強い新東京五角，粘りの比較的弱いスリム，グリーン・スターがある．多角のダビデの星もある．

丸オクラ：サヤの角がない（たとえばエメラルド，まるみちゃんなど）．

赤オクラ：表皮の色が濃い赤紫色をしたタイプ（加熱すると緑色になる）で，角オクラと丸オクラがある．（たとえばジュエルなど）

花オクラ：実は食べず花を食べやすくした改良品種（たとえば花オクラなど）．

補足

形は大きすぎず濃く鮮やかな緑色で張りがあり，角がはっきりしていて表面がうぶ毛でびっしり覆われ，切り口が変色していないものを選ぶとよい．

参考　**チューブ入りワサビ・冷凍ワサビ**

原料ワサビが 50% 以上の場合，本わさび使用，50% 未満の場合は本わさび入り（西洋ワサビ「ホースラディッシュ」を用いる）と表示される．冷凍のすりおろし生ワサビも流通している．

成分・利用

100 g 当たり，β-カロテンが 670 μg，RAE が 56 μg，ビタミン B_1 が 0.09 mg，ビタミン B_2 が 0.09 mg 含まれる．無機質はカルシウムが 92 mg，カリウムが 260 mg あり，ビタミン，無機質ともに多く含まれる．また，食物繊維は 5.0% で，粘質物を含む．

生食，トロロ風，天ぷら，和え物，煮物，炒め物，酢の物，スープなどに利用する．

2. カボチャ　pumpkin and squash（ウリ科カボチャ属の 1 年生の草本の実）

原産地は，日本カボチャが中米で，西洋カボチャが南米であり，ペポカボチャがアフリカとされる．主産地は北海道，鹿児島，茨城，長野で，全国の 60% 弱を占め，とくに北海道が多い（約 50%）．ペポカボチャの仲間にズッキーニがあり，開花後 1 週間以内の幼果および花付きの幼果を食用とする．

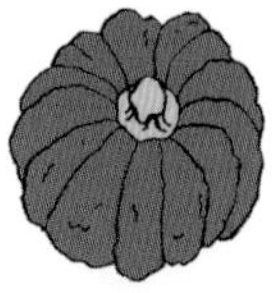

日本カボチャ

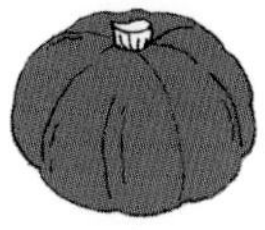

西洋カボチャ

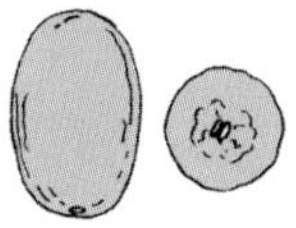

金糸ウリ

種類・特徴

日本カボチャ：主流は黒皮カボチャで，皮が黒緑色を呈し，こぶが多く深い縦溝がある．肉質は水分が多く粘質できめ細かく煮崩れしない．菊カボチャ日《ひゅう》向《が》カボチャが代表的なものである．

西洋カボチャ：肉質は粉質で加熱するとホクホクして濃厚な甘みがある．栗カボチャともいわれ，皮が硬いものが良質であるとされる．黒皮栗カボチャが主流である〈補足〉．

ペポカボチャは主に観賞用であったが，緑色や黄色の円筒状の幼果であるズッキーニが利用される．そのほか，ゆでると果肉が素麺《そうめん》状にほぐれる金糸《きんし》ウリ（ソウメンカボチャ）や，肉詰料理に利用される手のひらサイズのテーブルクインなどがある．メキシコ，ニュージーランド，韓国などからの輸入も増加しており，生鮮野菜では輸入のトップの座を占めている．

補足
ヘタがコルクのように乾いていて，皮につやがあり硬く重みがあり，カット品では果肉の色が鮮やかで，種がふっくらしてしっかり詰まっているものを選ぶとよい．

成分・利用

野菜類のうちでは水分が少なく，炭水化物が主な栄養成分で，デンプンと同量程度の糖分（ショ糖，ブドウ糖，果糖）を含み，甘味が強い．果肉の色素はカロテン類とキサントフィル類である．**表 2-11** に日本カボチャと西洋カボチャの 100 g 当たりの特徴的な成分含量を示す．

ともに夏野菜としてビタミン A およびビタミン C のよい給源となる．

煮物，蒸し物，汁の実，天ぷら，ポタージュスープ，パンプキンパイ，パンなどに用いられる．ズッキーニは，幼果を炒めもの，サラダにし，味は淡白である．イタリア料理には欠かせない．花ズッキーニは，花がついたまま軽く茹

表 2-11　日本カボチャと西洋カボチャの成分比較（100 g 当たり）

	炭水化物 (g)	デンプン (g)	糖分 (g)	β-カロテン (μg)	(RAE) (μg)	ビタミン E (mg)	ビタミン C (mg)	カリウム (mg)
日本カボチャ	10.9	3.1	4.7	700	(66)	5.1	16	400
西洋カボチャ	20.6	8.6	7.3	3,900	(330)	6.3	43	450

でたり，花の中にひき肉や魚などを詰めて蒸し煮にする．

3. キュウリ　cucumber　（ウリ科キュウリ属の蔓性 1 年生の草本の実）

原産地はインド，ヒマラヤ南山麓地方である．日本の夏野菜の代表的なものであり，未熟果を食用とする．さわやかな香りと食感は生野菜を代表するものである．主産地は宮崎，群馬，埼玉，福島，千葉（生産量順）で，全国の 40% 以上を占めている．

種類・特徴

品種系統は，中国系の華南《かなん》型（春キュウリ）や華北《かほく》型（夏キュウリ），ヨーロッパ系の英国温室型やスライス型，ピックル型の 5 系統に分類される．

華北型：表面がなめらかで棘《とげ》の白い品種（白イボ種），緑が鮮やかで皮が薄く果肉が緻密で，どんな料理にも向く．生産の主流で 9 割以上を占める．

華南型：表面の刺が黒い春～初夏採りの品種（黒イボ種）．皮が厚く，肉質は軟らかい．現在ではわずかに残るだけ．

英国温室型：欧米の温室栽培用品種で，肉質は軟らかく長さ 28 cm，重さ 300 g 前後．

スライス型：ヨーロッパやアメリカなどで一般に栽培されてきた品種で，果実は短いものが多く表面のシワは少ない．主に輪切りにしてサラダなどで食べる．

ピックル型：　短いシベリア系品種で果実が短いだ円形．先半分は白色に近く，刺《とげ》は低い．ピクルス漬に適した品種．

成分・利用

水分が全体の 95.4% を占め，栄養的にはあまり期待できない．みずみずしさとさわやかな香り，そして特有の歯ざわりが好まれる（補足）．香りの成分は主にキュウリアルコールやキンヨウアルデヒドによるものである．花梗《かこう》部には苦味成分である配糖体のククルビタシンが含まれていて，キュウリの頭部に多い．ククルビタシンは熱に安定で，苦ウリはこの苦味を賞味する．以前は表面にブルームといわれる粉状の物質がみられるものが多かったが，最近ではブルームレスのキュウリが主流となっている．

補足
ヘタの切り口がみずみずしく，全体的に寸胴で，濃い緑色でムラがなく重みがあって張りがあり，イボのあるものは尖っているものを選ぶとよい．

もろきゅう，刺身のつま用の葉つきキュウリ，花丸キュウリも白イボ系に属する．短いシベリア系はピクルス用である．サラダ，酢の物，ピクルス，漬物などに利用する．

4. トマト類 tomatoes （ナス科ナス属の１年生の草本の実）

原産地は南米アンデス山脈のペルーである．古くは観賞用とされていたが，明治時代に食用化がすすみ，第２次大戦後に広く普及した．主産地は，熊本，北海道，愛知，茨城，栃木，千葉で，全国の50%近くを生産し，とくに熊本が多い（19%）．

種類・特徴

日本においてトマトの品種は，桃色種と赤色種に大別される．おもに桃色種は，サラダなどの生食《せいしょく》用に〈補足〉，赤色種はトマトジュースやトマトケチャップ，トマト加工品などの加工用である．

桃色種：皮が薄く，色が淡い．甘味がありくせが少なく，酸味，香りも弱い．日本の生食用トマトの主流で有支柱栽培によりつくられる（赤くて実が締まり，甘味が強く酸味の少ない桃太郎や，果頂部《かちょうぶ》が尖《とが》ったファーストトマトなど）

赤色種：果皮が硬く，濃い赤色で，味も濃厚である．肉質が緻密で果汁が多く，強い酸味と香りがある．欧米では主流で，無支柱で栽培される．ただしサンマルツァーノは，グルタミン酸含量が高いことから，調理用としての加工用品種で，有支柱栽培でつくられる．近年，赤色種トマトを改良して糖度を果物なみに高めたフルーツトマトが出回るようになった[参考]．また，小さな丸形のトマトであるチェリー系のミニトマト（プチトマトともいう）があり，やや大きいミディアム系や，形状として丸いラウンド系とペア系などがある．色も赤色，橙色，黄色，緑色と各種のものがある．

補足
ヘタの緑が鮮やかで，実はズッシリ重く張りがあり，お尻(果頂部) の星形のスジ(発達した維管束) がはっきりしているものを選ぶとよい．このスジの間でくし切りするとの中のゼリーが出にくい．

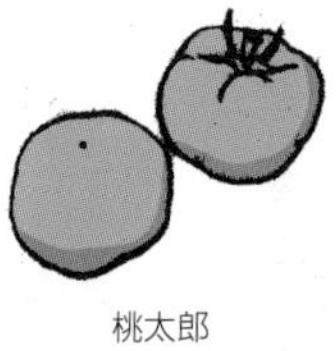

桃太郎

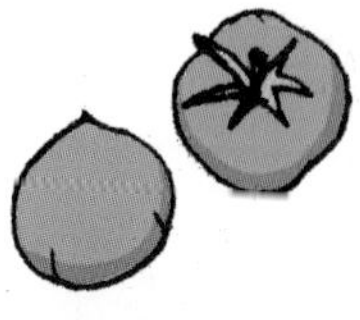

フルーツトマト

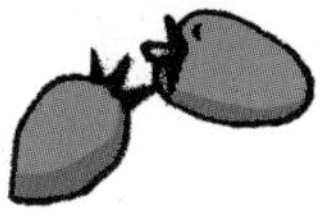

サンマルツァーノ

成分・利用

炭水化物は5%前後で，糖分は果糖，ブドウ糖が多く含まれる（計3.0%）．またペクチンも多く含まれ，食物繊維の給源となる．酸味は主にクエン酸であり，そのほかにリンゴ酸，シュウ酸などがある．色素成分として赤色種にはリコペンが，橙色種にはβ-カロテン，キサントフィルが含まれる．リコペンにはビタミンA効果はないが，β-カロテンより強い抗酸化作用を示すことが報

参考 加工用トマト

旨味成分となるグルタミン酸含量は，加工用トマトのサンマルツァーノは100 g当たり280 mgと，生食用トマトの「桃太郎」の120 mgより著しく高い．リコペン，β-カロテン，ビタミンC，食物繊維含量も同様に高く，栄養成分に富んでいる．

告されている．トマトには，100 g 当たり β-カロテンが 540 μg（RAE 45 μg），ビタミン C が 15 mg 含まれる．100 g 当たり日常の摂取量を考慮すると，トマトはビタミンの給源食品として重要である．そのほか，旨味成分のグルタミン酸が多く，各種の料理に利用され，天然の調味料として用いられる．

ミニトマトは，糖度が高く（4.6%），100 g 当たり β-カロテン，RAE，ビタミン C は，それぞれ 960 μg，80 μg，32 mg と，ふつうのトマトよりも多い．

生食，ソース，シチュー，トマトケチャップ，トマトピューレ，トマトペースト，トマトジュースなどに幅広く用いられる[参考]．

補足
皮がなめらかで濃紫紺色でムラや傷がなくつやと張りがあり，がくのとげが固く鋭くスジがはっきり出ていて，切り口がきれいで淡黄緑色なものを選ぶとよい．

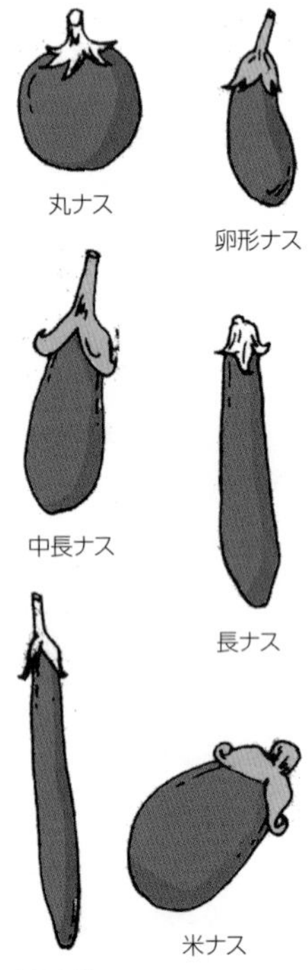

5. ナス　eggplant　（ナス科ナス属の 1 年生の草本の実）

原産地はインド東部である．日本への渡来は早く，1000 年以上の昔から栽培されてきた．主産地は高知，熊本，群馬，福岡，茨城，栃木（生産量順）で，全国の 50% 弱を生産し，とくに高知，熊本の 2 県が多い（23%）．

種類・特徴

形によって次のように分類される〈補足〉．

丸ナス：果皮が軟らかで，肉質が緻密で軟らかく煮崩れしない．なかでも賀《か》茂《も》ナスが有名である．小丸ナスは漬物に適した品種で，山形の民田《みんでん》ナスの辛子漬けが有名である．

卵形《たまごがた》ナス：真黒《しんくろ》など果皮が光沢のある濃紫色で，果皮が軟らかく肉質が締まっている．浅漬け用として発達し，煮物，焼きナスなどに適する．

中長《ちゅうなが》ナス：果形が長卵形で，煮物，焼き物，漬物の兼用種で，千両など全国的に栽培されている．

長ナス：長さ 20～25 cm で肉質が締まり，漬物に適した南部長《なんぶなが》ナスと，果皮は硬いが肉質が軟らかく，焼きナス，煮物に適した津田《つだ》長ナスがある．

大長《おおなが》ナス：40 cm 以上のナスで，果皮が軟らかく，焼きナスにするとおいしい．久留米長《くるめなが》，博多長などが知られている．

米《べい》ナス：大型の丸ナスで，ヨーロッパ，アメリカの品種を日本で栽培しやすいように改良したナス．ヘタが緑色で，肉質が緻密で軟らかく淡白なので油との相性がよい．

参考　**トマト加工品**

トマトジュースは，集荷したトマトを洗浄，破砕・搾汁，ろ過，充塡《じゅうてん》・殺菌，冷却したもので，濃縮還元を含むが果汁 100% である．トマトミックスジュースは，トマトジュースを主原料として，これに野菜類を搾汁したものをトマトジュースの 10% 以上を加えたものである．トマトピューレは，破砕，裏ごし，濃縮，冷却したもので，無塩可溶性固形分が 24% 未満のもので，24% 以上のものはトマトペーストという．トマトケチャップは，さらに糖類，食酢，塩類，香辛料などを調合して殺菌，充塡したものである．最近，パルプ成分を除いて濃縮した濁りのないトマト濃縮汁，さらに粉末化したトマトパウダーもつくられている．

成分・利用

ほとんどが水分でビタミン，無機質はともに少ない．ナスには水溶性のアントシアニンのナスニン色素（赤紫色）とヒアシン（青褐色）が含まれている．ナスの漬物に錆《さび》くぎや焼きミョウバンを加えると色よく仕上がるのは，鉄やアルミニウムによってアントシアニン色素が安定な錯塩《さくえん》をつくり，青紫色となるためである．最近，あくの成分であるポリフェノール化合物にがん抑制作用があることが認められている．水ナスはあくが少なく生食できる．また，クロロゲン酸は褐変の原因物質でもあるが，血行をよくする働きが認められている 補足．

味にくせがないので，炒め物，煮物，焼き物，汁の具，天ぷら，漬物，サラダ，マリネ，グラタン，スパゲッティ，カレーなど広く利用される．

補足
ナスには，降圧作用のあるコリンエステル（アセチルコリン）が非常に高含量であることが最近わかり，機能性表示食品として市販されている．

6. ピーマン・トウガラシ　sweet peppers・hot peppers

〔ナス科トウガラシ属の１年生の草本（熱帯では多年生）の実〕

原産地は中南米である．ピーマンは，トウガラシの辛み成分を含まない甘味種の１種で，欧米種のベル群と在来種のシシ群を交配したもので，緑色ピーマンが主流である．主産地は茨城，宮崎，高知，鹿児島で，全国の 60% 以上を占めている．シシトウガラシの主な産地は高知で，全国の 40% 弱を占めている．辛味トウガラシは栃木，大分，福島，東京で全国の 40% 以上を生産している．輸入は中国，スペイン，韓国，とくに中国からのものが多い．

種類・特徴

■ **ピーマン**

緑色ピーマンの栽培の主流は，薄型中型品種である京鈴《きょうすず》，みおぎ，京ゆたかで，赤，黄，橙，黒などのカラーピーマンは完熟果である．最近はクイーンベル（赤色），キングベル（黄色），サンセットベル（橙色），チーレ・ネグロ（紫黒色，加熱すると緑色になる）などの大型完熟果がサラダや料理の彩《いろどり》として利用される．クセがなく，軟らかく甘味がある 補足．また，肉厚でカラフルなピーマンをパプリカといい，赤いパプリカは粉末にして香辛料にもされる．シシトウと呼ばれる獅子唐辛子《ししとうがらし》や伏見甘《ふしみあま》もピーマンの仲間である．

補足
表面がつややかで張りがあり，肉厚で重みがあり，ヘタが鮮やかな緑色でしなびておらず，切り口もみずみずしいものを選ぶとよい．

■ **トウガラシ**

辛味種のトウガラシには，もっとも辛味の強い鷹《たか》の爪《つめ》，やや弱い八房《やつふさ》，乾燥粉末にするチリ，タバスコソースの専用品種で極めて辛いタバスコ，香辛料となるカイエンペッパーなどがある．トウガラシの若い葉は，佃煮の葉トウガラシとして利用されている．

成分・利用

表 2-12 にピーマン（青ピーマン），クイーンベル（赤ピーマン），キングベ

表 2-12　ピーマン・トウガラシの成分含有量の比較（100 g 当たり）

	β-カロテン (μg)	(RAE) (μg)	ビタミンE (mg)	ビタミンB_2 (mg)	ビタミンC (mg)	カリウム (mg)	カルシウム (mg)
ピーマン	400	(33)	0.8	0.03	76	190	11
クイーンベル	940	(88)	4.7	0.14	170	210	7
キングベル	160	(17)	2.5	0.03	150	200	8
トウガラシ	6,600	(640)	11	0.28	120	760	20

ル（黄ピーマン），トウガラシ（生）の 100 g 当たりの特徴的な成分含量を示す．

トウガラシの辛味成分は，アルカロイドの一種であるカプサイシンである．カプサイシンには食欲増進作用，発汗作用，脂肪の分解を促進する働きなどがある．果皮の赤色色素はカロテノイド色素の一種であるカプサンチンおよびカロテンである．

ピーマンは，サラダ，和え物，野菜炒め，天ぷら，肉詰め，網焼き，青椒肉《チンジャオロー》絲《スー》，ピクルスなどとして利用される．

花菜類

1. カリフラワー　cauliflower

（アブラナ科アブラナ属の 1 年生または 2 年生の草本の花蕾《からい》）

原産地は地中海沿岸のシリア地方とされる．キャベツの変種で蕾《つぼみ》が集合して肥大したものであり，花野菜といわれる．蕾が白いものが一般的であるが，これは直射日光を避けるため，外葉で包み栽培するためである．蕾が隙間なく詰まり，重いものが良質とされる．黄色のものや紫色の小花が点在するものは，よくない．主産地は熊本，茨城，愛知，徳島，埼玉，長野（生産量順）で，全国の 60% 以上を占めている．最近ではブロッコリーの急激な普及に押され，1988 年以降ブロッコリーの生産量を下回るようになった．

種類・特徴

花蕾《からい》の色から 4 系統の品種が知られている参考．

白色種：輝月，寒月，バロックなどが多く作付けされ，通年流通している．スノークラウンは，夏秋に出回り，蕾が純白でよく締まり，品質はよいが暑さ

参考　**カリフラワーの変わり種**

塊状に花蕾ができず，花梗《かこう》が細長く分岐して固く締まらないカリフローレも知られる．頂花蕾を房ごとカットして主に花梗部分を食べるカリフラワー．甘味が強く非常に美味．また，カリフラワーとブロッコリーの交配種でロマネスコがあり，色は淡黄色で，花蕾が円錐形でらせんを描くように並んでいる．味はブロッコリーに近く，食感はカリフラワーに近い．

に弱い 補足.

濃紫色種：バイオレットクイーンは加熱により淡緑色となるが，パープルフラワーは生食でき，ゆでても青紫色のまま．

黄色種：たとえばオレンジブーケ，加熱してもオレンジ色が残る．

緑色種：たとえば連峰《れんほう》，ゆでると一層鮮やかな色になる．

補足
真っ白で隙間なくぎっしり詰まっていて，硬くズッシリ重く，葉付きがよく切り口も変色しておらず，茎が太くスが入っていないものを選ぶとよい．

成分・利用

淡色野菜としては，ビタミン類が多く含まれ，100 g 当たりビタミン B_2 は 0.11 mg あり，ビタミン C は 81 mg と多い．緑色のブロッコリーに押されて消費はやや減少しているが，独特の歯ごたえが好まれている．

あくが強いので，茹でてサラダ，グラタン，シチュー，付け合わせ，ピクルスなどに用いる．

2. ブロッコリー broccoli （アブラナ科アブラナ属の2年生草本の花蕾）

原産地は地中海東部とされる．ローマ時代に，すでに野生のものが食用とされていた．カリフラワーの原種と考えられ，カリフラワーより茎がやや伸びている．緑黄色野菜の一種．主産地は北海道，愛知，香川，埼玉（生産量順）で，全国の 40% 以上を占めている．

種類・特徴

花蕾の色により，白色種，黄色種，紫色種，緑色種に分けられる 補足.

緑色種：イタリアンブロッコリーが一般的である．黄色味を帯びたものもあるが，緑嶺《りょくれい》，深みどり，グリーンビューティなど，緑にちなんだ品種が多い．カリフラワーに比べ，ボソボソした食感がなく軟らかい．また，呼吸量が大きく，鮮度低下が激しいので，夏季で 1～2 日，冬季では 3～4 日で花に開きやすい．

最近はアメリカやメキシコからの輸入が増えている．

補足
こんもり盛り上がった形で，花蕾の粒が揃っていて硬く締まり濃い緑色で，茎の切り口がみずみずしくスが入っていないものを選ぶとよい．

成分・利用

ビタミン，無機質が非常に多く含まれる．水分が 86.2% と野菜としては少なく 100 g 当たり β-カロテンが 900 μg（RAE 75 μg），ビタミン B_1 が 0.17 mg，ビタミン B_2 が 0.23 mg，ビタミン C が 140 mg と多く，食用とする量が比較的多いので，すぐれたビタミンの給源である．無機質ではカルシウムが 50 mg，鉄 1.3 mg，カリウムが 460 mg 含まれ，亜鉛は 0.8 mg ととくに多い．食物繊維も 5.1 g 含まれ，カリフラワーとともによい給源となる．たんぱく質は 5.4% で，リシン，ヒスチジンに富み，アミノ酸スコアは 100 で良質である．

サラダ，和え物，グラタン，シチュー，付け合わせ，炒め物などに利用される．

3. ミョウガ　Japanese gingers　（ショウガ科ショウガ属の多年草の花穂《かほ》）

日本原産．10 世紀にはすでに記録がみられる．花穂《かほ》（花ミョウガ）と軟白した若い茎（ミョウガタケ）を利用する．野菜としての栽培は日本のみである．花穂《かほ》は高知でほとんど生産され，全国の 90% 程度を占める．ミョウガタケは，茨城，宮城，栃木（生産量順）が多く，全国の約 96% を占め，とくに茨城が多い（約 59%）．

種類・特徴

葉，茎，花とも独自の香気があり，古くは，家庭菜園や庭に自家用として植えられていた．品種分化は十分でなく，花蕾の夏と秋に区別され，成長状態で早生，中生，晩生に分けられる（補足）．

補足
つやと張りがあり，全体的に赤みの色づきがよくふっくらと丸みがあり，切り口がみずみずしいものを選ぶとよい．

成分・利用

花蕾は無機質やビタミンとも少ない．独特の香味と辛味があるが，加工品にすると減少する．小口切りして素麺《そうめん》などの薬味，刺身のつま，天ぷら，漬物などに利用する．

4. 中国野菜　Chinese vegetables

■ コリアンダー　coriander　（セリ科コエンドロ属の１年生草本）

コウサイ（中国，香菜《シャンツァイ》），パクチー（タイ）ともいい，若葉を香辛野菜として利用する．独特の強い香りがあり，粥，スープの香りづけ，しゃぶしゃぶ鍋の薬味として利用する．

■ タアサイ　tatsoi　（アブラナ科アブラナ属の草本）

冬を代表する野菜である．濃緑色で光沢のあるへら形の葉は，肉厚で，ちりめん状にシワがある．茎は繊維質がなく，軟らかい．主な産地は，静岡，茨城，北海道，長野などである．

冬の季節には地をはうように葉を重ねて広がり，霜にあたって甘味を増す．旬は 2〜3 月である．夏は茎が長く立って繊維質もやや硬くなる．油と相性がよく，鮮やかな緑色を生かすために短時間の加熱が望ましい．やや全体的に苦味と甘味がある．

成分：100 g 当たり β-カロテンが 2,200 μg，レチノール活性当量（RAE）180 μg，ビタミン C が 31 mg，ビタミン K が 220 μg 含まれる．カルシウムが 120 mg，カリウムが 430 mg と多く含まれる．

利用：炒め物，煮込みあんかけ，スープ，お浸し，浅漬けなどに用いる．

■ チンゲンツァイ　greenbokchoy　（アブラナ科アブラナ属の草本）

体菜《タアサイ》（和名）の１種で，パクチョイ（白菜《パクチョイ》，同属で軸が白い）の青軸種である．中国では青菜栽培の 6 割を占める．葉が鮮やかな緑色で，茎は淡緑色で肉厚であり，シャキシャキと歯切れがよく，煮崩れや煮やせがなく，緑色が鮮やかである．主な産地は，茨城，静岡，群馬，愛知，埼玉，長野などである．

成分：100 g 当たり β-カロテンが 2,000 μg，レチノール活性当量（RAE）170 μg，ビタミン C が 24 mg，カルシウムが 100 mg，カリウムが 260 mg 含まれる．

利用：炒め物，炒め煮，煮込みあんかけ，蒸し物，スープなどに利用する．

■ ツルムラサキ　basella　（ツルムラサキ科ツルムラサキ属の蔓性の 1 年生草本）

原産地は熱帯アジアである．緑茎種と赤茎種がある．葉と茎はともに肉厚で光沢があり，繊維が軟らかく，切ると独特のぬめりが出てくる．主な産地は，福島，宮城，徳島，山形などである．

成分：ビタミンや無機質が多く含まれる．100 g 当たり β-カロテンが 2,900 μg（RAE 250 μg），ビタミン B_2 が 0.07 mg，ビタミン C が 41 m，カルシウムが 150 mg，カリウムが 210 mg 含まれ，夏野菜として栄養価が高い．

利用：おひたし，和え物，炒め物，天ぷらなどに用いる．

5. エディブルフラワー　edible flower

花は本来観賞用のものであるが，無農薬で食用として栽培されたものが出回っている．食用花ともいわれる．食用菊は古くから食べられていたが，1980 年代にアメリカ西海岸で流行したブームがハーブとともに紹介され，少しずつ定着してきている．

種類・特徴・利用

現在，100 種類以上あるとされるが，30 種ほどがよく利用されている．キク，プリムラ，パンジー，スイートピー，スナップドラゴン，ビオラ，ポリジ，カーネーション，カレンジュラ，ミニバラ，ナスタチウム，デンファレ，ベゴニア，デイリリーなどである．

キク（キク科キク属）：花の色，味，香り，歯ざわりを楽しむ．板状に干した菊のりもある．さっと茹でて酢の物，和え物にする．

スイートピー（マメ科レンリソウ属）：上品な姿と香りを生かして，サラダ，スープ，塩漬け，酢漬けなどに利用する．

スナップドラゴン（オオバコ科キンギョソウ属）：金魚草といわれる．カナッペ，ピザ，フリッター，ゼリーなどに利用する．

デイリリー（ススキノキ科ワスレグサ属）：中国料理の金針菜《きんしんさい》はこの花を乾燥したものであり，ゆがいて三杯酢，スープ，ジャムなどに利用する．

デンファレ（ラン科セッコク属）：胡蝶蘭《こちょうらん》に似た花で，肉厚で香りがよく，食用素材として優れている．

プリムラ（サクラソウ科サクラソウ属）：味がソフトで，サラダ，デザート，炒め物などに用いる．

パンジー（スミレ科スミレ属）：熱を加えても花色がほとんど変化しない．サラダ，ソース，ケーキ，ゼリーなど，各種の料理に利用する．

ベゴニア（シュウカイドウ科シュウカイドウ属）：シャキッとした歯ごたえと甘酸っぱい味がし，サラダ，マリネ，ジャムなどに用いる．

6. 野菜加工品

■ 漬物

漬物（補足）は日本の伝統食であるが，1991 年以降徐々に生産が減少してきている．一般的には，食塩，酢，醤油《しょうゆ》，味噌《みそ》，辛子《からし》，酒粕《さけかす》，糠《ぬか》，麹《こうじ》などに漬け込み，野菜に含まれる水分を浸透圧によって脱水して，水分活性を低下させ，空気を遮断して保存性を向上させたものである．食塩濃度が高いために腐敗が起こりにくく，乳酸菌による発酵が進み，酸味や風味が増加する．漬物を分類すると，キュウリ，ハクサイの塩漬け，ダイコンを原料にする糠漬けのタクワン，ナス，カブの糠漬け，ゴボウの味噌漬け，奈良漬けに代表される粕漬け，ラッキョウの酢漬け，ベッタラである麹《こうじ》漬けなどがある．海外では中国のザーサイ，メンマ，韓国のキムチ，ドイツのキャベツを乳酸発酵させたザウエルクラフトや欧米のキュウリ，タマネギなどの野菜をスパイスとともに乳酸発酵させ，または，調味液に漬け込んだピクルスがある．

（補足）
漬物の塩は，一般に 90% 以上ある野菜の水分を引き出して微生物の増殖を抑制して保存性を高め，味を浸み込みやすくする効果がある．漬物石（重石《おもし》）は野菜を圧迫して水分を速く引き出し，出てきた水で野菜を漬け込み空気を遮断する効果がある．長く漬け込む野菜では重石を重くする．

■ 乾燥野菜

昔から野菜を保存する 1 つの方法として，野菜を天日にかけた乾燥野菜（補足）が挙げられる．たとえば，切り干しダイコン，カンピョウ，シナチクなどがある．最近では，熱風乾燥が用いられ，インスタント食品やスープの具材に利用されている．また，色や風味などの差別化を図るために，凍結乾燥が用いられる場合もある．これまでの乾燥野菜は，水や湯で戻して利用していたが，ポテトチップと同じように製造し，乾燥状態のままスナックとして食されるようになってきている．

（補足）
1985 年から 2010 年まで 1 万 t 以上の生産量であったが，2014 年以降は 5,300 t 台の生産量となった（食品需給研究センター 2021 年）．

■ 冷凍野菜

野菜を洗浄して，適当な大きさにカットし，再び洗浄してブランチング後，急速凍結して製造される[参考1]．ブランチングする理由は，褐変に関係するポリフェノールオキシダーゼや酸化の原因になるリポキシゲナーゼ，ビタミン C を酸化するアスコルビン酸オキシナーゼなどの酵素を失活する必要があるためである．それぞれの野菜にあったブランチング条件によって，組織の軟化や細胞破壊を防ぐことになる．最近では，各種の野菜をブレンドしたミックス野菜も市場を形成している．

■ カット野菜

カット野菜は，野菜を洗浄，カット，除菌洗浄・褐変防止等の鮮度保持処理，袋詰めしたものをいう[参考2]．単品の野菜を洗浄してカット野菜は，生鮮野菜の扱いになるが，複数の野菜を洗浄，カットしたうえで，混合したミックスサラダや炒め用のミックス野菜は加工食品扱いになる．それぞれの品質表示基準に従わなければならない．カット野菜の特徴は，すぐに調理ができるだけでなく，必要量を購入することができ，生ゴミが出ない．食事の準備も楽であるため，一般家庭だけでなく，外食産業を中心に増加している．殺菌には一般的に次亜塩素酸ナトリウムや次亜塩素酸カリウムが用いられるが，最近ではオゾン水や酸性電解水なども用いられている．

6 果実類 fruits

果物（果実類）は主として樹木の果実をいうが，イチゴのような草本の果実も含めている．自生するものが利用されることもあるが，多くは野生種を嗜好性，生産量，経済性などから改良したもので，日本食品成分表には加工品を含めて 158 品目収載されている．

果実類の特徴

果実類は次のような特徴をもつ．

①水分が多く，適度な甘味，さわやかな酸味，芳香と特有の色彩がある．

②ビタミンや無機質の給源となるものが多い．

③食物繊維としてペクチンを含みジャムにできるものが多い．

参考 1　ブランチングと流通量

ブランチング条件は，熱安定性酵素であるペルオキシダーゼが失活する条件を目安とする．たとえば，ホウレンソウでは 90℃ で 0.5〜1 分，カリフラワーでは 100℃ で 2〜3 分，タマネギでは 90℃ で 1.5 分程度とされる．サヤインゲン，スイートコーン，ソラマメ，ソラマメ，ブロッコリー，カボチャ，ニンジンは，ブランチングせずに生のまま冷凍できる．野菜や果物の缶詰製造などの食品加工では，60℃ 付近の低温ブランチングにより組織硬化させて，強度を高めて高温加熱殺菌による過度の軟化防止に利用される．

流通（消費）量は 2021 年 290 万 t を上回る水準に増加し，そのうち国内生産量は，約 160 万 t で，輸入量は 130 万 t 強である（日本冷凍食品協会）国産と比べて価格が安い，安定した調達が可能，端境期の対応，国内の品薄や品質のぶれが少ないことがその理由に挙げられている．

参考 2　カット野菜の原料と品目

カット野菜原料の主な素材は，キャベツ（全素材の 30.7%），タマネギ（71.2%），ダイコン（14.3%），レタス（12.1%），ニンジン（7.0%），ジャガイモ（5.5%），ネギ（3.0%），ゴボウ（2.8%），ハクサイ（2.4%），ショウガ（1.8%），その他（2.6%）で，カット野菜製品の品目では，ミックス野菜，スライスレタス，カットキャベツ，千切りキャベツ，オニオンスライス，カットネギ，ダイコンつま，剥《む》きタマネギ，千切りニンジン（上位 10 製品）となっている．輸入カット野菜を使用するケースは少ないが，輸入原料を使用することは多くみられる（平成 24（2012）年カット野菜需要構造実態調査報告書，農畜産振興機構，2013 年 1 月）．

表 2-13　果実類の分類

仁果類	カリン，ナシ，ビワ，マルメロ，リンゴなど	子房は果心になって肥大・発達した花托に取り込まれた偽果
柿果類	カキ	子房が発達した真果．種子は果心に集まる
柑橘類	ミカン類，オレンジ類，グレープフルーツ類，ブンタン類など	子房が発達した真果．子房壁が袋状に分かれ多汁質の多細胞が占めたもの
核果類	アンズ，ウメ、サクランボ（オウトウ），モモなど	子房が発達した真果．中果皮が肥大，多肉化して果実となり、内果皮は硬い核になっている
漿果類（液果類）	アケビ，イチゴ，イチジク，ザクロ，ベリー類，ブドウなど	果肉が軟らかく多汁で果皮が薄い真果．子房と花托が発達した偽果のイチゴも含む
果菜類	スイカ，メロン，マクワウリなど	花托や子葉などの部分が発達し，糖分を多く含む果実的な野菜類
熱帯果実・輸入果実類	アボカド，キウイフルーツ，ドリアン，パインアップル，バナナ，パパイア，マンゴーなど	植物防疫法に基づいて輸入されている果物

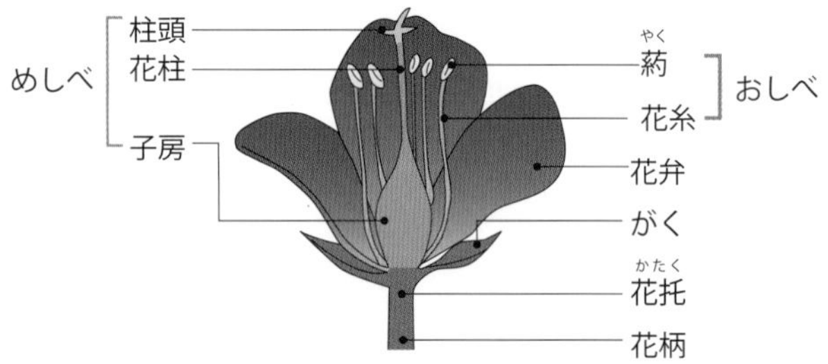

図 2-12　花の構造

分　類

植物学上は，子房が発達し肥大した真果（ウメ，カキ，モモなど）と，花托《かたく》や花序《かじょ》，がくなど子房以外の部分が食用部分となっている偽果《ぎか》（イチゴ，リンゴなど）とに分けられる〈補足〉（**図 2-12** 花の構造参照）．利用上は**表 2-13** のように分類されている．

補足
真果とは，子房のみが発達してその中に種子を含む果実で，偽果は，花托やがくなどが発達した真果ではない果実であるため，受粉してから成長する部分の違いによって真果と偽果に分けられる．

仁果類

ナシ，ビワ，リンゴなどの果実は，子房や種子の部分が発達したものではなく偽果である．子房以外の部分である花托《かたく》や花序，がくなどの発達部位を食する．

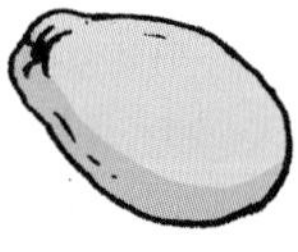

カリン

1. カリン　Chinese quinces　（バラ科カリン属カリンの果実）

原産地は中国である．マルメロに似ているが楕円形で表面が滑らかで密毛がない．果実は堅く，香りがよい．果肉はペクチンや糖分を含む．ビタミンC

を 25 mg% 含む．石《せき》細胞があり堅いので，生食せずにジャム，ゼリーに加工する．カリン酒，砂糖漬けは咳《せき》止め薬として利用される．長野や新潟で栽培される．

2. ナシ　pears

（バラ科ナシ属の落葉高木ナシの果実）

ナシには，日本ナシのほか，西洋ナシや中国ナシがある．これらの品種改良により，さらに多くの品種がつくられている．日本ナシは，果皮の違いにより青ナシと赤ナシに大別される〈補足1〉．

青ナシ：おさゴールド，菊水，ゴールド二十世紀〈補足2〉，二十世紀など

赤ナシ：あきづき，幸水，長十郎，新高，豊水など

リグニンやペントサンからなる石細胞があり，独特の舌ざわりをもつ．青ナシは石細胞の密度は高いが石細胞は小さく，果汁に富み，滓《かす》が残りにくい．赤ナシは石細胞の密度は低いが石細胞は大きいため，滓の多いものが一般的である．国内で生産される西洋ナシにはバートレット，ラ・フランス，ル・レクチェなどがあり，未熟のうちに収穫し，追熟〈補足3〉することにより独特の香りやねっとりした軟らかさを引き出す．

成分・利用

水分が 88.0%（日本ナシ）と多く，みずみずしさと独特の食感が特徴である．炭水化物含量は 11.3% で，果糖，ショ糖，ソルビトール〈補足4〉（含量順，計 9.6%）を含む．果実の尻部の穂は甘味が強く，芯部は酸味が強い．西洋ナシは日本ナシ，中国ナシと比べ水分が 84.9% と少なく炭水化物が多い（14.4%）．追熟により爽《さわ》やかな芳香〈補足5〉を放つ．生食が主体で，加工は原価の依存度が高く難しいが，シロップ煮，ワイン煮，ジャム，缶詰，リキュールなどがある．

3. ビワ　loquats

（バラ科ビワ属の常緑高木ビワの果実）

中国や日本に原生している．果実の表面に細かい毛（毛茸《もうじ》）があり，果肉は多汁で甘く橙黄色をしている．

種　類

ビワの品種には，田中，長生早生《ながおわせ》，長崎早生，なつたより，瑞穂《みずほ》，茂木《もぎ》などがある．長崎や千葉で多く生産され，全国の約 44% を占める．出回り時期は 5 月下旬～6 月と短い．

補足1
色づきをよくするために日光を遮る葉を摘み取り，果実の向きを変えて栽培するが，「葉取らずリンゴ」は葉を摘まないので色づきは悪いが，果実に多くの養分を送るようにして栽培したもの．

補足2
ゴールド二十世紀は，二十世紀を黒斑病に強い品種として改良したものである．

補足3
収穫後，果実の成熟が進むこと，または，成熟を進ませる処理をいう．追熟によってデンプンが分解し，ブドウ糖や果糖が生成して甘味が増し，ペクチン質が分解して果肉が軟化し，芳香やおいしさが増す，モモ，メロン，アボカド，キウイフルーツ，パパイア，バナナなどにもみられる．未熟なうちに収穫するので，貯蔵性がよく輸送にも有利な点がある．やや早めか食べごろな段階で市場に出回る．

補足4
糖アルコールで，ショ糖の 50～60% の甘味を示す．果実類や海藻類などに広く分布する．

補足5
独特の芳香は，2-4 デカンジエン酸エチルによるもので，ペアエステルと呼ばれている．

成分・利用

主成分は炭水化物（10.6%）で，甘味はブドウ糖，果糖，ショ糖である．有機酸の量はリンゴ酸として 0.2～0.5% あり，品種間の差が大きい．果肉の橙黄色は主に β-カロテン（510 μg%）による．ビタミン C は少ない．生食が主であるが，ジャム，ゼリー，缶詰，ビワ酒などにも加工される〈補足〉.

補足
ビワの種には有毒な青酸配糖体であるアミグダリンが含まれる．種内部の白い物質は多量のデンプンである．

4. マルメロ　common quinces　（バラ科マルメロ属マルメロの果実）

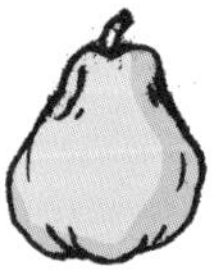

マルメロ

原産地は中央アジアで，日本では主に長野や東北地方で栽培されている．果実は球形や西洋ナシのような形まで多様で，果皮は橙黄，黄，黄緑色で，綿毛で覆われている．果肉は淡黄色で，石細胞が多く堅い．諏訪地方では，カリンに似ているので本かりんと呼ぶこともある．

果糖，ブドウ糖，ショ糖（含量順）を計 9.4% 含む．生食には向かないが，砂糖漬け，シラップ漬け，ジャム，果実酒などに加工される．優れた芳香を生かし観賞用にもなる．咳止めに効果がある．

5. リンゴ　apples　（バラ科リンゴ属の落葉高木リンゴの果実）

原産地は中央アジアで，日本へは明治時代にアメリカから伝えられた．苗木《なえぎ》を北海道，青森，秋田，長野などの民間栽培家が試植したのが日本における栽培の始まりである．その後普及し，1960 年代半ばまでは果実の生産高のトップの座を占めていたが，徐々に減少し，ミカンと入れ替わった参考.

栽培される種類や品種が多いのが特徴である．新品種への交代が盛んで，最近ではデリシャス系のふじを中心（全品種の約 53%）に，つがる，王林，ジョナゴールド（生産量順）などの品種が栽培されている．その他の品種として在来種の陸奥《むつ》，紅玉，世界一なども栽培されている．また，これまで在来種として中心的な品種としてあった国光については，現在わずかな生産量にまで減少している．主産地は青森や長野で，全国の生産量の約 80% 弱を占める．

参考　**リンゴの生産量・輸出量**

リンゴの生産量は，2011 年以降 76 万 t 台（66～82 万 t）で，ウンシュウミカンは 76 万 t 台（66～82 万 t）である．果実全体の生産高も漸減《ぜんげん》している．生鮮・乾燥果実類の輸出は，海外の経済状況や生産の作況により変動するが，2021 年 318 億円を上回る水準となった．輸出内訳は，リンゴが約 51% を占め，ブドウ，イチゴ，モモ，メロン，ナシ，ミカン，カキがそれぞれ約 15～1.4% で，輸出先は台湾が約 50%，香港，タイを合わせると 94% になっている．

成分・利用

皮付きのリンゴの主成分は炭水化物（16.2%）で，果糖，ショ糖，ブドウ糖，ソルビトール（含量順）を計 13.1% 含む．蜜といわれる芯《しん》の周辺の半透明の部分の成分は，主としてソルビトールである．有機酸は主にリンゴ酸である．タンニンやペクチンを含むので整腸効果がある．ビタミン類は多くないが，特有の芳香は，多くの成分が複雑に混ざり合ってできている．主な成分は *n*-ブタノール，イソアミルアルコール，アセトアルデヒド，酢酸プロピル，酢酸エチルなどである．無機質ではカリウムを多く含み，高血圧を防ぐ効果があるとされる．皮をむくなど果実を傷つけると次第に褐変する．褐変前駆物質としてクロロゲン酸が含まれていて，ポリフェノールオキシダーゼにより酸化され，褐変物質ができるためである．剥皮したリンゴを 0.5% 程度の食塩水に浸すと，酵素の働きが阻害されて褐変が防げる．果肉の色は，フラボノイド色素であるケルセチンによる．果皮の赤色は，アントシアニンによる．脂肪蓄積抑制，疲労軽減作用のあるプロシアニジン類が含まれる．ほとんどが生食用であり，加工用としての利用は約 14% である．加工品には缶詰，ジュース，ジャム，リンゴ酒（シードル〈補足1〉），リンゴ酢などがある．リンゴはエチレンガス〈補足2〉を出すので，他の野菜や果物と一緒にするときは注意が必要である．

補足1
フランスのノルマンディー地方でつくられるシードルの蒸留酒がカルヴァドス．ほかの地域でつくられたものはアップルブランデーとして区別される．

補足2
リンゴと野菜や果物を一緒に保管すると，エチレンガスで過熟や腐敗が進むことがあるので注意が必要である．逆に追熟させたい場合はリンゴと密閉するとよい．

柿果《しか》類

準仁果類《じゅんじんかるい》〈補足3〉のカキとミカンなどの柑橘類を比べた場合に，カキは，柑橘類のような多汁性ではないことや，種子をとりまく子房壁が中果皮として発達し果肉となっている．しかし，柑橘類は，内果皮の部分が発達して果肉となるなど性質は異なる．そこで本書ではカキを柿果類《しかるい》として取り上げる．

補足3
子房が発達した真果．果心に種子が集まっているので準仁果という．

1．カキ　Japanese persimmons　（カキノキ科カキ属の落葉高木カキの果実）

アジア原産であり，日本では種類が多く，全国的に分布している．学名にも *Diospyros kaki L.* と日本語の *kaki* がつけられている．

自生種としては，豆柿，常磐《ときわ》柿がある．種類や品種〈補足4〉が多く，甘柿系と渋柿系とがある．甘柿には，御所系，富有《ふゆ》，次郎などがある．主産地は和歌山，奈良，福岡，愛知，岐阜（生産量順）などで，全国の 50% 以上を生産している．甘柿は生食するが，渋柿は渋抜き後，生食したり干し柿〈補足5〉にする．

補足4
甘柿の御所系には，本御所，花御所，藤原御所，天神御所，裂《はぜ》御所，晩御所が，渋柿には，平核無《ひらたね》，刀根早生《とねわせ》，甲州百《こうしゅうひゃく》目《め》などがある．

補足5
干し柿には串柿，吊し柿，ころ柿，巻き柿，あんぽ柿などがある．

成分・利用

炭水化物含量は 15.9% で，糖分は果糖やブドウ糖，ショ糖〈補足6〉を 100 g 当たり 13.1% 含む．果肉の色は β-カロテン（160 μg%）や β-クリプトキサンチンなどのカロテノイドである．ビタミン C が 70 mg% と多いのが特徴である．

補足6
果肉中のショ糖は，成熟するにつれてインベルターゼにより分解され，ブドウ糖と果糖に転換する．甘カキでは，ブドウ糖 4.8%，果糖 4.5%，ショ糖 3.8%，渋カキでは，ブドウ糖 5.8%，果糖 5.2%，ショ糖 2.6% である．

表 2-14　ミカン属の分類

ミカン類	ウンシュウミカン，ポンカン，マンダリンオレンジなど
オレンジ類	ネーブルオレンジ，バレンシアオレンジ，福原オレンジなど
グレープフルーツ類	グレープフルーツなど
香酸柑橘類《こうさんかんきつるい》	カボス，サンボウカン，シークヮーサー，スダチ，ダイダイ，ユズ，ライム，レモンなど
タンゴール類	イヨカン，キヨミ，デコポン，セトカなど
タンゼロ類	セミノール，タンジェロなど
ブンタン類	カワチバンカン，ブンタンなど
雑柑類《ざつかんるい》	オロブランコ（スウィーティー），ナツダイダイ（夏ミカン），ハッサク，ヒュウガナツなど

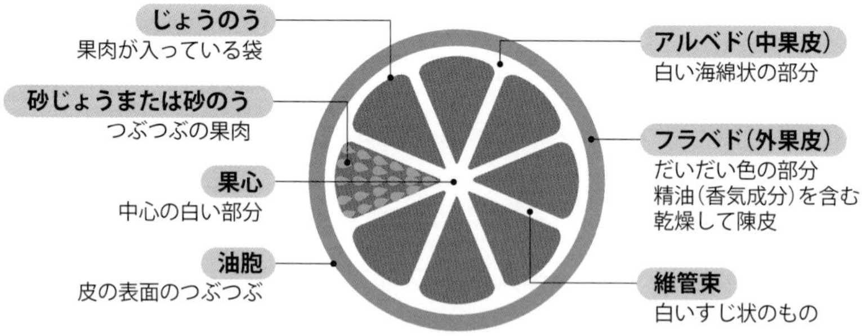

図 2-13　柑橘果実の構造

生食のほか，干し柿，ジャム，ピューレ，シロップなどとして利用される．渋柿は可溶性タンニン（シブオール）を含むので，脱渋《だつじゅう》を行い，アセトアルデヒドを増加させてタンニン分子間を架橋させ不溶性タンニンにする．アルコールによる脱渋は，無酸素（嫌気的）呼吸によりアセトアルデヒドの生成を促し，シブオールと結合させることによる．干し柿の白い粉は，マンニトール，ブドウ糖，果糖の析出による．

柑橘類《かんきつるい》

柑橘類は，子房が発達してできた真果であり，種子が仁果類と同じ中心にあるため準仁果に分類される．世界的にも多数の品種があり，果樹のなかでも品種や種類の交代が容易である．柑橘類の種類は多く，ミカン科のミカン属，キンカン属キンカン，カラタチ属カラタチに分かれるが，ほとんどがミカン属〈補足〉である．果実は特徴的な構造をしている（**図 2-13**）．

（補足）
ミカン属には多くの柑橘があり，**表 2-14** のように分類される．

◆ミカン属ミカン類

1. ウンシュウ（温州《うんしゅう》）ミカン　Satsuma mandarins

（ミカン科ミカン属の常緑小高木ウンシュウミカンの果実）

鹿児島が原産とされ，日本でもっとも多く生産される柑橘類である〈補足〉．温暖な地方で栽培され，南関東が北限とされる．早生種と普通種があり，ともに多数の系統がある．和歌山，愛媛，静岡，熊本，長崎，佐賀（生産高順）が主な産地で，全国の約74％を占める．晩秋の早い時期に出回るのは九州産のもので，需要の多い冬期には和歌山産や愛媛産など，さらに遅れて静岡産が市場に出る．

補足
形は小さめ，扁平で色づきがよく張りがあって皮が薄く，油胞が小さめでお尻が凸凹で，ヘタの切り口が小さく薄緑色をしたものを選ぶとよい．

成分・利用

炭水化物含量は12.0％で，ショ糖，果糖，ブドウ糖（含量順）が8.9％，有機酸としてクエン酸を1％程度含む．ビタミンC（32 mg％）やβ-カロテン（180 μg％）も豊富である．色素はカロテン類のβ-カロテンおよびリコペン，キサントフィル類のβ-クリプトキサンチン（1,700 μg％）が含まれる．β-クリプトキサンチンには，骨密度・骨代謝の改善，血中インスリン低下，免疫タンパク質産生促進，ヒアルロン酸合成酵素活性化などの作用があることが知られる．

生食されるほか，缶詰，ジュース，ジャム，ワイン，ブランデー，ピール（果皮の砂糖漬け）などに利用される．ミカンの缶詰の液汁がヘスペリジンの析出で白濁することがある．ヘスペリジナーゼ処理により防止できる．

2. ポンカン（椪柑）　ponkan mandarins

（ミカン科ミカン属ポンカンの果実）

インド原産であり，中国南部や台湾で栽培されている．ウンシュウミカンよりも大きく，果梗部が突出し，甘味がある．特有の強い香気がある．愛媛，鹿児島，高知などで生産される．中国原産のタンカン（桶柑）は種子が多く，比較的小果である．

β-クリプトキサンチン1,000 μg％，ビタミンCを40 mg％含む．生食されるほか，一部は果汁飲料，缶詰，マーマレード，ミカン酒，ゼリーなどになる．果皮はペクチン，精油になる．乾燥果皮は陳皮《ちんぴ》といい，漢方薬（健胃剤）に利用される．

◆ミカン属オレンジ類

ミカン科ミカン属のオレンジ類は，世界的に柑橘類のなかではもっとも生産量の多い果実である．インド原産で世界に広まり多くの品種がある．生産量の主要国は，ブラジル，アメリカ，中国である．

1．オレンジ　oranges　（ミカン科ミカン属オレンジの果実）

インド原産で種類が多く，世界全体の生産高は，バナナ，リンゴに次いで多い．オレンジ類は，果皮が厚いが果汁は多汁で甘く香りがよい．

種　類

スイートオレンジとも呼ばれる普通系オレンジと果頂部に臍《へそ》があるネーブルオレンジ，果肉や果皮が赤みを呈したブラットオレンジ，酸がきわめて少ない無酸オレンジの4群に分類される．

普通オレンジ：ハムリン，バレンシアなど．

ネーブル系：トムソン，ワシントンなど．

ブラッド系：タロッコ，モロなど．

無酸オレンジ系：サッカリー，リマなど．

主要栽培品種はバレンシアオレンジとネーブルオレンジであり，果皮が厚く，果肉が甘く芳香があり，貯蔵性に富む（補足）参考．

（補足）
形が大きく重みがあり，果皮は全体が濃いオレンジ色で弾力や張りとつやがあり，薄くてなめらかで，油砲が小さいものを選ぶとよい．

成分・利用

ネーブルオレンジの炭水化物含量は11.8%で，ショ糖，果糖，ブドウ糖（含量順）を8.0%含み，酸は主としてクエン酸を0.7～1.2%含む．ビタミンCはウンシュウミカンよりやや多い60 mg%，β-クリプトキサンチンは210 μg%含む．ヘスペリジンも含まれる．オレンジ香は，果皮中のd-リモネンやシトラール，バレンセンなどの成分で，搾汁時に移って果汁飲料の強い芳香となる．

生食のほか，ジュース，マーマレードに加工される．オレンジ濃縮果汁としての輸入は，近年ブラジルが大半を占めるほか，イスラエル，メキシコなどからも輸入している．

■ バレンシアオレンジ　Valencia orange

スペイン，ポルトガル領アゾレス諸島の原産といわれている．ブラジルが世界第1位の栽培面積を有する．日本では冬に気温が低いので糖質が少なく堅くなる．市場に流通しているものは，アメリカ，オーストラリア，南アフリカ産が主である．

参考　オレンジの栽培品種

バレンシアオレンジの原産国については諸説があるが，ポルトガル領のアゾレス諸島といわれている．世界第1位の栽培面積は，ブラジルである．主にアメリカやオーストラリアから輸入されている．日本では，和歌山でも生産されている．福原オレンジや酸味の少ないトロビタオレンジが有名な品種である．

ネーブルオレンジはブラジル原産であり，心皮が二重でへそがある．輸入品種で早生のワシントンネーブルオレンジは，甘味と酸味が適当で品質が優れている．アメリカやオーストラリアから輸入されている．国内では，広島，静岡，和歌山などで栽培されており，村上ネーブル，大三島《おおみしま》ネーブル，ワシントンネーブル，鈴木ネーブルなどが知られる．

和歌山などの温暖な地方で生産される福原オレンジは品質がよく，国産バレンシアオレンジとして有名である．光沢があり，重量感のあるものがよい．糖質が 9〜12%（アメリカ産 6.9%）と多く，甘味が強くて酸味は少ない．生食されることが多いが，果汁，オレンジピールなどにもなる．

◆ミカン属グレープフルーツ類

グレープフルーツ類は，18 世紀頃にブンタンが実生変異してできたといわれている．有核種と無核種の違いのほか，果肉色が異なる白色種，ピンク色種，赤色種，深紅色種などの品種がある．

1．グレープフルーツ　grapefruit

（ミカン科ミカン属グレープフルーツの果実）

西インド諸島原産で，ブンタンの変種といわれる．形はナツカン様であるが，ブドウの房のように実るので，グレープフルーツといわれるようになった．

種類・成分・利用

主要な品種は，赤肉種（フォスターシードレス，レッドブラッシュ），ピンク肉種（ピンクマーシュ）と白肉種（ダンカン，マーシュシードレス）である．赤肉種は β-カロテンを 400 μg%，ビタミン C を 36 mg% 含む．爽快《そうかい》な風味は，香気成分としての *d*-リモネンやヌートカトン，白肉種の甘味成分（含量順にショ糖，果糖，ブドウ糖）は 7.3% で，苦味成分はナリンギン（補足）によるものである．アメリカや南アフリカ，イスラエルから輸入している．一般的に生食用としては無核種で有色の果肉色が好まれ，加工用としては無核種の白肉色のものが好まれている．果汁や缶詰にもなる．

補足
ナリンギンは，ナリンギナーゼで分解すると苦味はなくなる．苦味だけではなく血漿脂質の低下，抗酸化活性の上昇作用があることが知られている．

グレープフルーツとダンシータンゼリンの 1 代雑種である「セミノール」は，タンゼロ類の柑橘として知られる．β-カロテンを 410 μg%，β-クリプトキサンチンを 1,300 μg% 含む．鮮やかな橙紅色が特徴的である．収穫後に酸が抜けるのを待って出荷する．生食のほかジュースに加工される．

◆ミカン属香酸柑橘類

ミカン科ミカン属のなかでも主に生食として利用するのではなく，果汁に含まれる強い酸味や果皮の香気成分を中心として利用される柑橘類で，カボス，サンボウカン，スダチ，ユズ，レモンなどがある．

1．サンボウカン（三宝柑）　sanbokan

（ミカン科ミカン属サンボウカンの果実）

和歌山原産で，果梗部が突出しているのが特徴である．果実は 200〜300 g あり，果皮は厚く海綿状を呈し，3〜4 月頃出荷される晩成の柑橘である．ビタミンCを39 mg% 含む.

2. レモン　lemons　（ミカン科ミカン属レモンの果実）

インドや東部ヒマラヤが原産地であるといわれる．ゼノア，ビラフランカ，ユーレカ，リスボンなど多くの種類がある．世界各地で栽培されているが，主にカリフォルニアから輸入されているものが市場に出ている．日本でも広島，愛媛などの瀬戸内海地方や和歌山で全国の90% 弱が生産されている．

成分・利用

多汁でクエン酸を5～6% 含み，酸味が強い．ビタミンCは全果で100 mg%，果汁には50 mg% 含まれ，とくに皮部に多い．料理の酸味や香りづけ，飲料として用いられ，加工用としても広く利用されている．

◆ミカン属タンゴール類

タンゴール（tangor）は，ミカン類（tangerine）の寛皮《かんぴ》性〈補足〉とオレンジ類（orange）の味や芳香をもつ交雑種でミカン科ミカン属の柑橘類である．主なタンゴール類には，イヨカン，キヨミ，セトカ，タンカンなどの品種がある．

補足　手で果皮をむきやすい性質.

1. イヨカン（伊予柑）　iyokan　（ミカン科ミカン属イヨカンの果実）

山口原産で，濃橙色が美しく甘味が強い柑橘である．愛媛，和歌山，佐賀が主産県であり，とくに早生の宮内《みやうち》イヨカンが有名である．ビタミンCを35 mg% 含む．

◆ミカン属ブンタン類

ブンタン類は，東南アジア原産で自然交雑により多くの品種が生じ，ヨーロッパや西インド諸島を経てアメリカなど諸国に渡ったといわれている．ブンタン類の特徴は，柑橘類のなかでは大果であり，アルベド部（内果皮）が厚く，グレープフルーツと同様に芳香と苦味を含むことである．

1. ブンタン（文旦）　pummelo　（ミカン科ミカン属ザボンの果実）

ブンタン（ザボン，土佐文旦《とさぶんたん》，ポメロ，ボンタン）は柑橘類中でもっとも大きく，2～3 kg になるものもある．果肉は基本的に淡黄色で歯ごたえがあり，果汁が少ないが，香りや甘酸のバランスがよい．

成分・利用

10% 程度の糖分を含み，酸味の少ないのが特徴である．ビタミンCを45 mg% 含む．独特の苦味はナリンギンによる．生食のほか，果皮をピール，砂糖漬けにして，香気とともに楽しむ．

◆雑柑類

ミカン属で上記の柑橘類ではないものをいう．果皮が厚いことが特徴であるが，これは，ブンタン系の自然交雑によるものと考えられている．

1. ナツダイダイ（夏橙） natsudaidai

（ミカン科ミカン属ナツミカンの果実）

山口原産で，サマーオレンジ，ナツミカンともいう．果実は400～500 g と大きく，多汁である．甘味は少なく，酸味が多い（補足）．ナツダイダイの変種である川野《かわの》ナツダイダイ（甘夏）は，ナツダイダイよりも酸味が少ない代表的な品種である．新甘夏（ニューセブン）はこの変種で，主産地は鹿児島，熊本，愛媛，和歌山，広島である．果皮が橙黄色で，光沢があり，果肉は多汁で爽やかな酸味がある．ビタミンC含量は38 mg% で，苦味成分であるナリンギンを含む．果皮中の油胞に精油をもち，果皮にはペクチンが多い．

補足
全体にむらなく濃い黄色で傷や変色がなく張りがあり，ヘタが緑色で重みのあるものを選ぶとよい．

2. ハッサク（八朔） hassaku

（ミカン科ミカン属ハッサクの果実）

広島原産で，ナツダイダイよりも小さく腰高で，果皮，肉質ともに硬いのが特徴である．甘味と酸味が適度にあり風味がよい．ビタミンCを40 mg% 含む．果皮には，芳香成分であるクマリン類のオーラプテンを含み血中コレステロールの改善作用が確認されている．和歌山が主産地，以下広島，愛媛である．

3. ヒュウガナツ（日向夏） Hyuga-natsu

（ミカン科ミカン属ヒュウガナツの果実）

宮崎で発見されたものであり，ニューサマーオレンジともいう．果実は200～300 g で，果皮は厚いがむきやすく，白いアルベド部分も甘いのでここを残してカットして食べる．多汁質で甘酸っぱく爽やかで風味がよい．ビタミンCは26 mg% でミカンのなかではやや少ない．

◆キンカン（金柑《きんかん》）属

常緑低木のキンカンは，ミカン属とは異なりキンカン属に分類される．柑橘類のなかでも実は小粒であり，小さい品種では約1 g 程度のものから大きい実のものでも30 g である．

1. キンカン（金柑） kumquats　（ミカン科キンカン属キンカンの果実）

中国原産の柑橘類で果皮に甘みを含み，果皮の甘味と果肉部分の酸味を含む果実全体を生食できる小粒の柑橘類である．品種としては，ニンポウキンカン（寧波金柑《にんぽうきんかん》），ナガキンカン（長金柑），マルキンカン（丸金柑）などが宮崎，鹿児島，熊本，和歌山などで栽培されている．キンカンは，ほかの柑橘類に比べてカルシウム（80 mg%），ビタミンC（49 mg%）が多く含まれている．利用法としては，果皮も含めた実全体を使用するため，生食のほか，ジャム，砂糖漬け，缶詰として利用される．

核果類

果実の中心にあたる内果皮部分が，石《せき》細胞により硬《かた》い核となった果実で，子房の発達した真果である．種子はその核の内部に存在する．主な果実にウメ，サクランボ（オウトウ），モモなどがある．外果皮は薄く，可食部は中果皮の肥大した部分にあたる．

1. アンズ apricot　（バラ科サクラ属の落葉高木アンズの果実）

アンズの木はウメに似ている．原産地は中国の北方地域で，その種類が多く，世界各地で栽培されている．ホンアンズ，モウコアンズなどがある．栽培種はホンアンズである．青森，長野の両県でほぼ全量生産されている．大粒の甲州《こうしゅう》大実《おおみ》，新潟大実，平和，山形3号などが好まれている〈補足〉．

補足
果皮が赤みのあるオレンジ色で張りとつやがあり，少し柔らかく甘酸っぱい芳香があるものを選ぶとよい．

成分・利用

主要成分はブドウ糖，ショ糖，果糖，ソルビトール（含量順）などの糖分（5.0%）と，リンゴ酸，クエン酸などの有機酸が2%である．糖に比べて酸の量が多く酸っぱい．熟した果実の果肉の色はカロテノイドを成分とし，β-カロテンが多い（1,400 μg%）．ビタミンCは果実類としては少ない．生食よりも干しアンズ，ジャム，菓子材料としてよく利用される．薬用として種（杏仁）が鎮咳《ちんがい》剤（咳《せき》止め）とされる．

2. ウメ ume　（バラ科サクラ属の落葉高木ウメの果実）

原産地は中国である．観賞用（花梅）と，実を利用するもの（実梅）とがある．どちらも古くから栽培されている．花は白，淡紅，濃紅であり，特有の芳香がある．未熟果の果実は青色で，熟すと黄色になる．日本で多くの品種が誕生した．

ウメとアンズは近縁種であるため，品種間での自然交雑などが起きやすく，多くの品種が発生している参考．これらの交雑種により生じたウメは，形態的諸形質である枝幹，花弁，がく，果実，核などにより純粋梅，杏梅《あんずうめ》，梅杏《あんず》などに，また，実の大きさや形による分類法などによって小粒（野梅《やばい》系），中粒，大粒（豊後《ぶんご》系）などにも分けられている．両者の遺伝的な特質の優劣により熟成時の糖度や有機酸量などが異なる．

主産地は和歌山（全国の6割以上）で，以下，群馬，奈良，福井，徳島，長野などである．

成分・利用

有機酸を4～5%含み，主にクエン酸やリンゴ酸である．核にアミグダリン〈補足1〉を含む．酸が多いので生食にはむかず，梅干し，梅漬け，梅酒，ジャムなどに加工される．梅干しをつくる際に生じる梅酢の梅ポリフェノールは，インフルエンザの増殖抑制に効果が見出され，感染力を弱めることが明らかとなっている．

補足1
青酸配糖体の1つ．分解すると青酸を生じる．広くバラ科の種子に存在し，ビワの種にも含まれる．ウメが未熟なときには核が軟らかいのでアミグダリンが分解されて青酸を含むことがある．

3. サクランボ sweet cherries

（バラ科サクラ属の落葉低木のミザクラの果実）

オウトウ（桜桃）ともいわれる．東洋種やヨーロッパ種（西洋種）があるが，ほとんどが西洋種である．佐藤錦，ナポレオン，紅秀峰《べにしゅうほう》，アメリカンチェリーなどがよく知られ，どれも出回り時期は6月を中心として短い〈補足2〉．主産地は山形で全国の約76%を生産し，北海道と合わせると約84%を占める．甘味は主にブドウ糖と果糖などによる（アメリカ産では計15.9%）．生食のほか，缶詰，砂糖漬けにしてカクテルやフルーツポンチなどに利用される．果汁を酵母で発酵させ，蒸留した酒は，キルッシュヴァッサーとして知られる．

補足2
粒が大きく全体的に赤く張りとつやがあり，軸が太く緑色のものがよい．アメリカンチェリーは黒紅色のものを選ぶとよい．

4. モモ peaches

（バラ科モモ属の落葉高木モモの果実）

中国原産で，花は淡紅色や白色である．ケモモは果皮の表面に細毛が密生しているが，ユトウには細毛がない．主産地は山梨，福島，長野，和歌山で，全国の60%以上を生産している．離核種（核がとれやすい）と粘核種（核がとれにくい）とに大別される．主要な品種は生食用として早生《わせ》種の加納岩白鳳《かのういわはくほう》，白川《しらかわ》白鳳，みさか白鳳などがあり，中生種として，あかつき，川中島白鳳，白鳳などがある〈補足3〉．また晩生《おくて》種として黄金桃《おうごんとう》，ゆうぞらなどがあり，加工用として，果肉が白色のもちづき，果肉が黄色の缶桃2・5・12・14号などがある．

補足3
モモは完熟2～4日前に収穫し，店頭に並ぶ間に追熟させることが多い．形が左右対称でふっくらしていて張りと重量感があり，甘い香りがするものを選ぶとよい．黄緑色が残っているものは未熟果といえる．

参考 ウメの品種交雑

雑種性の程度から，純粋梅（小梅，甲州最小，信濃《しなの》，玉梅など），アンズ形質を少し含むものを杏梅（白加賀《しらかが》，養老《ようろう》，長束《ながつか》など），アンズの形質を多く含むウメを梅杏（豊後《ぶんご》，秋田など）と分類している．

成分・利用

炭水化物含量は 10.2%，糖分はショ糖が主で，果糖やブドウ糖，ソルビトール（計 8.4%）や，ペクチンを含む．有機酸は白肉種よりも黄肉種に多いものの，リンゴ酸として約 1% 以下と少ない．黄肉種は β-カロテンを 140 μg% 含む．生食が主であるが，缶詰，果汁製品（ネクター）にも加工される．

5. ヤマモモ red bayberries

（ヤマモモ科ヤマモモ属の常緑高木ヤマモモの果実）

ウンシュウミカンの転作作物になっている．庭園樹や街路樹としても植えられている．果実は黒紫，紅，淡桃色，白など，品種によって異なる．

甘味があり生食とされるが，特有の苦味がある．果実酒として利用される．収穫後の劣化が著しいので，冷凍保存され，ジュース，リキュール，ピューレ，ジャム，缶詰，シラップ漬けなどに加工される．中国では楊梅《ヤンメイ》といわれ，胃腸の働きをよくする薬として古くから利用されている．

漿果《しょうか》類（液果類）

漿果類は液果類ともいい，果肉が多汁で果皮が薄く結実の小さい果実である．代表的な漿果類として子房が発達したブドウなどの真果や，花托が発達したイチゴなどの偽果も含まれる．

1. アケビ akebia

（アケビ科アケビ属の半野生のつる性落葉樹アケビの果実）

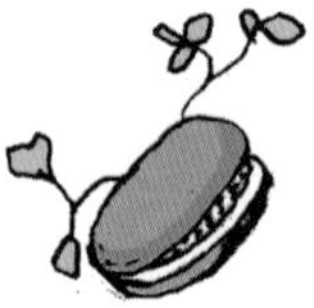

アケビ

東アジアに広く分布する．アケビカズラ，モクトン，ネコンクソなど多くの地方名がある．日本では野山にみられ，アケビ（小葉が楕円形で 5 枚），ミツバアケビ（小葉が卵形で 3 枚）がある．果実が大きく，鮮やかな紫色のミツバアケビが一般的である．山形が主な産地．果肉から種子を除き，ジュースにしたり，水にさらし水煮などにして利用する．茎は乾燥させ，木通《もくつう》という漢方薬（利尿剤）に利用する．果皮も油炒め，揚げ物とする．新芽をゆでて，おひたし，和え物，みそ汁に入れて軽い春の苦みを楽しむ．

2. イチゴ strawberries

（バラ科オランダイチゴ属の宿根性草本イチゴの果実）

南米原産．花托部分が果実になっている．果実は赤色で果面に小黒粒の種子がある．株の元から数本のランナーと呼ばれる地表を横走する茎が伸びて，子株が着性して繁殖する．

品種は暖地向け，寒冷地向け，四季成りなどがある．また生食用の果重型品種，加工用の果数型品種にも分けられる．重量は大果種で 15～20 g，中果種で

10～15 g，小果種で 5～10 g である．主な栽培品種はあまおう，さがほのか，さちのか，とちおとめなどがあり，果形の美しさや粒の大きさ，甘さ，芳醇な香り，色合いなどの点から改良された特徴のある品種が多く栽培されている．主産地は栃木，福岡，熊本，静岡，長崎，愛知で，全国の約 50% を生産している．

成分・利用

水分が 90.0% で，それを除いたほとんどは炭水化物で 8.5%，糖分はショ糖，果糖，ブドウ糖（含量順）で計 5.9% のほか，ペクチンを含む．ビタミン C は 62 mg% で，ウンシュウミカンの 2 倍ほど含まれ，カリウムも 170 mg% と多い．赤色はアントシアン系のカリステフィンによる〈補足 1〉．生食されるほか，ジャム，ジュースに加工され，製菓原料となる．加工用のものは産地で破砕や磨砕して液状にしたパルプと呼ばれる状態にして出荷することが多い．

補足 1
赤色の色づきと甘味の発現は異なる反応だが，発現時期が同じなので，全体が赤くよく色づいているものを選ぶとよい．

3. イチジク　figs　（クワ科イチジク属落葉灌木イチジクの果実）

小アジア原産．花托の発達した偽果《ぎか》であるが，果肉が軟らかく多汁質であることから，漿果類に属する．耐寒性はないが，成熟期の降水量が少なければ品質のよいものができる．

ヨーロッパでは古くから栽培され，乾果としても利用されてきた．日本では在来種の唐柿《とうがき》（蓬莱柿《ほうらいし》）のほか，ガドタ，桝井《ますい》ドーフィンなどの外来の栽培種がある〈補足 2〉．主産地は愛知，和歌山，兵庫，大阪，福岡で，全国の約 60% 以上を占める．

補足 2
果皮が全体的に赤褐色で張りがあり，甘い香りがして，尻部が割れかかっているものを選ぶとよい．

成分・利用

炭水化物含量は 14.3% で，還元糖（ブドウ糖，果糖）が 10.8% を占め，ペクチンを含む．有機酸やビタミン類は少ない．果実から出る白乳液はタンパク質分解酵素のフィシンを含む．主に生食されるが，ジャム，シラップ漬けのほか，煮物，ドライフルーツにも用いられる．甘い芳香があり，熟度が適当で軟らかいものがよい．

4. ザクロ　pomegranates　（ミソハギ科ザクロ属落葉高木ザクロの果実）

小アジア原産で木には棘《とげ》がある．熟すと自然に果皮が裂ける．果肉は外種皮をもち，鮮紅色で，酸味のある汁に富む．可食部は少ないが，生食やジュースにするほか果実酒として用いられる．果汁に砂糖を加えたものをグレナディンシラップといい，カクテルの材料とされる．

5. ベリー類

ベリーは漿果《しょうか》と呼ばれ，木イチゴ類の総称である（イチゴもベリー類であるが別に扱っている）．世界各地に自生し，日本でも古くからスグリ（グーズベリー），クワの実（マルベリー），コケモモなど身近なものを食用としていた．

種類・特徴

生食されるほか，製菓原料，ジャム，ワインなどに加工される．最近需要が増えているブルーベリージャムは，輸入の冷凍果実を原料としているものが多い．

■ グーズベリー　gooseberries　（スグリ科のスグリ属の落葉性低木グーズベリーの果実）

グーズベリー（スグリ）とカーラント（フサスグリ）に分けられる．栽培種はヨーロッパやアメリカで育成されたものである．

北海道や東北地方で栽培されているが，ほとんどが庭先果樹として植えられ，経済栽培は少ない．果実は球形か長楕円形，味は品種により甘いものと酸味の強いものがある．色は淡緑色，黄白色，赤色と各種のものがある．ほかのベリー類同様に生食が一般的である．加工利用にはジャム，ゼリー，果実酒などとして利用される．

■ ハスカップ　hasukappu　（スイカズラ科スイカズラ属の落葉性低木ハスカップの果実）

アジアの東北部に自生する．クロミノウグイスカグラともいう．北海道の湿原や亜高山帯に自生する．果重は小さく1g前後しかないが，登録品種であるユウシゲは果実が比較的大きく収量が期待できる．果形は変種が多く，球形，卵形，銚子《ちょうし》形，円筒形などがみられ，ハスカップはアイヌ語で，アイヌ民族は不老長寿の薬としてきた．抗酸化性の作用が強いアントシアニン（主成分，シアニジン-3-グリコシド）が含まれる．酸味と渋味が強いので，生食用としては不適で，ジャム，ゼリー，ワイン，ジュース，菓子材料などに加工される．

■ ブルーベリー　blueberries　（ツツジ科スノキ属の落葉性低木果樹ブルーベリーの果実）

日本の高山に自生するコケモモと同じ仲間である．北アメリカ原産．ハイブッシュブルーベリーやラビットアイブルーベリーが代表的な栽培種で，野生種のローブッシュブルーベリーがある．長野，群馬，東京，茨城で全国の50%以上を生産している．

果実は房状につき，平たい円形，濃青藍色で3g前後の小粒の液果である．甘味（主に果糖とブドウ糖などで計8.6%）と適度な酸味，芳香がある．果皮の色素はアントシアニンであり，ロドプシンの再合成を活性化する働きによる視力改善機能がうたわれている．ローブッシュブルーベリーのアントシアニン含量は0.33〜0.38%ともっとも高い．また，ブルーベリーのポリフェノールには強い抗酸化作用がある．生食のほか，ジャム，ジュース，製菓材料，ブルーベリー茶などに利用されている．

■ ラズベリー　raspberries　（バラ科キイチゴ属の落葉性低木ラズベリーの果実）

山野に自生している．ブラックベリーやデューベリーなども同類である．日本では主に北海道，秋田，山形などでわずかに栽培されている程度であるが，ヨーロッパやアメリカでは重要な果実である．

果実の色は赤，黄，紫，黒と多様である．棘のあるものが多かったが，最近の栽培品種では棘が少なく，果実も 2 g 前後と大粒に改良されている．甘味は主に果糖，ブドウ糖による（5.4%）．ビタミン C（22 mg%）のほか，食物繊維（4.7%）も比較的多い．0.1% 程度タンニンを含み渋味がある．

6. ブドウ　grapes　（ブドウ科のつる性落葉低木の果実）

果実は多汁で甘味が強く，世界中で広く栽培されていて生産量が多い．その大部分はブドウ酒の原料とされる．西アジア原産の欧州ブドウは，ギリシャやエジプトで古くから栽培されている品種である．米国種は北米原産のものである．日本では山梨の生産量が多く全国の約 24% を占め，長野や山形，岡山を含めると約 60% が生産されている．

生食用品種としては巨峰，デラウエア，ピオーネ，シャインマスカット，キャンベルアーリー，ナイアガラ（栽培面積順）など〈補足〉，ワイン用には，マスカットベリー A，コンコード，メルロ（赤ワイン用生産量順），甲州，ナイアガラ，デラウエア，シャルドネ（白ワイン用生産量順）などが用いられる．海外でのブドウ栽培は，主にワイン用などの加工目的で栽培されている．日本では，生食用や生食兼加工用に適した品種が栽培されている．種なしブドウは，ジベレリン（植物生長ホルモン）で処理し，種子の成熟前に果実が熟すようにしたものであり，デラウエアは大部分が種なしブドウである[参考]．

補足
ブドウの果皮の白い粉（ブルーム）はオレアール酸で，病原菌に感染するのを予防し鮮度を保つ働きがある．洗うとブルームがとれるので，洗わず冷蔵保存するとよい．甘味は部位により違い，房の先端より枝に近いほうが甘い．

成分・利用

主要成分は約 16% 含まれる炭水化物であり，ブドウ糖と果糖がほぼ等量含まれる（計 14.4%）．有機酸は酒石酸やリンゴ酸で，クエン酸はわずかである．渋味はタンニンによる．皮の赤紫色はアントシアニン系のエニンによる．ポリフェノールの 1 種で抗酸化物質であるレスベラトロールが果皮や茎に含まれて

参考　**最近の栽培品種**

多くの品種のなかで栽培の多いものは，巨峰《きょほう》，デラウエア，ピオーネ，シャインマスカット，キャンベルアーリー，ナイアガラ，マスカットベリー A，スチューベン，甲州（栽培面積順）で，近年とくに，種なしで皮ごと食べられる大粒系の白い肉色のシャインマスカットの栽培が増えている．

いる．生食のほか，ジュース，ジャム，ゼリー，干しブドウ（レーズン），ワインなどに加工，利用される参考1．

果菜類

果菜類には，ときにより野菜としてあるいは果実として扱われるものがある．それは，同じものでも自然分類と利用分類では見方が異なり野菜としたり果物としたりするからである．世界的にも果菜類の定義はいまだ確立していない．ここでは，野菜として地上部に結実したもののなかで花托や子葉などの部分が発達してできたもので，かつ成分としてブドウ糖，果糖，ショ糖などの糖分を多く含む果実的な野菜とされているものを果菜類とし，スイカやメロンを取り上げる．

1．スイカ　watermelon　（ウリ科スイカ属のつる性一年草の果実）

夏瓜《なつうり》，水瓜《みずうり》などの別名がある．原産地は熱帯アフリカ，アジアといわれる．シルクロードを経て西方から伝えられたので，中国で西瓜の字が当てられた．果実は球形で品種によっては長楕円形のものがある．表面は平滑緑色で，果肉は赤，桃，黄色を呈し，種子は黒または褐色である．改良された種《たね》なし参考2のものもある．

種　類

450 種類以上あり，日本での栽培種は大和《やまと》系（古くから奈良県で栽培）と，都《みやこ》系（千葉で改良）とに分けられる．主な流通している品種としては，大玉系の春だんらん，祭ばやし 777，祭ばやし RG，小玉系のスイートキッズ，ひとりじめ BONBON などがある．熟すと果皮が黄色になる金鈴《きんすず》，太陽，三河黄金《みかわこがね》などの品種もあるが栽培は限られている．主産地は熊本，千葉，山形，長野，鳥取である．

参考1　赤ワインと白ワイン

赤ワイン用には，カベルネ・ソーヴィニヨン，ピノ・ノワール，メルロー，マスカット・ベリー A などの品種が，白ワイン用にはソーヴィニヨン・ブラン，シャルドネ，セミヨン，甲州がよく知られている．原料ブドウを除梗《じょこう》（果実がついている茎を取り除くこと）破砕し，果汁，果皮，種などをワイン酵母で発酵させ，圧搾搾汁し，後発酵，おり引き，熟成して赤ワインをつくる．白ワインは，果汁のみを発酵させてつくる．ロゼワインは，赤ワインの発酵途中で果皮や種など除いてつくる．

参考2　種なしスイカ

作出方法は 2 つある．コルヒチンを使用して染色体を 2 倍体から 4 倍体にし，そのめしべに 2 倍体の花粉を受粉させて 3 倍体の種をつくる．3 倍体は種をつくらないので，種なしスイカの種となる．もう 1 つは，軟エックス線を照射した花粉を受粉させると捻実種子をほとんどなくしたスイカ果実をつくることができる．

成分・利用

赤肉種は，水分と炭水化物（9.5%）が多く，糖は果糖が主体でブドウ糖，ショ糖を 7.6% 含む．赤色はリコペンで，カロテノイド系の β-カロテンを 830 μg% を含む．利尿作用のあるシトルリンが含まれ，古くから腎臓病に効果があるとされている．ほとんどが生食用である．果肉を濃縮飴状にして，スイカ糖として利用することもある．皮や幼果は粕《かす》漬けになり，種子は中華料理の前菜になる．これは種子用のスイカから加工されたものである．

2. メロン melon （ウリ科キュウリ属のつる性一年草メロンの果実）

キュウリやカボチャの仲間であるが，甘味があるのでスイカと同じく果実として扱われる．マクワウリも同様である．欧州系メロンの原産地は地中海沿岸で，日本へはアメリカから伝えられた．

種 類

品質の向上をめざして交配が盛んになされ，多数の新品種が栽培されている．円形や楕円形で，果皮は濃緑色から緑色，白や橙黄色のものもある．表面が滑らかなものもあるが，ネットメロンといわれる網目状の模様があるものに人気がある〈補足1〉．

ネット型：アールス・フェボリット（マスクメロン〈補足2〉），アンデス，クインシー，タカミ）

ノーネット型：アンデスハネデュー，キンショー，プリンス，ホームランなど（露地栽培される）．

主産地は温室ものでは静岡，愛知，茨城で全体の 80% 近くを，露地ものを含めると茨城，北海道，熊本で全国の約 56% 生産している．

補足1
均整のとれたやや縦長の球形で，網目が細かく均一に広がって盛り上がり，ズッシリ重みがあって果皮がやや黄色みがかり，ツルがややしおれ気味でお尻に弾力性があり，強い甘い香りがするものを選ぶとよい．

補足2
マスクメロンは品種名ではない．アールス・フェボリット系のメロンを指し，香気が musk（麝香《じゃこう》）に似ていることから名づけられた．アールス・フェボリットは温室栽培される．

成分・利用

温室メロンの炭水化物含量は 10.3% で，ショ糖主体の糖分を 9.2% 含む．カリウムが 340 mg% と多い．赤肉種の露地ものでは，果実中では，β-カロテン量を 3,600 μg% と多く含み，特有の芳香がある．主に生食されるが，通常室温で追熟させてから食べる．メロンリキュール，氷菓などにも利用されている．

3. プリンスメロン prince melon （ウリ科キュウリ属のつる性１年草プリンスメロンの果実）

マクワウリと露地メロンの１代交配種として生まれたノーネット型メロン．キンショウ，黄金《おうごん》，ロイヤルなどがある．果肉色の淡黄色や淡橙色以外に緑色のものもあり，甘味もネット型メロンに劣らないものがつくられている．

4. マクワウリ　oriental melon

（ウリ科キュウリ属のつる性１年草マクワウリの果実）

アジア系のメロンで，中国から伝えられて古くから栽培されていた．美濃《みの》国（岐阜）真桑《まくわ》村が産地として知られたことから，マクワウリと呼ばれた．金マクワ，銀マクワなどがあるが，ほかのメロンに比べ生産量は少ない．漬物としても利用されている．

熱帯果実・輸入果実類

植物学上の区分はとくにないが，植物防疫法に基づいて輸入されている果物を便宜的にこう呼んでいる．輸送技術の改善やグルメ化などにより，多種類の輸入果物がある．主にアボカド，キウイフルーツ，ドリアン，パインアップル，バナナ，パパイア，マンゴーなどである．

1. アセロラ　acerolas

（キントラノオ科ヒイラギトラノオ属の低木の常緑果樹アセロラの果実）

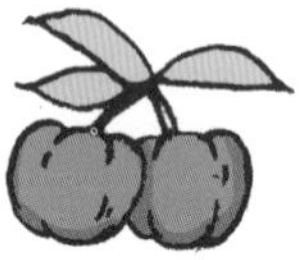

アセロラ

原産地は西インド諸島といわれ，ウエストインディアンチェリーともいう．アセロラはスペイン語である．ビタミンCが多いことから注目されるようになった．酸味系と甘味系とがあり，とくに酸味系には，1,700 mg% を超えるビタミンCが含まれる．果肉はオレンジ色をしていて，多汁質で甘酸っぱい．日本ではアセロラ飲料（果汁入り清涼飲料；果汁 10% 未満）が一般的である．鮮度低下が早く，収穫後数時間で発酵がはじまるので，果汁原料は冷凍したものをブラジルなどから輸入している．飲料の鮮やかな紅色は色素を添加したものである．生食のほか，ジュース，ピューレ，粉末などとして利用される．

2. アテモヤ　atemoya

（バンレイシ科バンレイシ属アテモヤの果実）

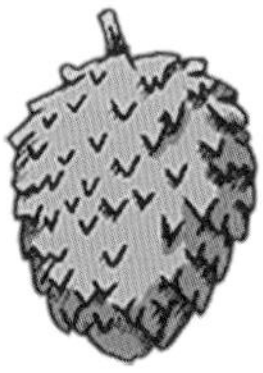

アテモヤ

チェリモヤとバンレイシ（シャカトウ）からつくられた温暖な地域で栽培される甘い果実である．沖縄，鹿児島，静岡，三重などで栽培されている．外観には凹凸があり，果肉は白くジューシーなクリーム状で，糖度 20～25 度と非常に甘く，わずかな酸味と上品な香りでカスタードのような滑らかな風味がある．果肉はいったん低温にさらすと軟らかくならないので，食べやすい軟らかさになるまでは冷やさない．

3. アボカド　avocado

（クスノキ科ワニナシ属の常緑高木アボカドの果実）

補足
果皮の緑色が黒化し，張りとツヤがあってやや弾力があるものを選ぶとよい．「ベーコン」種は適熟でも緑色のままなので，弾力性で判断するとよい．

原産地はアメリカ大陸中部で，脂質を多く含み甘味は少ない．グアテマラ系（未熟果は緑，熟すと黒化），メキシコ系，西インド諸島系の３系統ある．果肉は黄色で，中央に１個の種子がある〈補足〉．脂質は 18.7% で，脂肪酸組成に特徴があり，不飽和脂肪酸が多く（約 59% がオレイン酸，8% がパルミトレイン酸），飽和脂肪酸ではパルミチン酸が約 20% を占める．とくにハスと呼ばれる品種は，オレイン酸が多い．カリウム（720 mg%）も多い．生食のほか，サラダ，スープなどに用いる．脂肪分が多く，口あたりがよいので，最近では鮨種《すしだね》としても利用されている．

4. オロブランコ oroblanco （ミカン科ミカン属オロブランコの果実）

アメリカで無酸ブンタンにグレープフルーツを交配させてつくられた柑橘類である．オロブランコが正式名称で，スウィーティーは商品名である．イスラエル産の果実が輸入されている．グレープフルーツよりもやや大きい．果汁の糖度が高く，酸含有量が少ないので甘く感じる．ビタミン C を 38 mg% 含む．種子がなく果肉が柔軟で多汁質である．グレープフルーツとは異なる爽快《そうかい》な風味をもっている．果皮は完全に着色すると黄白色を呈するが，緑色のものが市販されている．生食が主であり，ジュース，ゼリーとしても利用される．

5. キウイフルーツ kiwifruit （マタタビ科マタタビ属のつる性果樹キウイフルーツの果実）

原産地は揚子江《ようすこう》上流沿岸であるが，ニュージーランドで改良され，発達した．楕円形で表面が茶褐色の毛に覆われている．この果皮の様子が，ニュージーランドの鳥 kiwi（キーウィ）に似ていることから名づけられたとされる．緑肉種と黄肉種がある．日本でも栽培されている．果肉はゼリー状，淡緑色を呈し，黒褐色の種子が放射状に点在する補足．果糖，ブドウ糖，ショ糖（含量順）を計 9.1% 含み，ビタミン C が多い（71 mg%）．タンパク質分解酵素のアクチニジンを含む．果肉の中央が赤いレインボーレッドもある．生食のほか，ジャム，ゼリー，ジュース，シャーベットなどとして利用される．

補足
収穫後追熟されて販売される．明るい茶褐色で傷がなくふっくらした楕円形で重みがあり，適度な硬さと弾力性があるものを選ぶとよい．

6. キワノ kiwano （ウリ科キュウリ属のつる性草本の果実）

北アフリカに原生する．ニュージーランドやアメリカから輸入される．果実表面に円錐形の突起がある．成熟果実は黄色がかったオレンジ色で，形や色の珍しさから多くは観賞用とされるが，種子の周りのゼリー状の果肉を食する．キュウリのような風味と，酸味およびわずかな甘味がある．

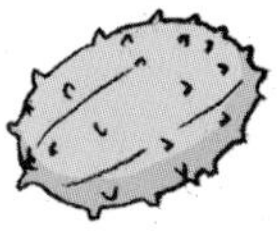
キワノ

7. グァバ guava （フトモモ科バンジロ属に属する常緑小高木の果実）

熱帯アメリカ原産で，古くからインディオが利用していた．熟すと果皮は黄色になり，果肉は種類の違いにより，赤，白，ピンク，黄，クリーム色などを

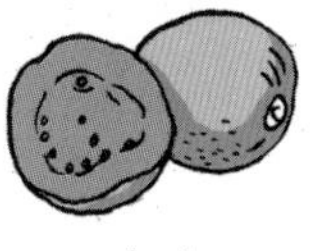
グァバ

呈する．赤肉種の甘味成分は，果糖，ブドウ糖，ショ糖で計3.5％である．淡い酸味，芳香があり，ビタミンC（220 mg％）やβ-カロテン（レチノール活性当量，50 μg％）が多い．生食されるほか，ジュースとして利用するが，ジャム，ゼリー，キャンデーなどにも加工される．葉はグァバ茶にされる．日本では沖縄や南九州地方で栽培されているが，加工品の多くはタイ，メキシコなどから輸入している．

8. スターフルーツ　carambola

（カタバミ科ゴレンシ属の常緑樹ゴレンシの果実）

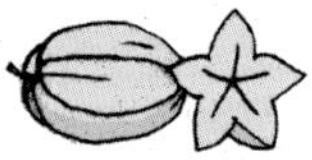

スターフルーツ

中国南部から東南アジア一帯で古くから栽培され，日本では沖縄で栽培される．羊桃，ゴレンシ，カランボーラ，ベリンビンともいう．生鮮品がメキシコやアメリカから多く輸入されている．果実の横断面は星形になっている．果皮は光沢のある黄橙色で，果肉は黄色，多汁であり，比較的硬い．シュウ酸を含むので独特の酸味がある．品種は甘酸っぱく淡白で大きめの系統と，小さくて香りが強く酸っぱい系統のものとがある．サラダのほか，菓子，ジュースとしても利用される．

9. チェリモヤ　cherimoya

（バンレイシ科バンレイシ属チェリモヤの果実）

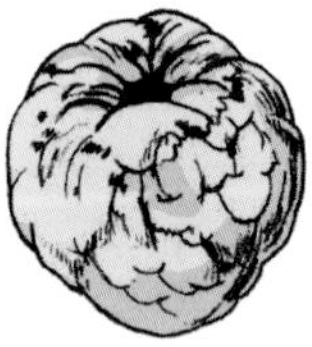

チェリモヤ

ペルーやエクアドルのアンデス山麓が原産地である．チェリモヤの語源は“冷たい種子”“冷たい乳房”を意味するペルー語であるといわれる．日本へはカリフォルニア産が輸入されているが，和歌山でハウス栽培されている．松かさのような外観で，黄緑色を呈する．室温で熟させると茶色になる．果肉はクリーム色，甘味が強く（糖質は果糖，ブドウ糖が主体で13.7％），カスタード様の滑らかな舌ざわりがあるためカスタードアップルともいわれる．葉酸（90 μg％），ビタミンC（34 mg％）が多い．軟らかくなった果実を冷やし，シャーベット状のものを食する．パインアップル，マンゴスチンとともに世界三大美果といわれる．チェリモヤとバンレイシ（シャカトウ）からつくられたのがアテモヤである．

10. ドリアン　durian

（アオイ科ドリアン属の熱帯常緑高木ドリアンの果実）

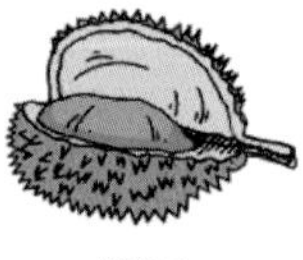

ドリアン

タイやインドネシアなどの東南アジア一帯で古くから栽培されている．成木は30 mにも達し，果実は1～3 kg，大きいものは5 kgにもなる．果皮は鋭い棘で覆われていて，ドリアンはマレー語の「棘《とげ》」（duri）に由来する名である．果実内部は5片に分かれ，乳白色の果肉が1～7個入っている．中には灰褐色の種子がある．果肉は甘く粘質でクリーム状を呈し，芳香がある．強烈な臭気（インドールの誘導体）があるが，果物の王といわれ独特の風味が好まれる．

主成分はデンプンおよび糖分で，ビタミンB_1（0.33 mg%），B_2（0.20 mg%），C（31 mg%），ビタミンE（α-トコフェロール，2.3 mg%）も多い．主として生食されるが，シラップ漬けの缶詰や乾燥果肉にも加工される．ペースト状に固めたものもあり，料理に使われる．

11. パインアップル pineapple

（パイナップル科アナナス属の多年生草本〈補足1〉の果実）

原産地は中南米である．現在では熱帯地方全域で広く栽培されている〈補足2〉．スムーズカイエン，クイーン，スパニッシュ系に大別され，果肉の甘味は主にショ糖とブドウ糖，果糖（計12.3%）で，0.8～1.2%のクエン酸やリンゴ酸による適度な酸味がある．ビタミンCを35 mg%含む．独特の芳香は，主に酪酸エチルや酢酸エチルで，C_1～C_8までの各種脂肪酸（C_1～C_8は鎖長）のエステル類による．タンパク質分解酵素のブロメラインを含み，肉料理に用いられるほかに酵素製剤として医薬品にも用いられている．生食やジュースにもされるほか，缶詰，ドライフルーツに加工される．

補足1
多年生草本とは，地表において1年で枯れる草本に対して，地下茎で多年にわたり枯死しない草本のことである．

補足2
ふっくらして下ぶくれで重く，お尻部分がやや弾力があり，甘い香りがするものを選ぶとよい．葉が枯れていたり乾燥しているものは避けたほうがよい．

12. バナナ bananas

（バショウ科バショウ属の多年生草本バナナの果実）

原産地はマレー半島で，果実というよりも主要食料として熱帯地方で広く利用されている．沖縄，鹿児島，宮崎などで栽培されるがその量はわずかで，ほとんどはフィリピン（輸入全体量の約86%），エクアドル（同約11%）などから大部分が未熟果〈補足3〉で輸入され，室《むろ》で追熟させて市販されている〈補足4〉．フィリピン産のジャイアントキャーベンディッシュのほか，果皮が赤茶色のモラードや台湾産の北蕉《ホクショウ》，仙人蕉《センニンショウ》などがある．小型のものはモンキーバナナといわれる．

成分・利用

22.5%の炭水化物を含み，糖分は15.5%でショ糖が約70%を占める．ビタミンB_6を豊富に含むビタミンC（16 mg%）やカリウム（360 mg%）も多い．香気の主体は酢酸イソアミル，酪酸アミルなどのエステルである．生食のほか，チップ，ソフトドリンク，製菓材料などとして利用されている．セロトニン[参考]が含まれる．

補足3
未熟果を緑熟バナナといい，炭水化物の大部分はデンプンで，デンプン粒は果実のように細長い形状をしている．料理用のバナナとして主食に利用される．生食用の品種とは異なりツンドク，カルダバ，リンキッドなどが栽培される．追熟するとほとんどのデンプンはショ糖に変わり，市販品では約3%程度となる．

補足4
追熟が進むとデンプンが分解されて甘味が増し，皮の表面にシュガースポットとよばれる茶褐色の斑点が現れる．これは皮部のポリフェノールが褐変して生じる．この褐変反応と果肉の熟度は別の反応なので，両者に直接的関係はない．

参考　セロトニン

セロトニンは，生体リズム，神経内分泌系，睡眠，体温調節，気分障害や統合失調症，薬物依存などの病態に関与しているほか，ドーパミンやノルアドレナリンなどの感情的な情報をコントロールし，精神を安定させる働きがあるとされる．抗うつ薬にはセロトニンにかかわる薬がある．パインアップルのほか，キウイフルーツ，プラム，トマト，クルミ，ペカンなどにセロトニンが含まれていることが知られている．食物として摂取したセロトニンの体内での役割は今のところ不明で，今後解明が期待される．

低温障害：12℃以下に長く置くと低温障害を受けて黒変する．保存の適温は13～14℃である．未熟なものは袋に入れておくと，果実から発生するエチレンによって追熟が行われる．

13. パパイア　papayas

（パパイア科パパイア属の常緑小高木パパイヤの果実 [参考]）

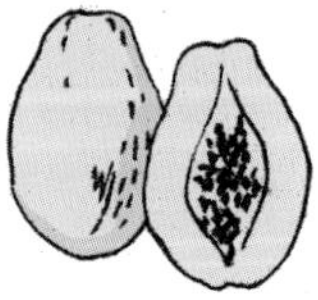

パパイヤ

熱帯アメリカが原産地である．主な品種としてソロなどが輸入されている．品種により果肉の色は濃黄色，オレンジ，紅色などがあり，甘味は果糖，ブドウ糖（7.1%）による．カリウム（210 mg%）やビタミンC（50 mg%）も多い．未熟果はタンパク質分解酵素であるパパインを含み，精製酵素は食肉の軟化，畜水産物からの調味エキスの製造などに利用される．生食のほか，砂糖漬け，ジャム，ピクルスなどに加工される．未熟果は野菜としても利用され，根にはデンプンが含まれる．

14. プルーン　prune

（バラ科スモモ属セイヨウスモモの果実）

セイヨウスモモのうち，干し果として利用されてきた品種の総称であったが，セイヨウスモモの別名になっている．西アジア原産で，カリフォルニアなどで栽培されている．日本では長野などで，サンプルーン，シュガー，スタンレーなどの品種が栽培されている．果実の重さは30～100 gで，形状は長楕円形や扁円形，色調は緑，赤，青紫と品種ごとに特徴がある．主要成分は炭水化物（12.6%）で，ブドウ糖，果糖，ショ糖（含量順）など計10.7%含まれ，β-カロテンも多い〔450 μg%；レチノール活性当量（RAE），40μg%〕．

15. ホワイトサポテ　white sapote

（ミカン科カシミロア属の常緑高木ホワイトサポテの果実）

メキシコ中部原産で，中央アメリカで栽培されている．国内でも小規模ではあるが沖縄，和歌山で栽培されている．カシミロア，ザポテブランコともいう．サポテ（ブラックサポテ）とは別種である．果皮は黄緑色で，果肉は黄白もしくは黄色を呈し，軟らかく甘味が強い（ブドウ糖，果糖，ショ糖で計12.0%含む）．苦味もあり，若干の樹脂臭もある．果肉の中に淡黄色の大きな種子がある．生食されるほか，シャーベットなどに利用される．

参考　**パパイアは木か草か**

パパイアの茎は成長しても軟らかく木質化できないことなどの理由により，草本として分類されるなどの諸説がある．木（本木）は，樹皮の内側に形成層があり，木質部をつくりながら成長して幹が太くなり，上方にも成長する（肥大成長，伸長成長）．草（草本）は，形成層がなくある程度成長すると太くならない．幹に相当する部分は茎という．言い換えると，例外はあるが，木部の細胞を年々蓄積して成長する植物群を本木，蓄積せずに数年で枯れる群を草本という．

16．マンゴー　mangoes　（ウルシ科マンゴー属の果樹マンゴーの果実）

インドからインドシナ半島原産といわれる．アーウィン（国産マンゴーの代表種）はじめキーツ，ギョクブン，キンコウ，レッドキーツなど多くの品種があり，果汁が多く滑らかな口当たりと特有の香り，濃厚な甘味が特徴である（ショ糖，果糖，ブドウ糖で計 13.0%）．メキシコ，タイ，フィリピン，台湾などから国内生産（沖縄，宮崎，鹿児島など）量の約 2 倍近くが輸入されている．β-カロテンを多く含む〔610 μg%；レチノール活性当量（RAE），51 μg%〕．ウルシオールと似たマンゴール（かぶれの原因）やタンパク質分解酵素を含む．生食のほか，ジュース，ピューレ，缶詰，ドライフルーツ，氷菓などとして利用される．

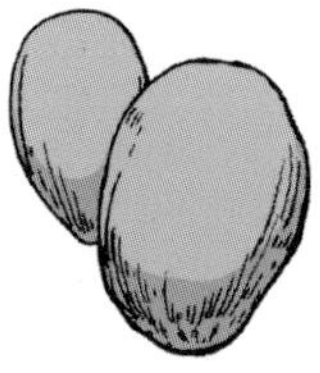

マンゴー

17．マンゴスチン　mangosteen　（フクギ科フクギ属の常緑高木マンゴスチンの果実）

マレー半島一帯が原産地といわれる．日本ではほとんど栽培されず，海外からは植物防疫法により冷凍品が輸入されていたが，技術向上により青果物での輸入が可能となっている．果実はやや扁平でがくが突出している．果皮は滑らかで濃赤紫色，果肉は白色，多汁で軟らかい．甘味と爽やかな酸味，独特な芳香によって「果物の女王」といわれる．主として生食される．ジュース，ゼリー，缶詰にも加工される．

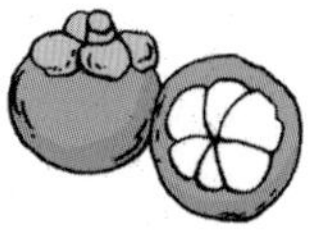

マンゴスチン

18．ライチー　lychees　（ムクロジ科レイシ属レイシの果実）

中国南部が原産地とされ，中国では非常に好まれている．レチア，レイシ（茘枝）ともいう．「茘枝」とは，実が枝に多くつくさまを指す．果実は枝の先端に数十個実る．鹿児島，宮崎，沖縄で栽培されているが，台湾やメキシコから生鮮品が輸入され，凍結品が台湾や中国から輸入されている．同科の果実にリュウガン（ムクロジ属）やランブータン（ランブータン属）がある．

品種によって差異があるが，果実は成熟するに従い，赤紅色から赤褐色へと変わる．果皮は硬く鱗《うろこ》状で突起がある．皮は容易に手でむけ，果肉はゼリー状で透きとおった白色を呈し，比較的硬くしまっている．甘味は主にブドウ糖，果糖（14.9%）による．葉酸（100 μg%）やビタミン C（36 mg%）が多い．多汁質で特有の芳香がある．主として生食されるが，シラップ漬けの缶詰や飲料原料として加工される．根，樹皮，花などがうがい薬に，種子が咳止めに用いられる．

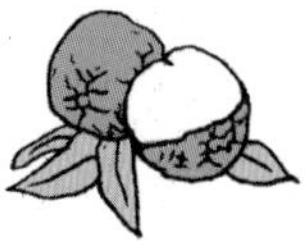

ライチー

7 キノコ類 fungi

キノコは葉緑素をもたない下等植物で，カビや酵母と同じ菌類の一種で従属栄養生物である．菌類は菌糸からできているが，胞子を作るために菌糸が集まって子実体を形成する．菌類のなかで大形の子実体をつくるものをキノコという．キノコは他の植物に寄生して生長する．寄生の仕方で次の２つに分類される．

腐生菌（死んだ生物から栄養を得る）：エノキタケ，エリンギ，シイタケ，ナメコ，ヒラタケ，ブナシメジ，ホンシメジ，マイタケ，マッシュルーム

菌根菌（植物の根と共生体をつくり栄養を得る）：アミガサタケ（モリーユ），トリュフ，マツタケ

キノコ類の特徴

キノコ類は次のような特徴をもつ．

①一般に栄養価は低く，消化吸収もよくないが，特有の香り，味などの風味や歯ざわりがある．

②水分が90％程度と多く，乾物にすると約50％は炭水化物である（補足）．

補足
炭水化物の大部分を占めるのは食物繊維（DF：dietary fiber）で，キノコの種類によって異なるが，乾物の平均約40％で，可溶性DFが約26％（ヘミセルロース22％，ペクチン様物質約4％），不溶性DFが約15％（セルロース12％，リグニン3％）で山菜よりはるかに多い．可溶性DFには，免疫賦活性や抗腫瘍性を示すβ-1.3グルカンを含むキノコもある．このほかに糖アルコール（マンニトール，アラビトール）を平均約5％含む．

③甘味成分（マンニトール，エリスリトール，トレハロース等），非セルロースの難消化性多糖（食物繊維）を含み，プロビタミンD_2（エルゴステロール），B_1，B_2，B_6，ナイアシンを比較的多く含む．

④タンパク質は，生では3％程度と少ないが，乾物では多い（干しシイタケに約19％，干しキクラゲに約8％）．

⑤非タンパク態窒素（アデニン，グアニンなどの核酸塩基，トリペプチドのグルタチオン，遊離アミノ酸のグルタミン酸，ロイシン），旨味成分（5'-グアニル酸）を含む．

⑥種々の生理機能（コレステロール吸収抑制作用，血圧降下作用，抗腫瘍作用）が知られる．

⑦キノコは酵素が多く変質しやすいので，乾燥するほか，冷凍，塩蔵，びん詰，缶詰などにして保存する．

キノコの形態はさまざまであるが，各部位の名称は**図2-14**に示すとおりである．

キノコには，有毒成分を含むものが多い．食中毒発生数の多い毒キノコはツキヨタケ，クサウラベニタケ，テングタケである．毒キノコの有毒主成分は種類によって異なる（補足）．

補足
ツキヨタケ，クサウラベニタケの有毒主成分はそれぞれイルジンS，溶血性タンパク質（いずれも胃腸毒）で，嘔吐，下痢，腹痛を起こす．テングタケの有毒主成分はイボテン酸（神経毒）で，せん妄などを引き起こす．

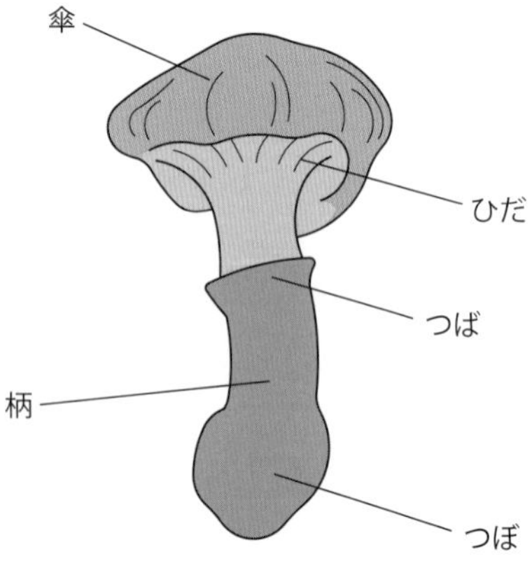

図2-14　キノコの部位

種類

キノコの種類は多いが，食用に供されるのは約 200 種程度である．キノコは胞子のつくり方により担子《たんし》菌類と子嚢《しのう》菌類に分類される．大部分のキノコは担子菌類に属する．

担子菌類：エノキタケ*，エリンギ*，キクラゲ，シイタケ*，ブナシメジ*，ナメコ*，ハツタケ*，ヒラタケ*．マイタケ*，マッシュルーム*，マツタケなど（*人工栽培される）．

子嚢菌類：トリュフ．

地衣《ちい》類のイワタケもキノコ類として扱われる．

1. エノキタケ winter mushroom （タマバリタケ科エノキタケ属のキノコ）

別名ユキノシタ（雪の下）といわれるように，冬のキノコである．天然では晩秋から春にかけてイチジク，エノキ（榎《えのき》），カキ（柿）の木，ヤナギ（柳）の木などの枯木や切株に群生する．傘の直径は 2～10 cm，開くと扁平で黄褐色ないしは茶褐色を呈し，湿ると粘性を示す．近年は栽培ものが多く，光を遮《さえぎ》った低温室でオガクズ培地に生長させる（菌床栽培）[参考]ため，傘が直径 1 cm 程度にしかならず，全体に白色で柄が長くモヤシ状である．

サッと加熱するとシャキシャキとした歯ごたえ，じっくり煮るとトロリとした食感になり，鍋物，炒め物，和え物，吸物などいろいろな料理に用いる．びん詰などの加工品や，醤油で味つけしたものがナメタケとして市販されている．

2. エリンギ king oyster mushroom （ヒラタケ科ヒラタケ属のキノコ）

地中海周辺のアフリカ，南ヨーロッパ，アジアの地中海性気候からステップ気候地域に自生するキノコである．日本に自生することはなく，わが国では 1993 年にはじめて人工栽培が行われ，太くて大きいエリンギが開発された．食物繊維を 3.4%，抗腫瘍作用物質のレンチナンを含む．香りはないが，食感がしっかりしているので，種々の味付けをして，網焼き，バターソテー，すき焼き，天ぷらなどに利用される．

参考　菌床栽培

菌床は木質基材，栄養源，水からなり，キノコにより組成が異なる．たとえばエノキタケでは，木質基材にスギ，エゾマツなどのオガクズやトウモロコシの穂軸粉砕物，栄養源に米糠《こめぬか》，麸《ふすま》，小麦粉，カルシウム塩などを使い，水を適度な割合で混合して使う．菌床をプラスチックボトル，袋，平箱などに詰め，100°C で 6～7 時間蒸気殺菌した後 15°C 以下まで冷却し，種菌を表面に接種する．温度 13～14°C，湿度 70～75% で培養し，菌糸が十分発生したら表面の菌糸をかき取り，湿度を上げて子実体（キノコ）の形成を促し，その後温度を 3～5°C まで下げて十分生育させて収穫する．

3. キクラゲ　treeears　（キクラゲ科キクラゲ属のキノコ）

春から秋にかけてグミ，クワ（桑），ミズナラ，ニレなどの枯枝，切株に群生する．子実体は直径 3～6 cm で耳たぶ状をしており，背面の一部が枯枝などについている．表面は黄褐色ないしは黒褐色を呈し，背面に微細な短毛がある．生の状態では軟らかく，全体が寒天質であるが，乾燥すると硬い革質《かくしつ》になる．干物《かんぶつ》ではカリウム，カルシウムおよびビタミン D_2 はほかのキノコより多い．味と香りがほとんどなく，歯ざわりを賞味するキノコである．通常は干物を水に戻して中華風炒め物，煮物，酢の物，刺身，チゲ，ナムルなどに用いられる．精進料理，普茶《ふちゃ》料理〈補足1〉でも多用され，それから変化した大分県中津市の和菓子巻蒸《けんちん》〈補足2〉などに利用される．

シロキクラゲはシロキクラゲ科に属するキノコで，初夏から秋にかけて広葉樹の枯木などに群生する．全体が乳白色の耳たぶ状で，直径 3～10 cm の塊《かたま》りとなる．中国料理の最高級食材としてスープ，砂糖の汁で煮たデザートの具などに利用される．中国では不老不死の秘薬として珍重されてきた．

補足1

京都府宇治の万福寺の開祖，隠元禅師が江戸時代初期に中国から伝えた中国風の精進料理．普茶とは「普《あまね》く大衆と茶を供する」という意味を示すところから生まれた言葉である．日本の山野で採れる自然の産物を調理し，仏恩に応え報いるための料理．席に上下の隔たりがなく，一つの座卓を 4 人で囲み，葛《くず》と植物油を多く使った濃厚な味の大皿料理を各人が取り分けて食べるのが特徴．

補足2

大分中津の城下町に 200 年前から伝わる郷土菓子．千切りのキクラゲ，クリやマメを本葛《ほんくず》（クズデンプン）で蒸し固めたもので，本葛の弾力のある硬さのなかに，キクラゲのコリコリとした食感とクリやマメの軟らかい食感をもち，これら全体を包むあっさりとした甘さが特徴である．

4. シイタケ　shiitake　（キシメジ科シイタケ属のキノコ）

春と秋に，カシ，クヌギ，コナラ，シイ（椎《しい》）などの枯枝，枯木に自生する日本特産のキノコである．原木栽培[参考]と菌床栽培がある．傘の直径は 4～10 cm で，表面は褐色，肉は白色で緻密である．柄は白色，繊維肉質で弾力性がある．また近年は，ホダ木《ぎ》による人工栽培により 1 年中生産され，生のままあるいは乾燥させ，干しシイタケとして日本料理，中国料理に利用される．干しシイタケは菌傘《きんさん》が 60～80% 開傘《かいさん》した肉厚の冬菇《どんこ》と，90～100% 開傘した肉の薄い香信《こうしん》とに分けられる．冬菇のほうが味もよく価格が高い．

呈味《ていみ》成分の主体は 5'-グアニル酸などのヌクレオチドやアミノ酸であるが，5'-グアニル酸が旨味の主成分である．干しシイタケの香り成分は，乾燥中にレンチニン酸が酵素分解を受けて生じたレンチオニンという含硫《がんりゅう》化合物である．また，シイタケには血中コレステロール低下作用を示すエリタデニンや，抗腫瘍作用をもつレンチナンという多糖類が含まれる．食物繊維も多く，干しシイタケに 46.7% 含まれる．

参考　**原木栽培**

ミズナラ，シイ，サクラ，クヌギ，コナラ，ブナ，カキ，クリ，クルミなどの落葉広葉樹を伐採し，よく乾燥させて 1 m ほどの長さに切断し，植菌場所に直射日光を当てないようにして 1 カ月ほど置いた原木に植菌する．種菌を原木にあけた穴に埋め込んだホダ木を最初は林の日当たりのよいところ，ついで直射日光が当たらず雨が十分当たり，かつ適度に風通しのよい場所に置いて栽培する．種菌付けから収穫開始まで 1～3 年程度かかる．

5. シメジ shimeji （キシメジ科シメジ属のキノコ）

本来は，ホンシメジ（キシメジ科シメジ属）をいう．秋にアカマツやコナラの混ざる雑《ぞう》木《き》林《ばやし》に株状となって群生する．傘の直径は 2～8 cm で，表面は淡灰色ないしは灰色を呈し，肉は白色である．柄は白く根元に向かってややふくらみをもつ．菌床栽培品が出回っている．「香りマツタケ，味シメジ」といわれるほど味がよく，歯切れのよいキノコである．ホンシメジのほか，ハタケシメジ（キシメジ科シメジ属），ヒラタケ（キシメジ科ヒラタケ属），ブナシメジ（キシメジ科シロタモギタケ属）の栽培品が市販されている．旨味成分として 5'-グアニル酸，抗腫瘍作用を示すレンチナンを含む．シメジご飯，すまし汁，焼き物などの日本料理によく合う．

6. トリュフ truffle （セイヨウショウロ科セイヨウショウロ属のキノコ）

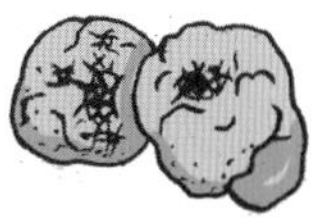

トリュフ

地下に類球形をした香りの高い子実体を形成する．フランス，イタリアなど主にヨーロッパの乾燥した石灰質の土地のオーク，クヌギなどの雑木林の地中に発生する．表面はデコボコして小突起が密生し，直径 3～15 cm ほどの塊状．内部は白色～紫色で大理石状の模様を呈し，成熟すると特有の芳香を発する．黒トリュフはフランスのペリゴール地方，プロヴァンス地方，ウンブリア地方，白トリュフはイタリアのピエモンテ地方のものが有名である．採取はトリュフバエを目安にするが，訓練されたイヌやブタを使って発見する．人工栽培ができないため非常に高価なもので，フォアグラ，キャビアとともに 3 大珍味と称されている．フランス料理に多用され，ソースの香り付けや卵料理などのつけ合わせに用いられる．また，フォアグラのパテには不可欠のものである．

7. ナメコ nameko （モエギタケ科スギタケ属のキノコ）

ナメスギタケ，ホンナメコともいう．エノキ，トチ，ブナなどの広葉樹の枯木，切株に秋から初冬にかけて群生する．傘の直径は 3～10 cm で，若いときは丸みを帯びているが，生長すると扁平になる．表面が黄褐色で，冷水可溶のムコ多糖類を主体とした粘質物で覆われている．市販品の大部分は栽培品であり，傘の開かない若いナメコが利用される．味は開傘した天然産のもののほうが数段よい．生食用として味噌汁，おろし和えなど淡白な料理に用いられるほか，びん詰，缶詰，塩漬けなどにされる．

8. マイタケ maitake （トンビマイタケ科マイタケ属のキノコ）

ミズナラ，クリ，シイなどの老大木の根株や根際に重なり合って自生する．

子実体は，太い柄からいくつにも分岐し，傘状に重なり合い大きな塊となる．直径 50 cm 以上，重さ 5 kg 以上になることもある．肉質は薄く，扇子に似ている．近年は人工栽培もされており，独特のシャキシャキとした歯ざわりと味，香りが好まれている．食物繊維を 3.5% 含み，タンパク質分解酵素や抗腫瘍作用を示す．レンチナンを含み，きのこ飯，汁物，鍋物，天ぷら，炒め物などに利用される．

9. マッシュルーム　common mushroom

（ハラタケ科ハラタケ属のキノコ）

ハラタケを栽培用品種に改良したものである．別名ツクリタケ，シャンピニヨン，西洋マツタケともいう．原産地はヨーロッパで，日本でもおよそ 80 年位前から栽培がはじまり，西洋料理が普及するにつれ各地で栽培されるようになった．品種は白色種，オフホワイト種（やや灰色がかった白色），黄色種，褐色種に大別される．栽培ものの市販品は，若い子実体を収穫したもので，丸くて厚みのある傘と，太く短い弾力性のある柄をもっているものが良質とされる．直径が 7～10 cm ほどで，重さが 100 g 以上にもなるジャンボマッシュルームもある．肉厚で歯ごたえがよく，風味豊かな味わい，丸ごとステーキにしたり肉詰めなどに利用される．生のものは褐変しやすいので，水煮したのち，びん詰，缶詰などにして保存する．味がよく，独特の歯ざわりが珍重されて種々の西洋料理に利用される．

10. マツタケ　matsutake

（キシメジ科キシメジ属のキノコ）

日本の代表的なキノコで，優れた香気が日本人の嗜好に合い，珍重されている．秋にアカマツ，クロマツなどの森林に発生する．マツタケは菌糸が生きたアカマツなどのひげ根について，外生菌根という特別な組織を形成して生長する．枯木に発生しないため，人工栽培が難しい．傘の直径が 6～20 cm で，若いものは傘が開かず球形で，生長するにつれて扁平となる．柄は長さが 10～20 cm で，上方に綿毛状の鍔《つば》がある．傘が中開きで柄が短く，太ったものが良質とされる．近年，中国，カナダ，アメリカなどからの輸入が増加している．

芳香の主体は桂皮《けいひ》酸メチルとマツタケオール（1-オクテン-3-オール）である．加熱したときに旨味成分の 5′-グアニル酸が生成される．日本料理に合い，土びん蒸し，吸い物，焼き物，まつたけご飯などに利用される．

8 藻　類　algae

藻類とは水中に生育し，葉緑素（クロロフィル）などによって光合成（炭酸同化作用）を営む下等な隠花《いんか》植物である．根，茎，葉の区別がなく，生息する環境によって海藻類と淡水藻類の2つに分けられる．食用となるものの多くは海藻類である．日本人は古くから魚介類とともに海藻を身近な食物として利用してきた．食用とされるものは約50種と多いが，全国的に流通している主なものは十数種類である．

分　類

淡水藻類には藍藻《らんそう》類があり，海藻類は生息《せいそく》する海面からの深さによって光線の条件が変わり，多様な色調がみられる．浅瀬には緑藻《りょくそう》類，より深い場所に褐《かっ》藻《そう》類，さらに深いところに紅藻《こうそう》類が生育する．

藍藻類：単細胞の藻類で，葉緑素とフィコシアニン（青色）を多く含み，青藍色を呈する．そのほか，β-カロテンなどのカロテノイド，フィコエリスリン（紅色）を含む（スイゼンジノリ，スピルリナなどが知られる）．

緑藻類：葉緑素を多く含み，緑色を呈する．そのほか，β-カロテン，フコキサンチン（橙色）などのカロテノイドも含む（アオサ，アオノリ，カワノリ，ヒトエグサなどが知られる）．

褐藻類：多細胞の大型の褐色の海藻類で，仮根，仮茎，仮葉に分かれた器官をもち，仮根が岩に固定して大部分は寒い海域に生育する．葉緑素，β-カロテンのほか，フコキサンチンも多く含み，褐色を呈する（コンブ，ヒジキ，モズク，マツモ，ワカメなどが知られる）．

紅藻類：葉緑素やフィコエリスリン，フィコシアニンのほか，β-カロテンなどのカロテノイドを含む（アマノリ，テングサ，トサカノリ，オゴノリ，ウミゾウメンなどが知られる）．

藻類の特徴

藻類は次のような特徴をもつ．

①一般成分は種類により大きく変動するが，乾物の約50%は炭水化物（補足1）が占める．

②カルシウム，カリウム，ナトリウム，鉄などの無機質を多く含み，とくにワカメ，コンブ，ヒジキに多い．特殊成分としてヨウ素（補足2）を含む．

③ビタミンでは，プロビタミンA（カロテン類），ビタミンCがアマノリやアオノリ，コンブに多い．

④芳香成分は，ジメチルスルフィドのようなイオウ化合物で磯の香を示す．

⑤呈味成分として，糖アルコールであるマンニトールが甘味，グルタミン酸，アラニン，グリシンなどのアミノ酸が旨味を呈する．

補足1

炭水化物の多くはアルギン酸，フコイダン，カラギーナン，カンテン，ラミナリンなどの難消化性の食物繊維．分解物も製造され，整腸作用，コレステロール吸収抑制作用，抗腫瘍作用，抗炎症作用，抗酸化作用，ビフィズス菌増殖促進作用などの機能が知られている．アルギン酸は，カルシウムイオン存在下でゲル化する．アルギン酸のプロピレングリコ ール誘導体は乳酸菌飲料，アイスクリーム，ドレッシングなどの乳化安定剤，糊料《こりょう》として利用される．

補足2

海藻の特殊成分であるヨウ素は褐藻類に多く，ナガコンブやマコンブの素干しに約0.2%，干しヒジキに約0.05%含まれる．海藻類の摂取がない国では，甲状腺腫予防のため食塩にヨウ素を添加することもある．日本人はコンブ，ヒジキ，ワカメなどの海藻を日常食べているので，ヨウ素の不足はほとんど起こらない．

⑥藻類は一般的にそのほとんどが，乾燥品として流通している．

利 用

生産量は紅藻類がもっとも多く，ついで褐藻類である．生または加熱して刺身のつま，乾燥して干しノリ，調味加工して佃煮などに利用される．また，紅藻類や褐藻類から抽出される寒天，アルギン酸，カラギーナンは，ゲル化剤として低エネルギー食品（ダイエット食品）などの食用のほか，繊維，化粧品，製紙などの工業用，医療用などの材料に広く利用されている．

藍藻類

1. スイゼンジノリ　Suizenji-nori

（クロオコッカス科スイゼンジノリ属の藻類）

淡水産藻類で，熊本市の水前寺公園に近い江《え》津《づ》湖が原産地であるためこの名がつけられた．泉水，湧水地帯の周年水温が変化しない流水中に生育するため，適応性が狭い．熊本，福岡を主な産地としている．藻体は幅約 4 μm，長さ 6～7 μm の楕円形の細胞が集まり，寒天質に包まれた軟らかい塊である．塊は大きくなるとともに中空状になり，直径 20 cm ほどになる．フィコシアニンを含むため，特有の藍緑色を呈する．ほとんど無味無臭で，彩りと歯ごたえを楽しむ．吸い物，酢の物，和《あ》え物，刺身のつまなどのほか，佃煮などに加工される．

2. スピルリナ　spirulina

（ユレモ目フオルミディア科アルスロスピア属の藍藻．淡水産のラセン形をした濃緑色の藍藻）

古来アフリカや中南米の湖に自生する熱帯性の藻類で，現地の人々の食糧源として貴重なものであった．現在は亜熱帯から熱帯地方の各国で培養・生産されている．乾燥したスピルリナは，タンパク質を 60% 以上含み，アミノ酸スコアも高い．各種無機質やビタミンも豊富に含む．また，橙黄色のカロテノイド系色素（β-カロテン，ゼアキサンチン），緑色の葉緑素（クロロフィル a），青色のフィコシアニンの 3 種の色素を含む．フィコシアニンは，乾燥原末に 4～7% 含まれる．藍藻類特有の色素であるが紅藻類のアマノリにもわずかに含まれる．天然色素材料として冷菓，乳製品，飲料，ガムなどに利用されている．また，抗酸化作用，抗炎症作用，免疫機能増強作用などの生理機能も報告されている．

緑藻類

1. アオサ　sea lettuce

（アオサ科アオサ属の藻類．浅瀬に生息する緑藻）

アオサ属は膜質で 2 層の細胞からなり濃緑色の葉状体である．全体にやや硬く，ひだが多い．冬から夏に生育し，日本各地の海岸に分布する．普通アオサというと膜面に大小の穴のある直径 20～30 cm の葉状体をしたアナアオサのことをいう．素干しアオサには，マグネシウムが 3,200 mg% と多く含まれる．生のまま汁の実，酢の物，出汁巻き卵，オムレツ，天ぷら，青粉（乾燥させて粉末，または，すいたもの）にして，たこ焼き，焼きそばなどのふりかけに利用される．

2. アオノリ　green laver　（アオサ科アオサ属の緑藻）

一般には中空管状の 1 層の細胞からなる．日本では 15 種類知られている．日本各地の外洋に面した海岸，内湾などに分布する．食用には，全長 1 m 以上にもなり，味，香りとも優れているスジアオノリが主に用いられる．素干しアオノリには，鉄分が 77 mg% と多く含まれる．天日で乾かすか，またはすいて，ふりかけ（青のり），佃煮などとして利用される．

3. カワノリ　kawanori　（カワノリ科カワノリ属の緑藻）

熊本，高知，岐阜などの太平洋岸の流れの速い清流に生息する淡水産の緑藻で，希少食材．食物繊維（41.7%），カルシウム（450 mg%），鉄（61.0 mg%），葉酸（1,200 μg%）を多く含む（素干し品）．焼きのりは香ばしく美味．ほかに酢の物，吸い物，佃煮《つくだに》などとして利用される．

4. ヒトエグサ　hitoegusa　（ヒトエグサ科ヒトエグサ属の緑藻）

鮮やかな緑色をしている海藻．藻体は薄い膜状で，直径 3～10 cm のほぼ円形に近い形をした 1 年生の海藻である．ヒロハノヒトエグサはヒトエグサより大きく，直径 30～100 cm になり，円形の縁《ふち》が縮《ちぢ》れている．中部および南部太平洋沿岸，九州に分布し，干潮時に露出する岩に生育する．冬から春にかけて繁茂《はんも》する．主産地は三重，愛知，徳島，香川などで養殖が行われている．海苔《のり》の佃煮として市販されているものはヒトエグサを原料としている．煮込むと組織がくずれてしまうアマノリに比べて，ほどよい食感が得られて香りがよい．そのほか天ぷら，海藻サラダにも利用される．

褐藻類

1. コンブ　kombu　（コンブ科カラフトコンブ属およびその近縁種の褐藻）

食用にされる種類は 20 種ほど知られているが[参考1]，マ（真）コンブ，リシリ（利尻）コンブ，ラウス（羅臼）コンブ，ミツイシ（三石）コンブ（ヒダカ

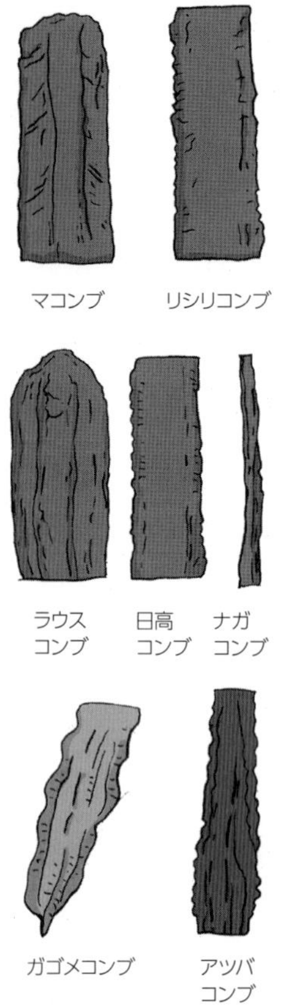

コンブ)，ナガ（長）コンブ，ホソメ（細目）コンブ，ガゴメコンブ，トロロコンブ（トロロコンブ属）などが代表的なものである．

形状・成分：淡褐色で葉状部は幅広い帯状で，長さは 2〜3 m，長いものは 20 m 近い．寒流水域である三陸海岸以北の水深 10 m 前後の岩礁《がんしょう》に生育する．収穫は主として 7〜8 月に，生育 2〜3 年のものを採る．コンブは一般的に乾物として流通している．よく乾燥して特有の黒みを帯《お》び，肉厚で噛《か》むと薄い塩味と，こくのある旨味と，わずかな甘味をもつものが良質とされる．

乾燥したコンブの主成分は炭水化物で 46〜64% を占め，アルギン酸，フコイダン[参考2]，マンニトール，ラミナリンなどからなる．旨味成分はグルタミン酸ナトリウムで約 420 mg% 含まれる．無機質はカリウム，ナトリウム，カルシウムのほか，ヨウ素も多く含まれる．コンブのヨウ素含量は 200〜230 mg% と海藻中もっとも多い．乾燥したコンブの表面につく白い粉の主成分は甘味をもつマンニトールである．コンブは旨味を目的としただしの材料として用いられるほか，刻《きざ》みコンブ，トロロコンブ，オボロコンブ，コンブ茶，佃煮などの加工品に利用される．

2. ヒジキ　hijiki　（ホンダワラ科ホンダワラ属の褐藻）

黄褐色の円柱状をした藻体をもち，羽状の小枝を多く出す多年生藻類である．北海道南部から九州間での，外洋に面した露出岩に生育する．春から夏に繁茂し，全長 20〜100 cm に生長する．普通は水煮にして，渋味，色素などを除き，乾燥させて製品とする．海藻のなかでも，とくにカルシウムが多い．カリウム，

参考1　コンブの種類と特徴

マコンブ：もっとも代表的な良質のコンブで肉厚があり幅も広く，上品な甘味をもち清澄な出汁がとれる．
リシリコンブ：マコンブに比べ甘味は弱いが塩味があり硬い．味が濃く香りも高い透明な出汁がとれる．
ラウスコンブ：出し汁が濁るが，香りがよく軟らかく黄色味を帯びた濃厚でコクのある出汁がとれる．
ヒダカコンブ：植物学的な名はミツイシコンブ．軟らかくて煮えやすく味も良い．いろいろな用途に使える万能コンブ．
ナガコンブ：細長いコンブでもっとも生産量が多く，佃煮，昆布《こぶ》巻き，煮昆布《こんぶ》，おでんなどに利用．
ホソメコンブ：1 年生コンブで切り口が白く，細目の葉形で粘りが強い．とろろ昆布・納豆昆布の材料として利用．
ガゴメコンブ：藻体表面にかごの目に似た凹凸がある．粘りが非常に強い．
アツバコンブ：葉に厚みがある．佃煮昆布，塩吹き昆布，おぼろ昆布，ばってらなどの加工用として利用．
トロロコンブ：甘味や粘りがあり，刻んで湯を注ぐと，とろろ状になるのでこの名がある．市販のとろろ昆布は，マコンブやリシリコンブを削ったものが多い．

参考2　フコイダン

コンブやモズクのぬめり成分（細胞間粘質物）であるフコイダンは，主に L-フコースが α-1，2，α-1，4 グリコシド結合で重合した構造が基本の硫酸化多糖で，数十万から 100 万以上まで種々の分子量をもつ食物繊維．抗がん作用や血中コレステロールを改善させる作用，抗ウイルス作用および抗アレルギー作用などの働きが知られている．保水性が高いので化粧品に利用されている．酵素分解した低分子もつくられている．

食物繊維も豊富である．鉄含量〈補足〉は加工法により異なる．干しヒジキは水に戻すと 7〜10 倍になる．茎の部分を長ヒジキ，芽の部分を芽ヒジキといい，いずれも炒め煮などに適する．

補足
ヒジキの鉄含量は，加工法により大きく異なる．ステンレス容器で水煮した場合，乾燥品の鉄含量は 6.2 mg% であるが，鉄製容器を用いた場合は 58.2 mg% と非常に高い含量を示す．容器からの溶出によると考えられる．

3. モズク mozuku

（モズク科モズク属の褐藻）

藻体は黄褐色で軟らかく，ぬめりがあり，糸状の多くの枝を出し，ホンダワラやその他の海藻に巻きついて生育する．北海道北部を除き，日本各地の沿岸，とくに房総《ぼうそう》以南の外洋や内湾に分布し，全長 30〜40 cm，太さ 1 mm 内外に生長する．春に採取し，産地では生のまま食するが，一般には 2〜3 月に若い藻体を採取し，約 20% の食塩を加えて貯蔵する．塩抜きしたものは淡緑色を呈し，酢の物，汁の実として利用される．

4. マツモ matsumo

（イソガワラ科マツモ属の褐藻）

別名マツボ，マツセノリ．全長 10〜20 cm，緑褐色から黄褐色を呈した松や杉の葉に似た形をしている．千葉県犬吠埼《いぬぼうさき》以北から北海道周辺の太平洋沿岸の潮間帯の岩上に生育している．12〜3 月頃の若い葉体を食用とする．素干しマツモには，無機質，ビタミンが豊富に含まれる．とくに，α-トコフェロールが 13.0 mg% と多い．採りたてのものは味，香りがよく，生は湯通しして，みそ汁，酢の物などにする．また，乾物はあぶって，塩蔵品は塩抜き後，生と同様に利用される．

5. ワカメ wakame

（チガイソ科ワカメ属の褐藻）

生育地により成葉の形態が異なり，ナンブワカメ（北方型），ワカメ（南方型），鳴門ワカメ（鳴門型）の 3 種類がある[参考]．近年は，生産の大部分を養殖にたよっている．

形状・成分：葉の中央に平たい中肋《ちゅうろく》（葉体の中央の茎の部分）があり，葉は左右に切れ込みが入っている．全長 1〜2 m で緑褐色をしている．初冬から初夏にかけて生長する 1 年生の海藻で，外洋の海中の岩に生育する．生長したも

参考 **ワカメの種類と特徴**

ナンブワカメ（北方型）は，三陸・北海道沿岸に多く，他の地域でも水深の深い所，とくに潮流の激しい所に分布．大型で茎が長く，葉の切れ込みが深い．葉片数が体長に比べ少なく，成実葉のヒダの数（メカブ）は著しく多い．

ワカメ（南方型）は，山陰など日本海に成育し，濃い緑色で肉厚が厚く，鳴門ワカメより軟らかめである．

鳴門ワカメ（鳴門型）は，鳴門海峡をはじめ太平洋沿岸に広く分布し，湯通しすると明るい緑色で，ナンブワカメに比べて茎が短く肉厚が薄くシャキシャキと歯切れがよい．

のは茎部にメカブ（芽株）という肉厚でひだの多い部分を生じ，ここに胞子をつくり繁茂する．乾燥したワカメは炭水化物を42～47% 含み，アルギン酸，フコイダンなどの多糖類からなる．無機質も多く，カリウム，ナトリウム，カルシウムなどのほか，ヨウ素も含まれる．湯通し〈補足1〉すると鮮やかな緑色になる．市販品には灰干しワカメ参考，板ワカメ，揉《も》みワカメなどの乾燥品のほか，最近は塩蔵ワカメ，湯通し塩蔵ワカメなどの生ワカメタイプの製品が多い．そのほか，中肋《ちゅうろく》はカルシウムに富むので茎ワカメとして，メカブはアルギン酸やフコイダン含量が高いので，ぬめりの強いメカブワカメとして利用される．

補足1
加熱処理（湯通し）すると，ワカメの色調はただちに褐色から緑色に変化する．ワカメにはクロロフィル（緑色），フコキサンチン（橙色）の色素成分が含まれていて褐色を呈しているが，加熱すると熱安定性の悪いフコキサンチンが分解しクロロフィルが残り，鮮やかな緑色となる．

紅藻類

1．アマノリ　purple laver　〔ウシケノリ科アマノリ（ピロピア）属の紅藻〕

アサクサノリ，スサビノリ，クロノリなど20種ほどあり，日本のいたるところに分布する．現在，養殖の中心となっているのはスサビノリで，淡水に強いので，河口近くで養殖される．最近は，瀬戸内海以西の内湾でも養殖されている．採取の時期により，秋ノリ（海苔《のり》），冬至ノリ，寒ノリ，春ノリなどに分けられる．寒ノリは品質がよく，タンパク質も多く，風味がよい．

形状・成分：褐色の薄い膜質で，生長するとやや緑化し，襞《ひだ》を生じて全長5～20 cm，幅1～6 cmの長卵形や帯状形になる．炭水化物は約39% で，硫酸化多糖のポルフィランである．ビタミンA効力をもつカロテン類（レチノール活性当量RAE，3,600 μg%），ビタミンB_1（1.21 mg%），ビタミンB_2（2.68 mg%），ビタミンC（160 mg%）などに富み，タンパク質〈補足2〉（39.4%；アミノ酸スコア100），無機質の含量も多い．また，脂肪酸組成はイコサペンタエン酸が50数%を占めている．ただし，日常の摂取量はそれほど多くないので，栄養素の給源にはなりにくい．旨味成分はグルタミン酸，イノシン酸，アスパラギン酸，タウリン，アラニンである．ノリの独特の香気はジメチルスルフィドによる．干しノリを焼く（あぶる）と，細胞膜の性質も変化しグルタミン酸やイノシン酸などの旨味成分や香り成分が浸出しやすくなり，風味が増す．あぶると鮮緑色〈補足3〉になるのは，加熱によってフィコエリスリンおよびフィコシアニンが減少し，クロロフィルの緑色が残るためである．

補足2
ノリのオリゴペプチドには，血圧降下作用，脂質代謝改善作用，肝機能改善作用，血流促進作用があることが知られている．

補足3
ノリの色は，クロロフィル（緑），カロテノイド（橙黄），フィコエリスリン（赤），フィコシアニン（青）からなり黒色を示す．焼くとフィコエリスリンの91% が，フィコシアニンの82% が消失するので，ノリは鮮緑色に変化する．

生産・性状：日本の重要な水産物である．古くは天然採苗《さいびょう》の方法でつくられていたが，海苔ひびを立てる人工採苗の進歩により，今ではほとんどが養殖に

参考　灰干しワカメは優れもの

シダやススキ，わらなどの草木灰をまぶして天日干《ぼ》しした，灰がついたままのワカメの乾燥品．灰が付いているのでワカメ同士が粘着しにくく乾燥が速まり，アルカリ成分によってワカメの酸性化を防いでクロロフィルの退色や，アルギン酸分解酵素を抑制してワカメの軟化，微生物の繁殖が防げるので，色や歯ごたえがよく，加熱していないのでワカメの香りが保たれ，1年以上常温で保存できる．しかし，最近は草木灰の減少，後継者不足，環境問題などで生産量が年々減少している．

よってつくられている．干しノリは艶《つや》のある黒色をした，磯の香りをもったものが良質とされ，緑色の混じったものはアオノリが入ったもので品質的に劣る．19×21 cm の規格を 1 枚として取引され，味つけのりなども加工の段階で特定の大きさに裁断される．ふりかけとして食べられる青のりは，緑藻類のアオノリが原料である．

2. テングサ　tengusa　（テングサ科テングサ属の藻類）

10 数種が知られている．テングサのうち，マクサ（天草），オオブサ，オニクサ，ヒラクサ，オバク，ユリキリなどがところてん（心太）やカンテン（寒天）の原料に用いられる．狭義にはマクサのことをテングサという．

形状・成分：一般的に紫紅色，樹枝状で，枝の長さが 10～30 cm で，幅が 1～5 mm である．外洋に面した水深 5～10 m に生育する．産地は北海道南部以南の黒潮が影響する海岸付近に分布している．採取時期は 4～10 月である．素干し品の主な成分は炭水化物（約 54%）で，その主なものはアガロースとアガロペクチン（約 7：3）からなるカンテンである．

■ ところてん　agar jelly

テングサなどに水を加えてカンテン質を煮溶かし，冷却して固めたものである．水に対して 1～2% のカンテンが溶解している．天突きで細い糸状にして，醤油，酢，辛子《からし》などをかけて食べる．

■ カンテン　agar

乾燥させたテングサから粘質物（カンテン質）を煮溶かし，これを冷却凝固させたのち凍結乾燥によって脱水したものである．テングサのほかオゴノリもカンテンの原料とされる．製法から角柱状の角カンテンや，細ひも状の糸カンテンなどの天然カンテンと，粉状または粒状の工業カンテンがある．低分子化したものもある．0.5% でも硬く脆いゲルをつくり，ゲル化剤として菓子類や多くの食品に使用されるほか，微生物の培地，電気泳動の担体，医薬品，化粧品などの幅広い分野で利用されている代表的な食物繊維である[参考]．

参考　**カンテンのゲルの特徴**

カンテンの原料には，テングサのほか，オゴノリ（オゴノリ科）もよく用いられる．カンテンは，30～40℃ 以下に冷却するとしっかりゲル化し，一般に 0.5～2.0% 濃度で，ゼリー，ようかん（羊羹）などに使用される．ゼラチンは，一般に 3.0～4.0% 濃度で西洋料理，ゼリー菓子などに使用され，10～15℃ 以下に冷却してゲル化させる．カンテンもゼラチンも砂糖を加えると凝固しやすくなる．果汁などの弱い酸を加えた場合，カンテンはよく固まるが，アルカリ処理ゼラチンは等電点（pH 4.7）付近では固まりやすいが，これ以上 pH が低くなると固まりにくくなる．カンテンのゲルは弾力がなくもろい．ゼラチンのゲルは軟らかくしなやかな特徴がある．ゲルの融解温度も異なり，ゼラチンゲルは 20～30℃ で融けるが，カンテンのゲルは 84℃ 以上にしないと融《と》けない．そのため，子どもや高齢者がのどを詰まらせる事故も起こることがある．カンテンとゼラチンは，ゲル特性が異なるので使い分けと注意が必要である．

3 動物性食品

I 肉 類 meats

食肉類とは，ウシ，ブタ，ウマ，メンヨウおよびヤギなど，飼育されている家畜（と畜場法による獣畜）および家禽《かきん》（ニワトリ，アヒル，ウサギなど），さらにシカ，イノシシ，クジラなど飼育されていない野獣から得られる肉，臓器および脂肪をいう．肉には 60～90% の水分が含まれているが，これを除くと主な成分はタンパク質や脂質であり，これらのよい供給源である．無機質としては鉄・銅が多く，ビタミンではブタ肉にビタミン B_1 が，内臓類にビタミン B 群が多く含まれる．

1．筋肉の構造

動物の筋肉は平滑筋《へいかつきん》と横紋筋《おうもんきん》に分けられる．平滑筋は消化管や血管の管壁を構成している筋肉である．一方，横紋筋は骨格筋と心筋に分けられる．食用の大部分は骨格筋である．平滑筋と心筋は自己意識では動かせない不随意筋《ふずいいきん》で，骨格筋は随意筋である．骨格筋の構造を**図 3-1** に示す．

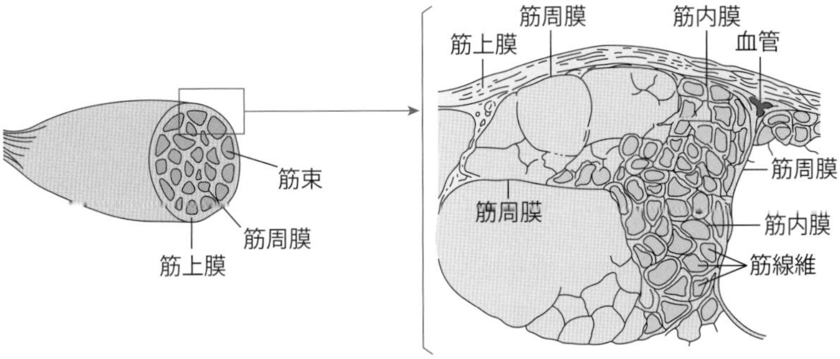

図 3-1　骨格筋の構造
（沖谷明紘：食生活研究．1991．および中江利孝：乳・肉・卵の科学—特性と機能．弘学出版，1986 より作成）

骨格筋の構造

筋肉組織の最小単位の筋細胞は，直径 10～100 μm，長さ数 cm～十数 cm の円筒状で，周囲は筋内膜（鞘《しょう》）といわれる網状の薄い細胞膜で覆われている．筋細胞は細長い線維状なので筋線維といわれる．筋線維の中には，直径 1～2 μm の筋原線維筋が 50～150 本が存在し，整然と配向している．筋原線維と筋原線維の間は，液状の筋漿《きんしょう》で満たされている．筋漿には少数の核，ミトコンドリアなどの顆粒《かりゅう》や筋漿タンパク質（筋形質タンパク質ともいう）が含まれている．筋線維はさらに数十から数百本集まって筋束《きんそく》を形成し，筋束の周囲は結合組織の筋周膜で覆われている．筋束が集合して筋肉になり，コラーゲン[参考]やエラスチンで形成された筋上膜で包まれている．筋線維は組織学的には，白色筋線維と，赤色筋線維に分けられる．白色筋線維は，筋原線維の割合が多く，味は淡白である．一方，赤色筋線維は筋漿の割合が多く，またミオグロビンも多く含まれ，味は白色筋線維に比較して濃厚である．血管や神経組織，脂肪組織は筋線維間に存在している．

■ 筋肉運動と筋原線維

筋原線維は，収縮や弛緩《しかん》など，筋肉の運動機能において重要な役割を果たす．筋原繊維は，顕微鏡で明るい密度の低い部分（I 帯）と，暗い密度の高い部分（A 帯）が規則正しい明暗の縞模様として見える（**図 3-2**）．そのため横紋筋といわれる．I 帯は細いアクチンフィラメントからなり，中央には Z 線が確認される．A 帯には整然と並んでいる太いミオシンフィラメントがあり，中央部分はアクチンフィラメントに入り込まないために明るく見え，H 領域という．Z 線から次の Z 線までを筋節（サルコメア）といい，筋肉の収縮時，弛緩時に長さが変わる．

骨格筋は運動神経支配を受けている．生体における筋肉の収縮は，アクチンフィラメントが，ミオシンフィラメントの中央へ滑り込むことで引き起こされる．大脳から発せられた筋収縮のシグナルは，運動神経と筋肉の連接部である神経筋接合部に至り，筋原線維を囲むように位置する筋小胞体にあるリアノジン受容体から，カルシウムイオンを放出させる．カルシウムイオンは，アクチンフィラメントに沿うようにして存在するトロポニンと結合し，トロポニンの構造を変化させる．すると，アクチンフィラメントとミオシンフィラメントの滑走が可能になる．ミオシンフィラメントのミオシン分子が ATP（アデノシン 3 リン酸）を分解して生じたエネルギーで頭部を振ることによって，アクチンフィラメントが両側から滑り込んで筋収縮が起こる．一方，筋肉の弛緩は，筋細胞内のカルシウムイオン濃度低下によって起こされる．次の運動シグナルがカルシウムイオンの放出を停止させ，筋細胞内のカルシウムイオンは筋小胞体のカルシウムポンプによって戻される．これにより，トロポニンに結合して

参考 **コラーゲン**

結合組織を構成する主要な不溶性タンパク質で，体タンパク質のなかでもっとも多く 1/3 を占める．多くの分子種があり，Type Ⅰは分子量 30 万，グリシンが 3 残基ごとに繰り返すアミノ酸配列が特徴の 3 本のペプチド鎖（α1 鎖 2 本，α2 鎖 1 本）が 3 重らせん構造（コラーゲンへリックス）をとる．プロリンやヒドロキシプロリン，アラニンが多く，特異なアミノ酸組成を示す．コラーゲン特有のアミノ酸として，ヒドロキシプロリン，ヒドロキシリシンが知られる．酸性プロテアーゼで分子間架橋の多い分子の両末端を切断すると可溶化できる．可溶化コラーゲンは再びコラーゲン膜に製膜してソーセージなどの可食性ケーシング，高い保湿性を利用した化粧品材料，また，分解物の皮膚の水分・粘弾性・コラーゲン産生増強効果を利用したサプリメントとして使われている．

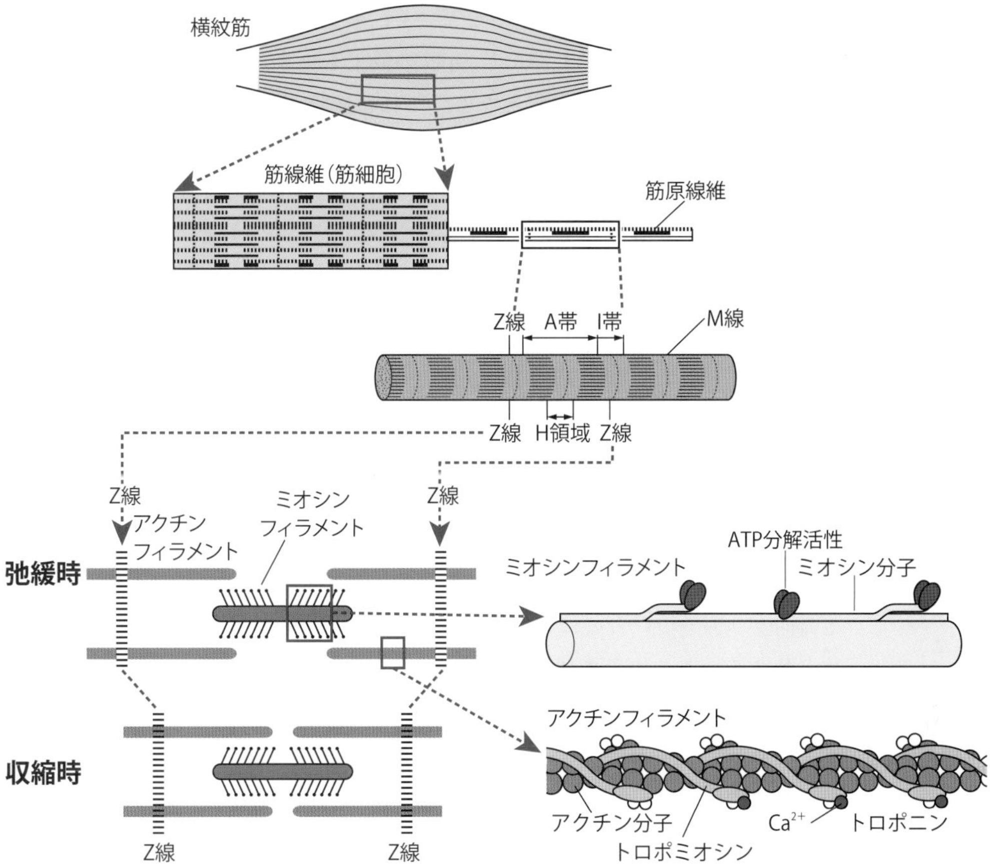

図 3-2　筋肉の構造と筋収縮
（日本食肉消費総合センター：タンパク質を探る．より一部改編）

いたカルシウムイオンは外れ，構造が戻って筋肉は弛緩する．

2．筋肉から食肉への転換（死後硬直と熟成）

と畜《ちく》肉はそのままでは食用には不適だが，死後硬直が解《と》かれ（解硬《かいこう》という），軟化と自己消化が進んで（熟成という）初めて食肉に転換される．

動物の死後硬直

■ 死後硬直のメカニズム

と畜直後の肉は軟らかいが，しばらくすると硬直する．この現象を死後硬直という．と畜後，呼吸と心拍が停止して筋肉への酸素供給が絶たれても，細胞は恒常性を維持しようとしてATPを消費する．はじめに細胞内にわずかに残るATPが使われ，ついで，エネルギーの一時貯蔵体であるクレアチンリン酸から生成するATPが消費される．その後は，筋肉中のグリコーゲンを用いてATPを産生する嫌気的解糖反応が起こり，その結果乳酸が生じる．乳酸が蓄積するので筋肉pHは徐々に低下していく．そのため，解糖系の酵素の一部が不活化して反応はおのずと停止し，pHの低下も止まる．体重にもよるが，24時間後にはpH 5.5前後で一定となる．これを極限pHと呼ぶ．細胞内のpHとATP濃度が低下すると，筋小胞体の働きが悪くなり，カルシウムイオンが漏れ出て，トロポニンと結合する．トロポニンが担《にな》っていたミオシンとアクチンの結合阻害作用は機能しなくなり，ミオシンフィラメントとアクチンフィラメントとの相互作用が可能となるので，生筋の筋収縮機構と同様にアクトミオシンフィラメントが滑り込んで筋収縮する結果，筋肉は伸展性を失って硬直することになる．最大硬直期までの時間は，0〜4℃で保存した場合，おおむねウシで24〜48時間，ブタで12時間，ニワトリで2時間である．

■ 死後硬直期の肉の性状

死後硬直期の肉は，硬く，保水性も低く，食用に適さない．保水性低下には，極限pH（5.5）と，筋原繊維タンパク質の等電点〈補足〉（ミオシン5.4，アクチン5.2）がかかわる．等電点では，タンパク質と水の親和性が低下し，正負の電荷同士の引きつけ合いによってタンパク質の分子同士が近づき，構造体の空《くう》隙《げき》が狭まる．このすきまに保持されていた水は排除されることになり，pH低下によって細胞膜の脆弱《ぜいじゃく》化も起こるので，水が細胞外へ漏出する．と畜直後に最大であった保水力は，このようにして最大硬直期に最小となる．と畜直前のストレスや疲労は，筋肉pHに強く影響する．不正常肉としては，ブタのPSE肉やウシのDFD肉（後述）が知られる．

補足
タンパク質は両性電解質で，正と負の電荷量が等しくなる固有のpHがあり，これをそのタンパク質の等電点（isoelectric point, p*I*）という．等電点でタンパク質は水和性が最低になる．そのため溶解していたタンパク質が沈殿する等電沈殿が起こり，タンパク質の分離精製法にも使われる．

熟　成

熟成とは，と畜，死後硬直，解硬までの一連の過程をいう．つまり，筋肉は熟成を経ることで食肉へと転換される．

■ 解硬現象

後述のとおり最大硬直期を過ぎると，筋肉は徐々に軟化し，死直後の軟らかさになる（解硬）．細菌は関与しない．機構は十分明らかにされていないが，カルシウムイオン，カルパインやカテプシンなどのプロテアーゼなどが，Z線の脆弱化，ミオシンとアクチンの結合の弱化をもたらすと考えられている．肉自身の酵素がかかわることから，自己消化（オートリシス）ともいわれる．硬直が解けるまでには，2〜4℃で保存した場合，ウシで10日，ブタで5日，ニワトリで0.5日程度要する．

■ 肉の軟化と風味の向上

熟成は，肉を軟化させ，うま味，香気の増加，保水性の回復に働き，おいしさをもたらす．食肉のうま味の1つであるIMP（イノシン酸）は，ATPの分解によってつくられるヌクレオチドである．IMPはさらに，イノシン，ヒポキサンチンへと変化していく．IMPが最大値となるのは熟成初期で，熟成が完了するころには半減する．食肉のおいしさには，IMPだけでなく，ペプチド，遊離アミノ酸も関係している．熟成によって，保水性もやや回復する．熟成中のpH上昇はわずかであるため，この回復は解硬によりもたらされるものであり，筋原繊維の構造が弱まり水を保持できる間隙が増すためと考えられている．市販されている食肉は，これらの過程を経たものである．

熟成には，肉自身がもつ酵素も関係するため，貯蔵時の温度が高ければ早く進む．しかし，熟成によってタンパク質から生じるペプチド，遊離アミノ酸は，腐敗細菌に好環境をもたらすため，熟成時の貯蔵温度は通常0～5℃とされる．

PSE肉とDFD肉[参考]：この2つは，死後変化の不正常な肉で，と畜前の動物の取り扱いによって起きることがある．

■ 肉質と結合組織

食肉の食感を左右する肉のきめは，筋線維の断面積の大小や筋線維の粗密の度合などに関係している．筋線維の断面積の小さい肉ほどきめは細かく，肉質が軟らかい．また，肉質は結合組織の発達の状態によっても影響を受ける．結合組織の発達は，動物種によって異なり，同じ種類の動物でも，運動量，性別，年齢，部位などによって異なる．和牛では，遺伝的特質により，筋線維間に脂肪が細かく分散した状態（脂肪交雑），すなわち，“霜降り”となり，軟らかい肉質になる．

3. 食肉成分

肉類の成分は，動物の種類，品種，栄養状態，年齢，性別などで異なる．食肉の成分でもっとも多いのが水分であり，ついでタンパク質，脂質の順である．脂質は変動が大きい．脂質の増減は水分と逆の関係にあり，脂質含量の高い肉はその分だけ水分含量が低くなる．

■ 水分

水分はもっとも多く含まれる成分であるが，動物の種類，年齢，部位，栄養状態により大きく異なる(補足)．食肉のテクスチャー，保存性などに大きく影響する．

保水性：調理・加工工程中に肉が組織中に水分を保持する性質を保水性という．肉の保水性は，タンパク質の水和能（水を引きつける力）とタンパク質がつくる組織構造の粗密によると考えられ，肉の種類，pH，塩濃度，と殺後の

補足

食肉（皮下脂肪なし）の水分(%)と牛種，部位，年齢を示す．

	リブロース	モモ
交雑牛	59.5	41.0
和牛	63.4	36.1
乳用牛	68.2	50.7
輸入牛	73.0	64.5
子牛	74.8	76.0

参考 **PSE (pale, soft, exudative) 肉とDFD (dark, firm, dry) 肉**

PSE肉：と畜直前のストレスは，動物の体温を上げる．筋肉温度が高いままでと畜すると，解糖が急速に進行して筋肉pHは急激に低下し，筋肉タンパク質が変性しやすくなる．細胞の構造が部分的に壊れて細胞内の水は漏出し，保水性は低下する．筋肉タンパク質の変性は，光の透過性にも影響し，白っぽい色調をもたらす．PSE肉（ムレ肉）といい，ブタで起こりやすい．

DFD肉：疲労した状態，すなわち筋グリコーゲンが減少した状態でと畜すると，乳酸の産生量が少なくなり，pHが高いままとなる．牛肉にみられ，見た目は黒ずんでいて，硬そうで，乾いている．食味は悪くないが，雑菌が生じやすく保存性に劣る．

状態などで変化する．たとえば，と殺後死後硬直までは，時間とともに保水性は減少するが，熟成により回復する．保水性は肉の品質に大きく関係し，保水性が高い肉であるほど，調理，加工の原料に適している．

■タンパク質

食肉タンパク質含量は，畜種によって異なるがおおむね11～24%である．各種塩溶液に対する溶解性や組織中の存在状態によって筋漿タンパク質（筋形質タンパク質ともいわれる），筋原線維タンパク質，肉基質（結合組織）タンパク質に分けられる．筋漿タンパク質は全筋肉タンパク質の約30%を占め，筋原線維タンパク質が約50%，肉基質タンパク質が約20%を占める．筋肉タンパク質には，穀類のアミノ酸に不足しがちな必須アミノ酸であるリシン，スレオニン，トリプトファンなどが豊富に含まれており，アミノ酸スコアは100と高い．内臓を構成するタンパク質のアミノ酸組成も優れている．

筋漿タンパク質（筋形質タンパク質）：細胞液に溶存するタンパク質で，解糖系に関係する酵素，ミオグロビン，ヘモグロビンなどの球状タンパク質が含まれる．ほとんどは水または0.1 mol/L程度の低濃度塩溶液に溶け，加熱により凝固するため，スープのあくの成分になる．肉色素タンパク質であるミオグロビンは，筋肉細胞内で酸素の貯蔵を担《にな》っている．ミオグロビン含量の多い肉ほど赤みが濃い．ハムやソーセージの赤色は，塩漬《えんせき》剤によってミオグロビンがニトロシルミオグロビンに変化することによる．

筋原線維タンパク質：ミオシン，アクチン，コネクチン，トロポミオシン，トロポニンなどの筋肉線維をつくるタンパク質がある．0.5 mol/L以上の塩溶液に溶ける．ミオシンはアクチンとともにアクトミオシンという複合タンパク質を形成し，筋肉の収縮や弛緩，死後硬直や解硬などに関与する．ミオシンはATPアーゼ作用をもち，ATPをアデノシン2リン酸（ADP）と無機リン酸に分解する作用がある．トロポニン，トロポミオシン，Mタンパク質は筋原線維の構造を調整する働きがある．コネクチンには筋原線維の骨格構造を維持する働きがある．

肉基質タンパク質：筋内膜，筋周膜，筋上膜，腱《けん》などを構成する硬タンパク質であり，コラーゲン，エラスチン，レチキュリンなどの不溶性タンパク質である．コラーゲンは，タンパク質分解酵素の作用を受けにくく，アミノ酸組成はほかのタンパク質と大きく異なる．加齢により，また運動が激しい部位ほど結合組織は発達し，筋肉中に含まれるコラーゲンやエラスチン量が多くなり，肉が硬くなる．コラーゲンは加熱によりゼラチン化する．結合組織が多い部位を煮込むと軟らかくなるのはこのためである．エラスチンは弾性線維で，コラーゲンと異なり加熱しても収縮せずゲル化もしない．

■脂　質

食肉成分のうちでもっとも変動の大きい成分である．食肉の脂質は蓄積脂質と組織脂質に分けられる．

表 3-1　肉中のコレステロール含量

部位		100 g 中のコレステロール（mg）
和牛肉（脂身つき）	かた	72
	かたロース	89
	サーロイン	86
	バラ	98
	モモ	75
	ヒレ（赤肉）	66
	肝臓（生）	240
豚肉＜大型種肉＞（脂身つき）	かた	65
	かたロース	69
	ロース	61
	バラ	70
	ヒレ（赤肉）	59
	肝臓（生）	250
鶏肉＜成鶏肉＞	手羽（皮つき）	140
	ムネ（皮つき）	86
	ムネ（皮なし）	73
	モモ（皮つき）	90
	モモ（皮なし）	77
	ササミ	52
	肝臓（生）	370
フォアグラ	（ゆで）	650

（文部科学省：日本食品標準成分表 2020 年版（八訂））

蓄積脂質：皮下，腹腔内，筋間などの脂肪細胞内に存在する．脂肪細胞には水分なども存在するが，ほとんどはトリアシルグリセロール（中性脂肪）である．トリアシルグリセロールとは，グリセロール（グリセリン）1 分子に脂肪酸〈補足〉3 分子がエステル結合したものである．脂質の量と質は，獣鳥の種類，栄養状態，年齢，部位，運動などにより大きく異なる．脂質の質を決定づけているのは脂肪酸である．蓄積脂質に含まれる脂肪酸は，主に飽和脂肪酸のパルミチン酸とステアリン酸，1 価不飽和脂肪酸のオレイン酸である．植物油や魚油と比較して飽和脂肪酸の割合が高いため，常温で固体のものが多い．

組織脂質：細胞や細胞小器官の膜の構成成分で，その性質からほとんど変動しない．代表例は，ホスファチジルコリン（レシチン）やホスファチジルエタノールアミン（ケファリン）などのリン脂質である．グリセロール炭素の中央位（*sn*-2 位）には，アラキドン酸など，多価不飽和脂肪酸が結合していることが多い．コレステロールはリン脂質とともに細胞膜を構成するほか，ステロイドホルモンや胆汁酸塩の原料となるなど，生体に重要である．コレステロールは，ウシやブタの肝臓，トリの肝臓や皮，手羽肉などに多く含まれる（**表 3-1**）．食事摂取基準（2020 年版）では，コレステロールは，体内でも合成さ

補足
脂肪酸とは，カルボキシル基（-COOH）を有する脂肪族（鎖式炭化水素）化合物で，不飽和結合（2 重結合等）を有するものを不飽和脂肪酸（unsaturated fatty acid），そうでないものを飽和脂肪酸（saturated fatty acid）という．2 重結合を 2 つ以上もつ脂肪酸を多価不飽和脂肪酸（ポリエン酸）という．リノール酸（18：2），リノレン酸（18：3），アラキドン酸（20：4），イコサペンタエン酸（IPA, 20：5），ドコサヘキサエン酸（DHA, 22：6）などがある．

れるため目標量を設定することは難しいが，脂質異常症の重症化予防を目的として 200 mg/日未満に留めることが望ましいとされている．

融点と食感：脂質の固液の状態は，食肉の食感（舌ざわり）に関係する．液状でその量が適度であると，コクやなめらかさを与えおいしく感じる．そのため脂質の融解挙動は重要で，それに強く影響するのが脂肪酸組成（補足）である．動物の種類によって脂肪酸組成は異なるので，融点も異なる．羊脂《ようし》の融点は 44〜55°C，牛脂《ぎゅうし》（ヘット）は 40〜50°C，豚脂《とんし》（ラード）は 33〜46°C，馬脂《ばし》は 30〜43°C，鶏脂《けいし》は 30〜32°C である．脂肪の融点がヒトの体温より高い肉は，加熱した状態のほうがおいしく食べられる．メンヨウ肉がジンギスカンとして熱い状態で食べられるのは羊脂の融点と関係している．

補足

飽和脂肪酸は不飽和脂肪酸より融点が高い．羊脂（ラムのモモ），牛脂（和牛，リブロースの赤肉），豚脂（ロースの赤肉），馬脂（赤肉）および鶏脂（モモ，皮つき）の飽和脂肪酸含量は，それぞれ 50.0%，40.1%，40.7%，38.3% および 32.5% である．豚脂は牛脂に比べて，不飽和度の高いリノール酸やリノレン酸が若干多いので融点が牛脂より低いと考えられる．

■ 炭水化物

食肉に含まれる炭水化物のほとんどは，グルコースの貯蔵形態であるグリコーゲンである．グリコーゲンは生体にもわずかしか存在しないが，と畜後に嫌気的解糖によって分解が進むので，食肉では 1% 足らずである．

その他の炭水化物としては，コンドロイチン硫酸やヒアルロン酸などがある．コンドロイチン硫酸は結合組織や軟骨として存在している．ヒアルロン酸は結合組織や関節に存在し，接合物質あるいは潤滑剤の働きをする．

■ 無機質

食肉の無機質は約 1% で，動物種による違いはほとんどない．カリウム，リン，硫黄，ナトリウム，マグネシウムが比較的多く，カルシウムは少ない．内臓は筋肉より無機質が多く，とくに鉄と銅が多い．カルシウム，マグネシウムは，生体では筋収縮や弛緩，と畜後の熟成に重要な役割を果たしている．

■ ビタミン

食肉中のビタミン含量は高くないが，ビタミン B 群は比較的多く，とくに豚肉はビタミン B_1 の優れた給源である．ビタミン C は肝臓にやや含まれるものの，筋肉にはほとんどない．脂溶性ビタミンの含量も，肝臓以外では低い．

■ 肉の色素成分

食肉（筋肉）の色調を決定するのは，ミオグロビンである．血色素であるヘモグロビンは，放血と死後硬直の筋収縮によって多くが失われ，肉色にはほとんど影響しない．ミオグロビンを多く含む肉は濃い色，含量の低い肉は薄い色を呈する．ミオグロビンの量は，動物種でも部位でも異なる．ブタ 0.06%，メンヨウ（ラム）0.25%，ウシ 0.5%，ウマ 0.8% で，含量が高いほど濃い色調となる．ミオグロビンは運動や加齢でも増える．野生動物肉の色が濃いのは，そのためである．

■ 生肉の色の変化

食肉の色は，ミオグロビンの量だけでなく，ヘムのポルフィリン環の中心に配位した鉄イオンの電荷状態（2 価か 3 価）と，その鉄の 6 本目の腕（第 6 配位部位）に何が結合しているかで変化する．食肉ならびに塩漬《えんせき》肉におけるミオ

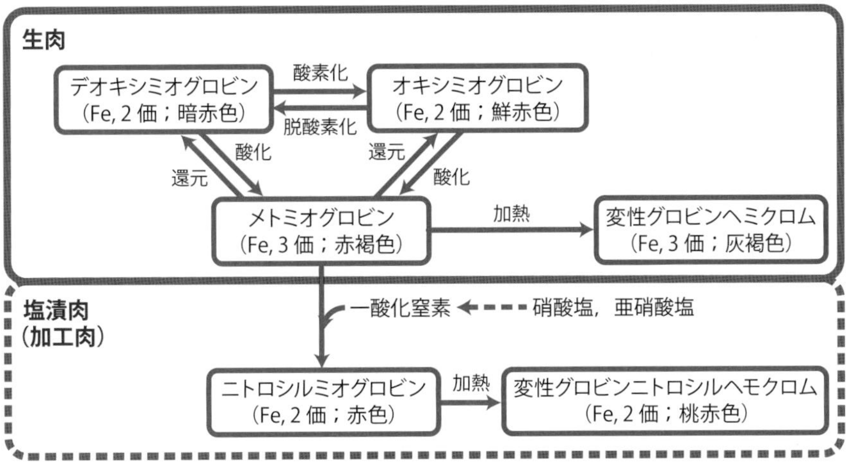

図 3-3　生肉および塩漬肉のミオグロビンの変化

グロビン誘導体の生成経路を，**図 3-3** に示す．かたまり肉を切ると，暗い赤色の断面が現れる．この色は，デオキシ（還元型）ミオグロビンに由来する．酸素が豊富な環境にしばらく置いておくと，鮮やかな赤色（オキシミオグロビン）に変化する（酸素化）．この現象を，開花になぞらえてブルーミングという．さらに長時間放置すると褐色に変わっていくのは，オキシミオグロビンが徐々にメトミオグロビン 補足 に変化するためである．加熱調理時に急激に褐色になるのは，変性グロビンヘミクロムが生じることによる．

補足
メトミオグロビンになることをメト化といい，その割合をメト化率 (%) という．メト化は畜肉より魚肉で問題になり，魚肉の場合，−7°C 付近では急速に起きるが−35°C 以下では起きにくい．

4. 各種の肉の特徴

食肉の性状は，動物の種類によって大きく異なる．これは筋線維や筋束の大きさ，脂肪の分散状態，化学組成などが異なるためである．しかし，同一品種の動物でも，年齢，性別，品種，肥育の程度によっても，食肉の性状は異なってくる．

■ 牛肉　beef

種類：肉用牛には，和牛，交雑種および乳用種がある．このほかに輸入牛が流通している．肉用牛は肥育によりつくられる．若齢《じゃくれい》時には骨格や筋肉を発達させるため，牧草など粗飼料が与えられ，その後は脂肪を蓄積させるために，穀類など濃厚飼料が与えられる．生後 1 年以上の牛を成牛，1 年未満の牛を子（仔）牛という．

和牛：黒毛和種 補足，褐毛《あかげ》和種，無角和種，日本短角和種（公正競争規約ではこの 4 種を“和牛”と表示，乳用種の雄は“国産牛”と表示している）などがあるが，飼育頭数のもっとも多いのは黒毛和種である．和牛肉は，肥育により筋繊維の間に脂肪が細かく分散した状態（脂肪交雑）になるが，こ

補足
黒毛和種の産地としては，但馬《たじま》（兵庫県），近江《おおみ》（滋賀県），松坂（三重県）のように，地名をつけて出荷される場合が多い．生後約 29 カ月で 700 kg 程度に仕上げられ，出荷される．

れは遺伝的特質で，外国原産の牛種を肥育しても得られない．

交雑種：主にホルスタイン種雌牛に黒毛和種雄を交配させたものである．

乳用種：多くはホルスタイン種の雄《おす》を去勢《きょせい》して肉用に肥育したもので，乳廃牛や肉用に肥育された雌が出荷されることもある．ホルスタイン種は発育が早く，生後約22カ月までに760 kg程度に肥育される．乳用雄子牛を短期間肥育（生後3カ月以上1年未満）したものを，とくに肥育雄子牛といい，単なる子牛と区別している．

外来種：世界三大品種として，アンガス，ヘレフォード，ショートホーン（いずれもイギリス原産）がある．これらや，これらの交雑種の肉はフローズンビーフ（冷凍肉）やチルドビーフ（半冷凍肉）として，主にオーストラリア，アメリカ，ニュージーランド（輸入額順）などから輸入される．

性状：肉色は赤褐色で，肉には弾力性がある．和牛では筋線維間に脂肪が大理石状に多量に分散した霜降り〈補足1〉を形成し，軟らかく風味がよい．外来種では霜降り肉は形成されないが，輸入肉の一部には霜降り肉として改良されたものもある．成牛肉と比較し，子牛肉は淡紅色で筋線維が細く軟らかいが，脂肪が少なく水分が多いため風味に欠ける．老牛は濃い暗赤色で肉質が粗く，結合組織も多く，硬い．

補足1

牛肉，馬肉，鯨肉などに見られる筋肉中に脂質（脂肪）が細かく入り込んだ状態．脂肪が細かく入り込むと硬い筋肉組織が軟らかくなり，加熱しても硬くならないので，牛肉の格付けの重要な要素になっている．リブロース，サーロイン，肩ロースなどの部位は霜降りになりやすい．

格付け：牛肉の格付けは，歩留まり（ロース芯面積，ばらの厚さ，皮下脂肪の厚さおよび半丸枝肉重量の4項目をもとに算出された値で決定）と肉質等級（脂肪交雑，肉の色沢，肉の締まりおよびきめ，脂肪の光沢の4項目）による枝肉取引規格により行われる．歩留まりはA，B，Cの3等級，肉質等級は5〜1の5等級とされている．A-5級が最上格付けとなる．

■ ブタ肉　pork

種類：ブタはイノシシが家畜化されたものである．代表的な品種に，大ヨークシャー，中ヨークシャー，バークシャー（以上イギリス原産），ランドレース（デンマーク原産），ハンプシャー，デュロック（以上アメリカ原産）などがある．中ヨークシャー，バークシャーは中型種で，ほかは大型種〈補足2〉である．バークシャーは黒豚の名でも知られる．和牛のような純血種は少なく，雑種強勢（2種以上を交配した1代雑種が親より優れている）を期待して3元交配（3品種を交配．いわゆる3元豚）されたものが主流である．日本では，繁殖に優れたランドレースの雌と大ヨークシャーの雄を交配した雌を母ブタとし，肉質の優れたデュロックの雄を交配し，その子ブタを肉ブタにすることが多い．通常，品種にかかわらず，生後6カ月で体重110 kgに仕上げられ，出荷される．SPF（specific pathogen free；特定病原菌不在）豚とは，オーエスキー病〈補足3〉など特定の5つの病気にかかっていない，いわば健康な豚をいう．かつて無菌豚と称されたことがあるが，誤りである．

補足2

大型種は，日本人の好むロース肉が多く，脂肪が薄く赤身が多いことが特徴で，繁殖力，発育，飼育効率が高いので流通している豚肉のほとんどを占める．中型種は，大型種より肥育期間が2〜5カ月長く，肉質のキメが細かく脂肪の質のよいが，肉量が少ないので割高になる．

補足3

ブタヘルペスウイルスによって起こるブタやイノシシが感染しやすい伝染病で，胎児では死流産，新生ブタや哺乳ブタでは神経系が侵されて急逝死主徴とする繁殖障害を起こす．

性状：豚肉の色は淡紅色で，部位によっては灰紅色である．筋線維が細く，肉質が軟らかい．豚肉はほかの肉と比較して脂肪の含量が多い．脂肪は純白で冷やしてよく締まり，粘《ねば》りのあるものがよい．また，脂肪の融点《ゆうてん》が低く，冷たくてもおいしく食べられるため，ハムやソーセージなどの加工品としても利用されている．豚肉にはビタミン B_1 が多く含まれ，ビタミン B_1 のよい供給源である．

格付け：重量と背脂肪厚で等級分けした後，外観（均称，肉づき，脂肪付着，仕上げ）と肉質（肉の締まりおよびきめ，肉の色沢，脂肪の色沢と質，脂肪の沈着）によって，5等級に格付けされる．

■ メンヨウ肉　mutton，lamb

種類：牛についで多い食肉資源で，毛用種，肉用種，毛肉兼用種，毛皮用種，乳用種など約200種知られる．肉用種にはサフォーク，ロムニー，テクセルなどで，国産は0.5%ときわめて少なく，その6割は北海道産である．そのため，オーストラリアやニュージーランドから，そのほとんどが冷凍またはチルド肉として輸入されている．

性状：メンヨウ肉の色は鮮赤色ないしは赤褐色で，筋線維は細く，粘稠《ねんちゅう》質で水分が少ない．脂肪は白色で融点が高く，特有の臭気がある．特異臭は主にカプリル酸，ペラルゴン酸によるものである．部位による肉質の違いは小さく，全体をまとめてロールにし薄切りにする場合が多い．脂肪の融点が44～55℃と高く，調理後は熱いうちに食べる．

マトンとラム：生後1年以上の成長した羊の肉をマトン，生後1年未満の子羊の肉をラムという．ラムはマトンよりも肉色が淡く，肉質も軟らかい．離乳前の肉はミルクラム（フランス語で「アニョードレ」）と呼ばれ，珍重される．

■ トリ肉　chicken

種類：日本の肉用鶏は，ブロイラーと地鶏に大別される．ブロイラーはアメリカでつくられた，肉付きがよく成長が早い食肉専用種で，肉用の白色コーニック，卵肉兼用のプリマスロック，ロードアイランドレッドなどをもとにしている．ブロイルとは，英語で丸焼きのことである．大規模な鶏舎で雌雄の区別なく飼育され，生後2カ月程度で出荷される．日本の取引規格では，3カ月未満齢の食鶏を若どり，3カ月以上5カ月未満を肥育鶏，5カ月以上を親めすまたは親おすという．一方，日本在来種を地鶏という．名古屋コーチンのような純血種のほかに，外国産鶏との交配でつくられたシャモ，比内鶏，薩摩鶏などがある．地鶏と呼称できるのは，取引規格により，在来種由来血液百分率が50%以上，孵化《ふか》日から80日以上飼育している，28日齢以降は平飼いであるなど，複数の条件を満たすものに限られる．

性状：肢《し》部の肉は色が濃くてエキス分も多く，濃厚な風味をもつが，胸部の肉は肢部より白色で，脂肪は少なく，肉のきめが細かく軟らかい．味は淡白であるが，筋線維，筋束が離れにくい．若齢なものほど色が淡く軟らかいが，成長するに従って，肉色，硬さがともに増す．脂肪は融点が低く黄色で，皮下と内臓に多い．自己消化の速度が速いため，冷蔵による保存性はほかの肉よりも劣る．

■ 馬《ば》肉　horse

さくら肉，けとばしなどの別称がある．馬刺，さくら鍋などとして利用されるほか，加工用にも用いられている．

性状：肉中のミオグロビン含量が多いために，肉色は暗赤色である．肉の性状は牛肉に似ている．煮たときに泡立つ．グリコーゲン含量がほかの動物に比べて多く，特有の甘味がある．脂肪を構成する脂肪酸として不飽和度の高いα-リノレン酸を多く含むため，ヨウ素価が高く，脂肪の融点が低い．鉄が多い（4.3 mg%）．

■ ヤギ肉　goat

羊肉に似ているが，きめがやや粗い．脂肪は少なく，香味野菜とともに料理される．九州・沖縄地方で飼育されている．生産量は少ない．鉄が多い（3.8 mg%）．

■ ウサギ肉　rabbit

肉色は淡紅色で筋線維が軟らかく，緻密である．脂肪は少なく，味が淡白で鶏肉に似ている．日本ではテーブルミートではない．グリコーゲン含量がやや多く，保水性が大きく，結着性に富むので，戦中や戦後には，プレスハムのつなぎ肉として利用されてきた．

■ シカ肉　venison

もみじ肉とも呼ばれる．食品成分表2015年版（七訂）には国産のにほんじか（えぞしか）が，追補2017年には，ほんしゅうじか，きゅうしゅうじかが，それぞれ追加収載された（補足）．えぞしかの場合，高タンパク質（22.6%），低脂質（5.2%）で，鉄が多い（3.4 mg%）．ヨーロッパではジビエ（野生鳥獣肉）として珍重される．

補足

増える野生鳥獣と利活用：シカ，イノシシなどが急激に増え，農林業被害額は年間170億円にもなる．個体数管理と利活用は両輪をなす．とくに肉は地域資源に位置づけられ，北海道，長野，兵庫をはじめ各地で利用が推進されている．外食，中食，内食，給食が定着した地域もある．野生のイノシシ肉が市場に出回ることは少ないが，群馬，佐賀などでは飼育もされている．

■ イノシシ肉　wild boar

ぼたん肉，やまくじらとも呼ばれる．ししとは肉のことである．代表的な料理にぼたん鍋がある．

5．分割法と肉の部位

分割法

■ ウシ cattle・ブタ pork

ウシ，ウマ，ブタ，メンヨウおよびヤギは，と畜場法に基づいてと畜される．放血し，皮を剥ぎ，頭部と四肢《しし》端と尾部を切除し，内臓を除いた骨つきの全と体を枝肉《えだにく》という．分割されていない状態なので丸ともいう．さらに，左右に2分割したものを半丸あるいは2分体（半丸枝肉）といい，食肉取引の単位とされている．半丸にしたものをさらに前後に切断した前4分体をマエといい，後4分体をトモという．これを単位として取り引きされることもある．枝肉の小分割の方法は，動物の種類や使用目的によっても異なるし，国や地方によっても違いがある．枝肉になったときの割合を枝肉歩留まりといい，ウシでは生体重に対して60%程度，ブタで70%程度である．枝肉から骨や腎臓が除かれて部分肉となり，さらに脂肪などが除かれて精肉となる．精肉歩留まりは，生体重に対してウシで30〜40%，ブタで45%程度である．

■ ニワトリ　chicken

ニワトリは，「食鳥処理の事業の規制および食鳥検査に関する法律」に基づいて大量処理装置により食肉とされる．放血後，60°C前後の湯に1分程度浸《つ》けて羽毛を除く．これをと体《たい》といい，と体から内臓（腎臓を除く），総排泄腔，気管および食道を除去したものを中抜きという．中抜きをさらに解体した骨つきあるいは正肉を総称して解体品という．

肉の部位と特徴

食肉の性状は同一品種の動物でも部位により大きく異なる．食肉小売品質基準により，次のような部位として販売される．食品成分表の記載もこれに準じている．

牛肉：かた，かたロース，リブロース，サーロイン，バラ，モモ，そとモモ，ランプ，ヒレの9部位

ブタ肉：かた，かたロース，ロース，バラ，モモ，そとモモ，ヒレの7部位

トリ肉：正肉は手羽，ムネ，モモに，副品目はササミ，皮に区分

■ 牛肉　beef

牛肉の部位を図3-4に示す〈補足1〉．

かた：前肢の付け根のよく運動する小さな筋肉が集まった部位．肉の色は濃く，肉質が硬いが，味は濃厚．タンパク質が豊富で，エキス分やコラーゲンが多い．カレー，シチュー，スープなどや，上質のひき肉にも利用される〈補足2〉．

かたロース：背中の筋肉部分のうち，首から肩にかけたロース部分である．多少筋《すじ》があるが，比較的脂肪が多く，軟らかく風味がよい．すき焼きなど薄くスライスする調理に向く．厚切りするときはていねいな筋切りがいる．

リブロース：リブとは肋骨のこと．かたロースから続く背肉で，肉のきめが細かく，筋が少ない．霜降りになりやすく，非常に軟らかくて，風味がよい．ステーキ，ローストビーフなど肉そのものの味を楽しむ料理に適する．

サーロイン：リブロースの後部で腰椎の上の背肉．ほとんどを背最長筋が占める．サーとは英国の称号で，ロインとはリブロースやサーロイン，ヒレの総称である．細かな霜降りが特徴で，最高級部位とされる．整った形状で，大きさの揃った切り身が取れるので，ステーキに利用される．

ヒレ：語源はフランス語のフィレでテンダーロインともいわれる（テンダーとは英語で軟らかいという意味）．大腰筋などからなり，サーロインの

補足1

枝肉を主要な部位別に切り分けた部分肉をさらに小分けしたものを希少部位とよぶ．一例を以下の**表**に示す．

ミスジ	ウデ骨に隠れるように付いた肉．肩肉の中で最も柔らかく濃厚な味わい
ザブトン	肩ロースの一部の霜降りがきれいな肉．独特の味と香りがある
三角バラ	肩バラの肩ロースにつながる三角肉．脂の甘味と赤身の濃厚な旨味がある
トモサンカク	モモ肉の下部の三角肉．霜降りの多く入りジューシーで独特の風味がある
カブリ	主にロース中央部にかぶった肉．霜降り細かく軟らかく肉と脂の甘味が味わえる
カイノミ	トモバラの後ろでヒレに近い肉．赤身と脂のバランスがよく，柔らかでしつこくなくコクがある

補足2

肉類のスープ，カレーやシチューをつくるときに寸胴鍋がよく使われる．鍋底が深いと液の対流距離が長くなり，材料の動きが大きくエキス分の溶出を助け，発生した気泡のつぶれによる衝撃が連続的に加わって，融け出た油滴の細分化や乳化などが起こりやすく，まろやかになりやすい．

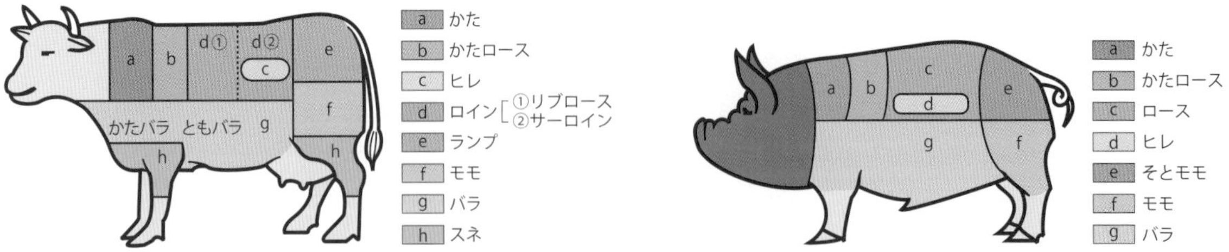

牛肉は，食肉小売品質基準により図のような部位表示で販売されている．

図 3-4　牛肉とブタ肉の部位

補足
骨盤や肋骨の内側の筋肉で結合組織が少なく，他の部位の筋肉に比べてもっとも運動量が少ないので軟らかい．

内側に位置する．脂肪が少なく，もっとも軟らかい〈補足〉．風味も優れており，ステーキに向く．形は棒状．牛１頭から２本しかとれない．中心部はシャトーブリアンとも呼ばれる．ステーキ，ローストビーフに適している．

バラ：腹側の肋骨の外側部分．前肢側をかたバラ，後肢側をともバラという．呼吸により常に運動しているので肉質は少し硬いが，味は濃厚．体温維持や内臓保護の目的から脂肪を多く含んでいる．赤身と脂肪が何層にも重なっているので三枚肉ともいわれる．シチュー，煮込みに適する．

モモ：モモの内側のうちモモ（半膜様筋，内転筋，大腿薄筋）と，やや下部のしんたま（大腿四頭筋）を合わせてモモという．外側に皮下脂肪があるが，赤身が多く脂肪が少なく，きめは粗い．しんたまはきめが細かく軟らかい．ステーキ，焼き肉に向く．

そとモモ：モモの外側の部位で，大腿二頭筋，半腱様筋からなる．よく運動する部位なので，肉質は硬く，きめは粗い．脂肪は少ない．薄切り，細切りにして用いる．コンビーフにはこの部位の肉を用いる．

ランプ：サーロインから続く尻の部分で，中殿筋，大腿二頭筋からなる．きめが細かく，モモ肉ではもっとも軟らかい．赤身で，霜降りは入らない．ステーキをはじめさまざまな料理に適する．

■ ブタ肉　pork

ブタ肉の部位を**図 3-4** に，部位とその風味や物性の違いによる豚肉料理の使い分けの関連性を**図 3-5** に示し，以下に具体的に記す．

かた：前肢の付け根．よく運動する部位で，小さな筋肉が多く，きめが粗い．肉色が濃い．豚肉の香りがもっとも強い部位．挽肉《ひきにく》や薄切りにするか，シチュー，スープ，煮込みに向く．価値は中位《ちゅうぐらい》．

かたロース：肩の背肉でロースに連なる部位．背最長筋や棘筋《きょくきん》からなる．首側は硬い．肉のきめはやや粗く硬めで赤身の多いのが特徴で，組織内に脂肪がのっている部分はこくがある．もっともブタ肉らしい肉質といわれている．カツ，ソテー，焼き肉など，種々の肉料理に適している．脂肪と赤身の間の筋切りをしてから調理する．

ロース：背肉の中央部分．ウシのリブロースとサーロインに相当する部位．

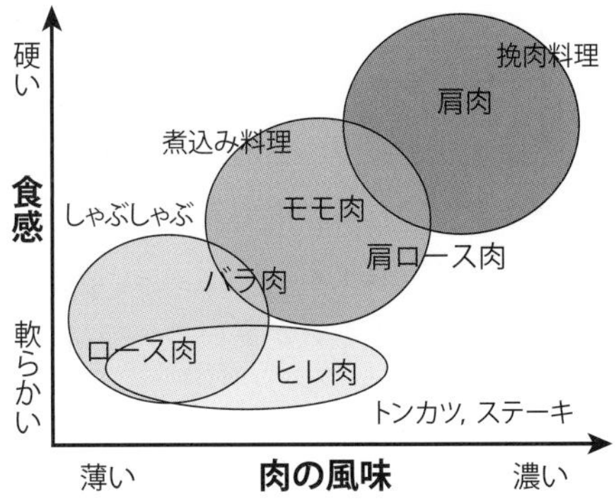

図 3-5　ブタ肉の料理の使い分け
（大石泰之：日本ハム中央研究所）

腰部はほとんど背最長筋．きめが細かく軟らかい．脂肪は適度で旨味があるので取り除き過ぎないようにし，カツ，ソテーなどに適している．ヒレと並ぶ高級部位．

ヒレ：腰椎の内側にある棒状の肉．ほとんど運動しない筋肉なので，きめが細かく軟らかで，脂肪が少なく淡白な味である．トンカツ，ソテー，ローストなど油を使った料理に適している．価値は最上位．

バラ：肋骨の外側部分．赤身と脂肪が交互に層をなしているので，三枚肉ともいわれる．高脂肪．きめはやや粗いが，あまり硬くなく，味は濃厚である．骨付きはスペアリブという．カレー，豚汁，角煮などに，薄切りにして炒め物にするのに利用されている．

モモ：尻の部分でハムの原料とされる．うちモモ（半膜様筋，内転筋，大腿薄筋），しんたま（大腿四頭筋）からなる．ハムとは，英語でブタのモモ肉のことで，加工品のハムの呼称は，これに由来する．きめが比較的細かく，脂肪が少ない．赤身肉である．カツ，ソテー，焼き肉に向いている．ヒレに次いでビタミン B_1 に富む．

そともも：ウシでいうランプとモモに相当する．発達した筋肉部位なので，きめが粗く，肉色も濃い．煮込み，ローストに適している．

■ トリ肉 chicken

トリ肉の部位を**図 3-6** に示す．

ムネ：ほとんどは大胸筋からなる．翼を下げる働きをする．皮下脂肪を除けば脂肪は少なく，きめが細かく軟らかで，味はやや淡白である．煮込み，焼き物，ソテー，揚げ物に利用されている．

モモ：足からももの付け根の部分．よく運動するので筋があり，ムネ肉より硬く，赤味があり，脂肪も多く味がいい．ロースト，ソテー，煮込み，揚げ物に適している．

ササミ：深胸筋．ムネ肉の内側に，胸骨に沿って左右 1

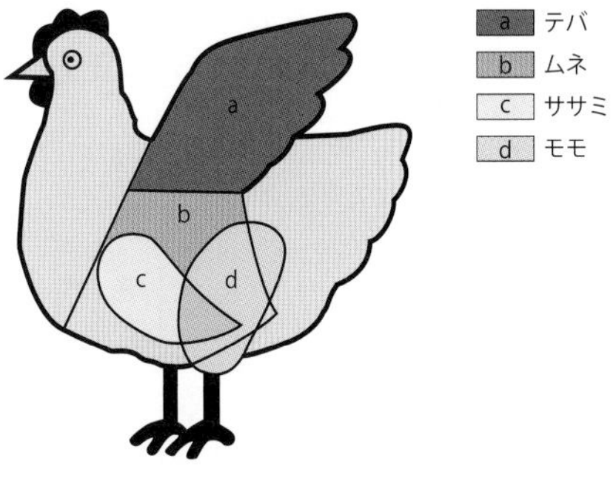

図 3-6　トリ肉の部位

本ずつある．翼を上げる働きをする．形が笹《ささ》の葉に似ていることからこの名称がある．色が淡く，脂肪が少なく，しかも軟らかく，味が淡白である．

テバ：翼の部分．手羽元，手羽中，手羽先に分けられる．ムネ肉にもっとも近い手羽元に肉が多くついている．手羽先は肉が少ないが，ゼラチン質と脂肪に富み，スープをとるのに適する．

カワ：脂肪の量が多く，エネルギーが高い．

保存性

肉は微生物の繁殖に適しているため腐敗しやすい．脂肪も多く，脂肪の酸化も生じやすい．肉の保存性は肉の種類によって異なり，牛肉がもっとも保存性が高く，ついでブタ肉である．トリ肉は自己消化が速く，保存性が悪い．また，肉の形態によっても保存性が異なり，ブロック状の肉がもっとも保存性が高く，ついで角切り肉，スライス肉，ひき肉の順である．一般には低温保存の状態で流通している．フローズンミートは－45℃で急速凍結後－25℃に保持したもの，チルドビーフは真空包装して0～2℃で保管されたものである．

6. 食肉の加工と加工肉の色

食肉加工品には多くの種類があり，わが国の主な肉製品の規格は，日本農林規格（JAS）で定められている．肉製品の主体はブタ肉を原料にするもので，ハム，ベーコン，ソーセージなどが中心である．そのほか，コンビーフ，大和《やまと》煮などの缶詰製品もある．最近では，伝統的な食肉加工法のほかに，タンパク質分解酵素による肉の軟化やトランスグルタミナーゼ〈補足〉による食肉製品の食感改良など，酵素による物性改良も新加工法として重要になっている．特に，タンパク質を架橋・重合化させるトランスグルタミナーゼは，肉片の接着，ハム・ソーセージの弾力性増強や身割れ防止，重合リン酸塩代替機能，コラーゲン・ゼラチンの物性改良など，幅広い用途で活用が進んでいる．

補足
トランスグルタミナーゼは，タンパク質中のグルタミン残基とリシン残基の間でのアシル転移反応を触媒する酵素で，この反応よって分子内・分子間に架橋が形成されて，タンパク質の物性改良ができる．畜肉加工，水産加工，乳製品加工，大豆製品加工，小麦製品加工などさまざまな食品加工や調理に利用されている．

肉製品

主な肉製品であるハム類，ベーコン類，ソーセージ類の一般的な製造の流れを**図 3-7** に示す．

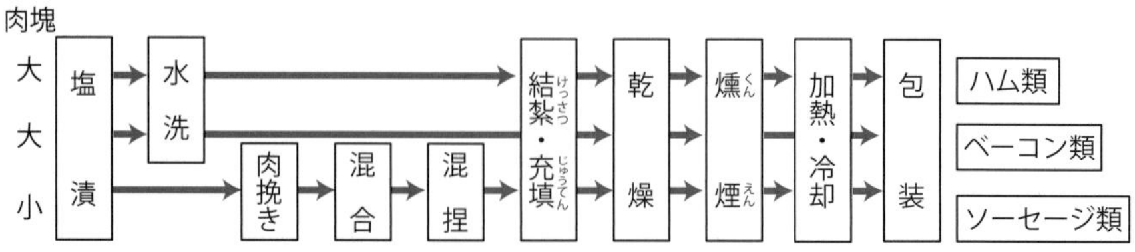

図 3-7　主な肉製品の製造工程

■ハム　ham

ブタ肉を食塩や硝酸塩あるいは亜硝酸塩などで塩漬《えんせき》〈補足1〉し，燻煙《くんえん》〈補足2〉後に湯煮《ゆに》（ボイル）〈補足3〉を行った肉製品で，防腐性に富み，独特の風味がある．日本農林規格ではハムを，骨つきハム，ボンレスハム，ロースハム，ショルダーハム，ベリーハム，ラックスハムの6種類に分類している．骨つきハム，ラックスハムを除いたほかの4種類のハムについては，原料となる赤肉の水分含量によって，特級，上級，標準に等級分けしている．ハムとは，本来モモ肉のことをいうが，ロース肉，かた肉，バラ肉などもハムの原料として使用されている．モモ肉を原料としたハムには，骨つきハム，ボンレスハムがあり，骨つきハムでは塩漬《えんせき》，燻煙《くんえん》のみで湯煮は行わない．ロースハムはロース肉を，ショルダーハムはかた肉を，ベリーハムはバラ肉を原料としたものである．ラックスハムはかた，モモの肉塊を原料とし，低温で加工したものである．ボイルしないハムを生ハム〈補足4〉といい，生肉の色がそのまま残っている．

■プレスハム　Japanese pressed ham

日本独自の肉製品で寄せハムともいわれている．原料肉としてハムやベーコン製造で生じる残肉，牛肉，羊肉，馬肉の小片を用い，つなぎとして結着力の強い家兎肉，マグロのひき肉やデンプンを用いる．外観的にはハムに似ているが，ハムよりはむしろソーセージに近い製品である．日本農林規格では，プレスハムをハム類とは別個に，特級，上級，標準および混合プレスハムの4種類に分けている．特級では豚肉が90％以上，上級では豚肉が50％以上，標準では畜肉，家禽《きん》肉が85％以上使用されている．

■ベーコン　bacon

製法はハムと同じで，塩漬し，燻煙を行うが，ケーシングの充塡《じゅうてん》は行わない．日本農林規格（JAS）では，ベーコンをベーコン，ロースベーコン，ショルダーベーコン，ミドルベーコン，サイドベーコンの5種類に分けている．ベーコンはバラ肉を，ロースベーコンはロース肉を，ショルダーベーコンはかた肉を，ミドルベーコンはロース肉やバラ肉などの胴部の肉を，サイドベーコンは半丸枝肉を原料としてつくられる．ベーコンはハムと同様，原料となる赤肉の水分含量によって，上級と標準に分けられる．ベーコンは赤肉と脂肪が層状になっているが，赤肉部は鮮赤色で，脂肪は白色のものがよい製品とされている．

■ソーセージ　sausage

ソーセージとは本来腸詰《ちょうづめ》のことで，小間切れ肉やひき肉に調味料，香辛料，結着剤を加えて練り合わせてケーシング（小腸，大腸などを利用）〈補足5〉に詰め，乾燥・燻煙・蒸煮（しない場合もある）を行ったものである．ソーセージの種類によっては，原料として内臓，舌，血液，皮，脂肪などが用いられる．

ソーセージはヨーロッパでは古くからつくられており，その地方の風土や気候，嗜好性によって製法が異なり，数百種以上あるといわれている．ソーセージは水分含量によって分類され，水分量50～60％程度の貯蔵性の低いドメス

補足1
塩漬を行うことによって，①微生物，とくに，ボツリヌス菌の増殖を抑制して防腐・保存効果を高め，②肉色を固定して食肉加工色を付与し，③保水性・結着性を増強して離水防止と弾力性形成を促し，④獣臭をマスキングして香気を付与することができる．塩漬方法には，塩漬液に漬けるピックル法，塩漬剤の粉末を施塩《せえん》する乾塩漬法，塩漬液を注入するインジェクション法がある．

補足2
燻煙によって，水分活性を低下させて，独特の色調と風味を与え，また，煙中の防腐物質により保存性を高めることができる．

補足3
中心温度が60°C以上で30分以上加熱して殺菌することで，弾力性のある食感が形成される．

補足4
イタリアのパルマハム，スペインのハモン・セラーノ，中国の金華ハムが世界3大ハムとして有名．とくに，パルマハムは塩漬後燻煙しないで数カ月乾燥・熟成させ，1年以上かけてつくられる．

補足5
天然腸は，主に中国，オーストラリア，ニュージーランドから洗浄後の塩蔵・塩漬け品が輸入されている．天然腸の代替《だいたい》として，コラーゲンを可溶化し，再び線維形成させて均質で任意の径に製膜した可食性のコラーゲンケーシングも多く用いられている．ケーシング膜を使わず，コラーゲンペーストをソーセージ表面に糊塗してケーシングとすることもある．セルロース，塩化ビニリデンなどを使った非加食性のケーシングも用いられる．

ティクソーセージと水分含量の少ないドライソーセージに大別される．ドメスティクソーセージは保存性よりも風味や栄養に重点を置いたソーセージで，ウインナーソーセージ，フランクフルトソーセージ，ボロニアソーセージなどがある．ドライソーセージは長期間の貯蔵が可能で，サラミソーセージはその代表的なものである[参考]．

JASでは，加熱しないで水分35%以下に乾燥させたものをドライソーセージ，加熱しないで水分55%以下に乾燥させたものをセミドライソーセージとしている．また，太さによりウインナーソーセージ，ボロニアソーセージ，フランクフルトソーセージに区分している．

■ 缶詰

肉の缶詰の代表的なものにコンビーフ缶詰がある．コンビーフ缶詰の原料としては中等度以下の老廃牛の肉が使用されている．馬肉を使用したものはニューコンビーフといわれる．製法は原料肉に発色剤と食塩を塗布《とふ》し，加圧釜で蒸し煮したのち肉の繊維をほぐし，調味して缶に詰めたものである．肉の缶詰製品にはそのほか，牛肉の大和煮，水煮，ブタ肉ではスライスベーコン，トリ肉では水煮などの缶詰がある．

加工肉の色

■ 肉色の固定と発色剤

食肉を保存するときの多量の食塩添加を塩漬《しおづ》けといい，亜硝酸塩や硝酸塩を塩漬《えんせき》剤として漬け込み，加工肉の色を赤色に保つために行われる．ハム，ソーセージの色（**図3-3**）は，亜硝酸の還元で生じた一酸化窒素（NO）とミオグロビンが結合した，ニトロシルミオグロビン（以前はニトロソミオグロビンと称した）による．これを加熱すると，グロビン部分が変化してきれいなピンク色（変性グロビンニトロシルヘモクロム．以前はニトロソミオクロモーゲンと称した）に変わる．一方，パルマハムのような生ハム（非加熱食肉製品）が，発色剤を使用しないにもかかわらずきれいな赤色であるのは，長期間の熟成過程でヘムの鉄が亜鉛に置き換わり，亜鉛プロトポルフィリンIXが形成されるためである．

■ 肉製品の緑変

ニトロシルミオグロビンは比較的安定な色素であるが，酸素，光，細菌などの作用で，緑色，黄色，無色に変わることがある．ハムやソーセージの切断面の色がときとして緑色を呈するのはこのためである．

参考　**サラミは殺菌する，しない？**

日本のサラミは，塩漬後ケーシングに詰めて燻煙加熱殺菌し，涼風《りょうふう》で乾燥させて水分を下げ，ほとんど熟成させないので，風味は穏やかで酸味はない．ヨーロッパでは，同様の工程を経るが乳酸菌スターターを使い，2〜6カ月熟成させて殺菌せずにつくるので，熟成風味があり，発酵臭が強く，酸味があるものが多い．殺菌しないが長期にわたって腐敗せず安全なのは，多量の乳酸菌がほかの微生物に勝るためである．

■ 発色補助剤

発色補助剤として用いられるアスコルビン酸塩にはメトミオグロビンの還元作用や亜硝酸の分解を促進する作用がある．そのほか，発がん性のニトロソアミンの生成を抑制する作用もある．発色補助剤としては，エリソルビン酸塩，ニコチン酸アミドも使用される．

2 乳　類　milks

乳は，哺乳類の雌の乳腺から分泌され，子牛（仔牛《こうし》）の成長に必要な栄養素をすべて含んでいる．人類が牛の乳を利用し始めたのは，紀元前3000年頃であるが，日本で広く利用されるようになったのは，明治時代の文明開化以降である．第2次世界大戦後に，牛乳の消費量〈補足〉は急増し，1990年代にピークを示したが，現在ではやや減少傾向にある．一方で，チーズ，クリームなどの乳製品の消費量は緩やかに増加を続けている．

> 補足
> 日本人は，平均1人当たり1日およそ80 mLの牛乳を飲んでいる．北ヨーロッパの国々では牛乳の消費量が多く，特にエストニア，アイルランドでは，1人当たりの消費量が300 mL/日を超えている（Jミルク，主要国の飲用牛乳類消費量から計算）．乳にかかわる法令として「乳及び乳製品の成分規格等に関する省令（略して乳等省令）」があり，乳や乳製品の定義と成分規格，保存法の基準などが定められている．

1．乳種と乳の性状・成分

牛乳の主な成分を**図3-8**に示した．牛乳の組成[参考]は遺伝的要因（乳牛の品種，系統，個体差など），生理的要因（泌乳《ひにゅう》期，年齢など），環境要因（気候風土，飼料，搾乳《さくにゅう》法など）および疾病《しっぺい》などの要因によって異なる．

乳　種

日本において利用されている乳の大部分は，牛乳であるが，ヨーロッパや中近東などの地域では，ヤギやヒツジの乳も多く利用されている．日本で飼育されている乳用牛の大部分はホルスタイン種である．本種は泌乳能力の優れた品種で，年間泌乳量は7,000～10,000 kgと多い．ホルスタイン種の乳の成分含量

参考　乳種，泌乳期，季節と乳成分

ウマのようなヒヅメ（蹄《ひづめ》）が1つの短蹄類《たんているい》の乳は，アルブミンが多いタンパク質組成を示すが，ヒヅメが2つの偶蹄類《ぐうているい》の乳はカゼインを多く含む．海洋哺乳類の乳は，脂質含量が高く，成長の早い動物はタンパク質やカルシムを多く含むように動物種により特徴がある．たとえばウシでは，乳種が異なると，ガンジー，ジャージー，エアシャー，ブラウンスイス，ホルスタインの順に水分が多く，脂質やタンパク質含量が少ない．分娩直後の乳を「初乳」と呼び，抗体などの仔牛《こうし》の成長に欠かせない成分が多く，その後の常乳と大きく乳質が異なるので，分娩後5日間の乳は乳等省令により出荷できない．また，6～8月の夏季の乳は，固形分量が低くβ-カロテン量が高いなど季節で変動する．

	ガンジー	ジャージー	エアシャー	ブラウンスイス	ホルスタイン
水分	85.4	85.9	87.0	87.0	87.7
脂質（乳脂肪分）	5.1	5.1	4.03	3.9	3.7
タンパク質	3.9	3.6	3.5	3.5	3.2

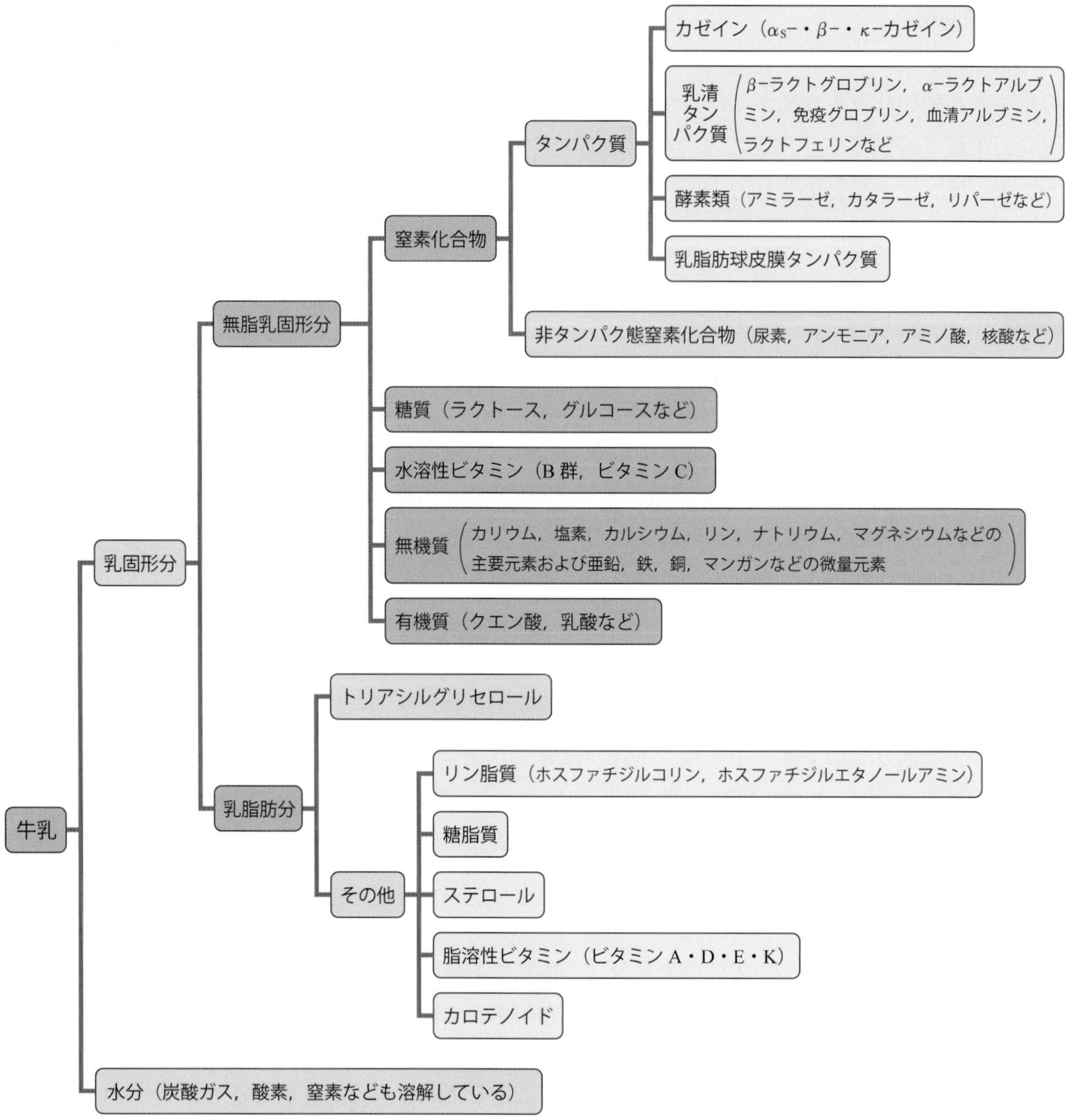

図 3-8　牛乳の主な成分

（管理栄養士国家試験教科研究会（編）：食品学各論．第一出版，1995 より改変）

（**表 3-2**）は乳脂肪分が 3.7%，タンパク質が 3.2%，炭水化物が 4.7% である．泌乳期間は 10～12 カ月とされる．そのほか，飼育数は少ないが，ジャージー，ガンジー，ブラウンスイス種なども飼育されている．ジャージー種の乳は，ほかの品種の乳と比較し，脂肪含量が高く（約 5.1%），脂肪球が大きいことが特徴でコクがある．バターの生産に適している．

乳の性状

■色

やや黄色を帯びた乳白色を呈する．白くみえるのは乳中にコロイド状に分散

表 3-2　牛乳と人乳の主な栄養素の比較（100 g 当たり）

栄養素	人乳	牛乳	栄養素	人乳	牛乳
食品番号	13051	13003	セレン（μg）	2	3
エネルギー（kcal）	61	61	クロム（μg）	0	0
水分（g）	88.0	87.4	モリブデン（μg）	0	4
タンパク質（g）	1.1	3.3	ビタミン A (RAE)（μg）	46	38
脂質（g）	3.5	3.8	ビタミン D（μg）	0.3	0.3
炭水化物（g）	7.2	4.8	ビタミン E（mg）	0.4	0.1
ナトリウム（mg）	15	41	ビタミン K（μg）	1	2
カリウム（mg）	48	150	ビタミン B_1（mg）	0.01	0.04
カルシウム（mg）	27	110	ビタミン B_2（mg）	0.03	0.15
マグネシウム（mg）	3	10	ナイアシン（mg）	0.2	0.1
リン（mg）	14	93	ビタミン B_6（mg）	Tr	0.03
鉄（mg）	0.04	0.02	ビタミン B_{12}（μg）	Tr	0.3
亜鉛（mg）	0.3	0.4	葉酸（μg）	Tr	5
銅（mg）	0.03	0.01	パントテン酸（mg）	0.50	0.55
マンガン（mg）	Tr	Tr	ビオチン（μg）	0.5	1.8
ヨウ素（μg）	—*	16	ビタミン C（mg）	5	1

*とくに母親の食事条件（とくに海藻の摂取状況）に強く影響されるため，その標準値を定めることを見送った．

（文部科学省：日本食品標準成分表 2020 年版（八訂））

しているカゼインミセルや脂肪球に光が当たって乱反射するためである．わずかな黄色はビタミン B_2（リボフラビン）や β-カロテン，キサントフィルによる．

■ 味・風味

やや酸味を含んだ穏やかな甘味がある．酸味はクエン酸やリン酸により，甘味は乳糖による．また，特有の淡い香りは脂質由来のカルボニル化合物や短鎖遊離脂肪酸などによる．

口あたりは，まろやかでコクがある．これは乳脂肪やタンパク質がエマルションやコロイドとして分散しているためである．脂肪の含量が多い場合には濃厚に感じられる．風味は，牛乳製造時の加工処理によっても変化する．生乳を均質化処理（ホモジナイズ）すると脂肪球が細かくなり，さっぱりした感じが強くなる．また，加熱殺菌すると脂質が酸化されて加熱臭や酸化臭が発生する原因になりやすい．

牛乳の成分

牛乳の成分は，**図 3-8** に示したように水分と乳固形分に分けられる．乳固形分は無脂乳固形分と乳脂肪分に分けられる．標準的な組成は，水分が 87.4%，乳固形分が 12.6%（無脂乳固形分が 8.8%，乳脂肪が 3.8%）である．牛乳は人乳と比較するとタンパク質と灰分が多く，糖質が少ない（**表 3-2**）．

■ タンパク質

牛乳中にタンパク質は 3.3% 含まれていて，カゼインと乳清（ホエー）タン

表 3-3　牛乳中のタンパク質の成分と割合

タンパク質	g/100 mL	%
全タンパク質	3.3	100
全カゼイン	2.6	78.8
α_s-カゼイン	1.26	38.2
β-カゼイン	0.93	28.3
κ-カゼイン	0.33	10.0
γ-カゼイン*	0.08	2.4
全ホエー	0.70	21.2
β-ラクトグロブリン	0.32	9.7
α-ラクトアルブミン	0.12	3.6
血清アルブミン	0.04	1.2
免疫《めんえき》グロブリン	0.07	2.1
ラクトフェリン	痕跡《こんせき》	—
リゾチーム	痕跡	—
その他	0.15	4.6

* γ-カゼインは，β-カゼインのプラスミン（血中に存在する酵素の 1 つ）による分解物．

パク質に大別される．これらの組成を**表 3-3** に示す[参考1]．これらは消化されやすく，アミノ酸組成もすぐれている．アミノ酸スコアは 100 である．

脱脂乳に酸を加えて，pH を 4.6 にすると沈殿する部分がカゼインであり（カゼインの等電点 pH 4.6），液状部は乳清と呼ばれ，このなかに溶けているタンパク質を総称して乳清タンパク質と呼ぶ．牛乳アレルギー[参考2]が知られる．

▲カゼイン

牛乳タンパク質の約 80% を占める．カゼインは単一のタンパク質ではなく，

参考 1　人乳はタンパク質組成も異なる

人乳のタンパク質含量は 1.1% であり，牛乳の 1/3 程度である．人乳のタンパク質組成は，カゼインが約 40%，乳清タンパク質が約 60% と乳清タンパク質の割合が高く，牛乳と異なる．また，乳清タンパク質の組成も異なり，人乳の主要成分は α-ラクトアルブミンやラクトフェリンであり，牛乳の主要成分である β-ラクトグロブリンは含まれていない．免疫グロブリンは，人乳では IgA，牛乳では IgG が主要である．そのほか糖およびミネラル成分も異っている．

参考 2　牛乳アレルギー

牛乳アレルギーは，1 つあるいは複数の牛乳タンパク質に対する異常免疫反応から生じる．牛乳中の主要なアレルゲンは，β-ラクトグロブリンとカゼインである．食物アレルギーの発症機序は主に IgE 依存性であるが，新生児にみられる消化器症状を主体とした牛乳アレルギーの場合は，非 IgE 依存性の場合もある．20 歳未満におけるアレルギー原因食物として，1 位の鶏卵についで多い牛乳アレルギーは乳幼児に発生し，成長とともに寛解し，成人ではあまりみられない．幼児期に牛乳アレルギーになっても，3 歳頃に消失することが多い．牛乳タンパク質は乳児にとってはじめて大量に出合う外因性の抗原であることと，乳児では消化能力や免疫系が未発達であることが，発現が多い原因になっている．牛乳アレルギーの診断が下されると，牛乳をとらないことが唯一の完全な治療法となる．しかし，牛乳の摂取制限は栄養不良を招きやすいため，乳児の成長・発達を見極めながら，医師や管理栄養士のアドバイスのもとに食事をとらせることが必要となる．

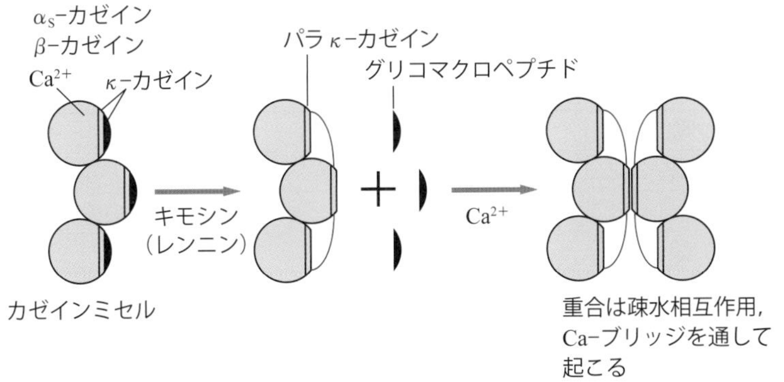

図 3-9　牛乳のキモシンによる凝固機構

α_s-，β-，κ-カゼインの混合物である．カゼインは牛乳のなかではカゼインミセル（平均直径 約150 nm）を形成し，コロイド粒子として存在している．カゼインミセルは，多数のサブミセルがリン酸カルシウムを介して結合した複合体である．カゼインミセルにおける各カゼインの分布は異なる．ミセル表面側には親水性アミノ酸残基を多く含む κ-カゼインが存在し，ミセル内側には疎水性アミノ酸残基を多く含む α_s-カゼインと β-カゼインが存在している．

カゼインはレンネット（仔牛の第4胃の粘膜から抽出したもので，主成分はタンパク質分解酵素のキモシン）の作用で凝固する．κ-カゼインは，キモシンの作用によって特異的な部位で加水分解を受け，κ-カゼイン分子から親水性のC末端ペプチド（グリコマクロペプチド）が遊離する．その結果，カゼインミセルの構造が不安定になり，ミセル同士で凝集して凝固する（**図 3-9**）．この機構を利用してチーズがつくられる．カゼインはまた，アルコール，酸，加熱（140°C 以上）によっても凝固する．

▲乳清タンパク質（ホエータンパク質）

牛乳タンパク質の約20%を占める．乳清タンパク質は β-ラクトグロブリン〈補足1〉が約50%を占め，α-ラクトアルブミン〈補足2〉が約20%，その他，血清アルブミン，免疫グロブリン，ラクトフェリン〈補足3〉などが含まれている（**表 3-4**）．主成分の β-ラクトグロブリンはシステインを多く含むため，加熱して硫化水素が発生するとイオウ臭の原因になる．

▲酵素

微量であるが，約70種類の酵素が存在する．加水分解酵素と酸化還元酵素が多い．酵素の多くは，牛乳の加熱殺菌時に失活するが，殺菌条件によって残存するものもある．酵素のなかには，牛乳・乳製品の品質の変化に関与するものや生乳の品質試験の指標となるものもあるため，酵素は乳質や判定の指標など乳業技術面で重要である．たとえば，リパーゼが乳製品製造時に残存していると，乳製品に脂肪の分解臭を発生させやすい．

補足1
β-ラクトグロブリンは162個のアミノ酸からなる分子量約18,400のタンパク質．疎水性分子と結合する性質があり，レチノールや脂肪酸と強く結合するため体内への吸収に寄与していると考えられている．

補足2
α-ラクトアルブミンは123個のアミノ酸からなる分子量約14,000のタンパク質．乳糖の合成に不可欠な成分であり，乳糖含量の高い動物種の乳に多く含まれる．金属陽イオンと結合する性質をもち，とくにカルシウムと強く結合する．

補足3
ラクトフェリンは689個のアミノ酸からなる分子量約78,000のタンパク質．鉄結合性の糖タンパク質であり，初乳中の含量が高い．抗菌活性や免疫調節作用等，さまざまな生体防御機能が認められている．

表 3-4　牛乳と人乳の脂肪酸組成（脂肪酸総量 100 g 当たりの g 数）

脂肪酸		炭素数：二重結合数	牛乳	人乳
飽和脂肪酸	酪酸	4：0	3.6	0
	ヘキサン酸	6：0	2.4	0
	オクタン酸	8：0	1.4	0.1
	デカン酸	10：0	3.0	1.1
	ラウリン酸	12：0	3.3	4.9
	ミリスチン酸	14：0	10.8	5.2
	パルミチン酸	16：0	30.1	21.1
	ステアリン酸	18：0	12.1	5.5
	アラキジン酸	20：0	0.2	0.2
不飽和脂肪酸	デセン酸	10：1	0.3	0
	ミリストレイン酸	14：1	1.0	0.2
	パルミトレイン酸	16：1	1.5	2.3
	オレイン酸	18：1	22.9	40.5
	リノール酸	18：2（*n*-6 系列）	2.7	14.2
	α-リノレン酸	18：3（*n*-3 系列）	0.4	1.4
	アラキドン酸	20：4（*n*-6 系列）	0.2	0.4

（文部科学省：日本食品標準成分表 2020 年度版（八訂）脂肪酸成分表編）

■脂質

牛乳中の脂質は，母体の乳腺細胞から離脱した細胞膜や乳清タンパク質などからなる脂肪球被膜（milk fat globule membrane：MFGM）に覆われて，脂肪球として乳中に分散している．脂肪球の約 98% はトリアシルグリセロールで，そのほか少量のリン脂質，糖脂質，ステロール類，カロテノイド類を含む．脂肪球の直径は 0.1～15 μm（平均直径 3 μm）であり，牛乳 1 mL 中に約 150 億個含まれる．

乳脂肪は炭素数の少ない酪酸，ヘキサン酸，オクタン酸などの短鎖（低級）脂肪酸を含むため，ケン化価（210～245）およびライヘルト-マイスル価（21～36）が高い．一方，不飽和脂肪酸は少ないため，ヨウ素価が低い（25～40）補足．短鎖脂肪酸は牛乳中のリパーゼにより生成されやすく不快な刺激臭の原因になる．また，空気，日光，熱などによって酸化された場合にも，不快臭の原因になる．

リン脂質はホスファチジルコリン（レシチン）やホスファチジルエタノールアミン（ケファリン）などである．これらは脂肪球皮膜の内側にあり，牛乳中のエマルションを安定化させる乳化剤として働いている．しかし，これらに結合している脂肪酸は炭素数 18 以上の不飽和脂肪酸が多いため，酸化されやすく，酸化臭の原因となる．

コレステロール含量は約 0.01% であり，ほかの動物性食品に比べわずかである．脂肪酸組成も牛乳と人乳は異なる（**表 3-4**）．

補足
ケン化価は，油脂 1 g を完全にケン化するために必要な水酸化カリウムの mg 数で，値が大きいと結合している脂肪酸の鎖長が短い．ライヘルト-マイスル価は，水蒸気蒸留画分を中和滴定した値で，値が大きいと，低級脂肪酸が多い．ヨウ素価は，油脂 100 g が吸収できるヨウ素のグラム数で，値が大きいと油脂の不飽和度が高い．

■ 炭水化物

牛乳中に含まれる炭水化物は4.8%で，このうちの99.8%は乳糖（ラクトース）である．乳糖は哺乳動物の乳汁に特有なもので，ガラクトースとブドウ糖がβ-1，4グリコシド結合した還元性のある2糖である．牛乳の甘味はこの乳糖による．乳糖の甘味度はショ糖の1/5程度である．乳糖にはα型とβ型があり，β型のほうが甘い．そのほかにビフィズス因子となるオリゴ糖も含んでいるが，人乳に比べて著しく少ない．乳糖不耐症が知られている[参考1]．

■ 無機質

主なものはカルシウム，リン，カリウム，ナトリウム，マグネシウム，塩素である．とくにカルシウムは牛乳100 g中に110 mgと多く含まれているため，牛乳はカルシウムの供給源として重要な食品である．

カルシウムは牛乳のなかでは約30%が可溶性で，クエン酸やリン酸と結合したイオンや遊離のイオンとして存在している．約70%は不溶性でカゼインと結合しカゼインミセルとして乳中に分散している．牛乳はカルシウムとリン（牛乳100 g中に93 mg）がおよそ1：1でバランスがよいので，カルシウムの利用率が非常に高く，牛乳中のカルシウムは約50%が消化吸収される[参考2]．鉄の含量は低い．

■ ビタミン

牛乳中には各種のビタミンが含まれているが，その含量は飼料や季節などに

参考1 乳糖不耐症

乳糖不耐症は摂取した乳糖（ラクトース）の量に対し，小腸の乳糖分解酵素であるラクターゼが不足して，乳糖を消化しきれないために起こる症状と定義されている．成人のラクターゼ不足が起こる割合は民族によって異なる．古くから牛乳や山羊乳を摂取している民族では，乳糖不耐症の出現は少ない．乳糖が吸収され，利用されるためには，小腸の膜上に存在するラクターゼによってグルコースとガラクトースに加水分解されなければならない．胎児のラクターゼ活性は妊娠後期から高くなり，誕生後離乳期までそのまま高い水準を示す．したがって，乳児がこの乳糖不耐症に陥ることはない．日本人の多くは成長に伴い，ラクターゼ活性が低下する．そのために消化能力以上の乳糖を摂取すると異常を起こす．

乳糖不耐症の症状と対策：乳糖不耐症の症状は，下痢，鼓腸《こちょう》（ガスがたまって腹が張ること），腹痛などであり，これらの症状は乳糖を含む食品や飲み物を摂取したのち，30分から数時間後に現れる．消化されなかった乳糖が腸管内に留まるため，腸管内の浸透圧が高まり，水分が吸収されないことにより下痢を引き起こす，また腸管内に留まった乳糖が腸内細菌によって異常発酵し，ガスを発生させるため，腹痛や鼓腸を引き起こす．とくに空腹時に飲むと，この症状が出やすい．しかし，食事とともに牛乳や乳製品を摂取したり，少しずつ乳製品を摂取し続けることで乳糖を代謝する腸内の細菌の能力が高くなり，乳糖耐性は向上する．ヨーグルトとともに牛乳を飲むこと（ヨーグルトをつくるために使用される乳酸菌がラクターゼを産生する）も効果的である．

参考2 なぜ牛乳のカルシウムは吸収率が高い？

牛乳のカルシウムの吸収率が高い理由は，主に次の3つに起因するといわれる．①乳糖の存在：牛乳中に大量に存在する糖質の乳糖が，小腸の吸収細胞の表面になんらかの作用を及ぼし，カルシウムを浸透させやすくするため，カルシウムの吸収を促進する．②カゼインホスホペプチド（CPP）の存在：牛乳中の主要なタンパク質であるカゼインの分解産物であるペプチドのひとつにCPPがある．これにはカルシウムがほかのイオンとの結合を阻害する働きがあり，カルシウムの吸収がされやすいままの状態に保つ働きがあるといわれる．③リンとの比率：カルシウムとリンの比率が1：1の場合に体内のカルシウムの利用率が高い．牛乳100 g中にはカルシウムが110 mg，リンが93 mg含まれる．牛乳は非常にバランスのとれた食品であるといえる．

よって異なる．脂溶性ビタミンのビタミン A，D，E，K は，牛乳の脂肪球内に，水溶性ビタミンは乳清中に存在している．ビタミン B_2 が多く含まれ，良好な供給源となっている．ビタミン C は牛乳の殺菌や加工処理により損失するため，市販の牛乳にはほとんど残存していない．

加熱による変化

牛乳を静置したまま 40°C 以上に加熱すると，表面に薄い湯葉状の皮膜ができる．これはラムスデン現象といわれ，加熱により牛乳の表面から水分が蒸発し，表面部分のタンパク質が濃縮・変性して凝集することにより生じるものである．この皮膜にはタンパク質と脂質が含まれる．牛乳を撹拌しながら加熱すると被膜はできない．また，牛乳を高温で加熱すると，アミノカルボニル反応〈補足〉が起こり褐変する．

補足
食品中に含まれる還元糖などのカルボニル基とアミノ酸などのアミノ基が結合し，褐変物質メラノイジンを生成する反応．メイラード反応ともいう．

2. 試験法

生乳は栄養成分が豊富で，微生物が存在しているため，腐敗しやすく，食中毒の原因となりやすい．そのため，乳業工場などでは，規格外乳や異常乳が混入しないよう，生乳の受入検査を行っている．検査は加工原料乳生産者補給金等暫定措置法施行規則（不足払い法）と乳等省令の規格基準に準拠し，官能検査，乳温測定，比重測定，アルコール検査，酸度測定，微生物検査などが行われている．

乳・乳製品の品質についても，上記の生乳と同様の検査や製品特性に応じた種々の検査が行われている．

■ 官能検査

目視，嗅覚，味覚検査を行う．生乳検査においては，血乳，脂肪分解臭，飼料臭，塩味などがある場合，異常と判定する．

■ 比重の測定

水より重い成分（タンパク質，乳糖，ミネラル）と，軽い成分（脂肪）とのバランスによって決定される．生乳，牛乳の比重は，通常，15°C で 1.028 以上であるが，水を加えると比重が低下するので，加水があったか否かの検査に使われる〈補足〉．

補足
測定には専用の牛乳比重計（乳《にゅう》稠《ちゅう》計）を用い，15°C の比重に換算する．

■ 氷点の測定

氷点の測定により，生乳，牛乳への加水の有無が判定できる．生乳や牛乳の氷点は −0.54〜−0.52°C の範囲にあり，水が混入すると氷点が上昇する（1% の水を加えると牛乳の氷点は 0.006°C 上昇）．

■ アルコール検査

生乳，牛乳に等量の 70%（v/v）エタノールを加えて凝固の有無をみる．鮮度低下などにより細菌が乳酸を生成して酸度が高くなった乳やミネラル平衡が悪い乳（初乳，乳房炎乳など）では凝固物を生じ，陽性と判定される．カゼインミセルが酸度上昇[補足1]などにより安定性を欠くとアルコールの脱水作用により凝固しやすくなるためである．

補足1
酸度（乳酸濃度）が 0.18～0.20% 以上の乳はアルコール検査で陽性となる．

■ 酸度

酸性物質の含有量の指標となる．フェノールフタレインを指示薬として，10 mL の牛乳を中和するのに要する 0.1 mol/L NaOH 量を測定し，乳酸量（%）に換算した値である[補足2]．

補足2
0.1 mol/L NaOH 標準溶液の滴定値の 1 mL は 0.009 g の乳酸に相当する．

$$\text{酸度} = \frac{0.1\ \text{mol/L NaOH の滴定値 mL} \times 0.009}{\text{牛乳 } 10\ \text{mL} \times \text{比重（}15^\circ\text{C で } 1.032\text{）}} \times 100$$

新鮮乳の酸度は 0.18% 以下と規定されている．通常は 0.13～0.15% である．鮮度が低下すると酸度が上昇する．なお，酸度と牛乳の pH は比例しない．

■ pH

新鮮乳の pH は 6.4～6.8 であり，緩衝《かんしょう》作用がある[参考]．この作用はタンパク質やミネラルによるものである．pH 6.4 以下の場合は牛乳中の細菌数が高い可能性があり，pH 6.8 以上の場合は乳房炎にかかった牛の乳である可能性がある．

■ 粘度

タンパク質や脂肪の含量，殺菌温度，均質化などによって変動する．固形分が多くなると上昇し，殺菌温度が高くなっても上昇する．また，均質化によって脂肪球が細分化されても粘度が高くなる．牛乳の粘度は 20°C で 2.0×10^{-3} Pa･s（パスカル秒）である．

■ 電気伝導度

乳房炎乳や初乳などの異常乳では，通常よりもナトリウムイオンや塩素イオンの濃度が高くなるため，電気伝導度が高くなる．

■ 各種酵素活性

アルカリフォスファターゼ：本酵素活性は加熱により失活しやすく，62°C で 30 分または 72°C で 15 秒加熱すると失活する．加熱が正しく行われたかの指標として測定される．

カタラーゼ：本酵素は牛乳中に細菌や白血球が多くなると，活性が高くなるため，乳牛の病気（乳房炎）の検査に使用される．

ラクトペルオキシダーゼ：本酵素は，80°C，2.5 秒で失活することから，牛乳の高温加熱殺菌が適切に行われたか否かの判定に使われる．

キサンチンオキシダーゼ：人乳中にはないので，牛乳と人乳の識別《しきべつ》に使用される．

参考　緩衝作用

緩衝作用は，少量の酸や塩基が加わっても水で希釈しても pH がほとんど変わらない働き．その機能を示す液を緩衝液といい，弱酸とその塩または弱塩基とその塩で成り立つ．タンパク質やアミノ酸はカルボキシル基やアミノ基をもち，両性電解質（酸には塩基，塩基には酸として働く両方の性質をもつ電解質）なので若干緩衝作用を示す．牛乳は含まれる塩類や乳タンパク質によって緩衝作用を示す．

3. 飲用乳の規格

乳に関する規格などは，食品衛生法の規定に基づく「乳及び乳製品の成分規格等に関する省令（乳等省令）」により，乳や乳製品の定義と成分規格，製造の方法の基準などが定められている．乳とは，「生乳《せいにゅう》，牛乳，特別牛乳，生山羊乳，殺菌山羊乳，生めん羊乳，生水牛乳，成分調整牛乳，低脂肪牛乳，無脂肪牛乳及び加工乳をいう」と定義されている．飲用乳の成分規格を**表 3-5** に示す．

▲牛乳　milk

乳牛から搾乳したものを生乳と呼び，これを殺菌し，容器に詰めたものを牛乳という．成分調整はしないが，無脂乳固形分 8.0% 以上，乳脂肪分 3.0% 以上と規定されている．

▲特別牛乳　specialized milk

特別牛乳搾取処理業の許可を受けた施設で搾乳したものは，無殺菌で販売してもよく，特別牛乳といわれる．殺菌する場合は 63〜65℃ で 30 分間加熱することと規定されている．特別牛乳は，無脂乳固形分 8.5% 以上，乳脂肪分 3.3% 以上と定められており，普通の牛乳の規格より厳しい．

▲成分調整牛乳　constituents-modified milk

生乳から乳脂肪分や水分など，乳成分の一部を除去し，殺菌した乳をいう．

▲低脂肪牛乳　low fat milk

成分調整牛乳のうち，乳脂肪分の一部を除去したものであって，乳脂肪分が 0.5% 以上 1.5% 以下の乳をいう．

▲無脂肪牛乳　non-fat milk

成分調整牛乳のうち，ほとんどすべての乳脂肪分の一部を遠心分離して除去したもので，乳脂肪分が 0.5% 未満の乳をいう．一般には 0.1% 以下である．脱脂粉乳，乳酸菌飲料，ヨーグルトなどの原料となる．

▲加工乳　processed milk

生乳，牛乳，特別牛乳，もしくは生水牛乳またはこれらを原料として製造した乳製品（脱脂粉乳，バター，クリームなど）を**表 3-5** の成分規格に合うように調整して製造したものである．低脂肪乳（ローファットミルク，乳脂肪含量 1.0〜1.5%）や濃厚還元牛乳（全粉乳，クリームを加えたもの）などがある．

▲乳飲料　milk beverage

生乳，牛乳，特別牛乳，もしくは生水牛乳またはこれらを原料として製造した乳製品（粉乳，バターなど）を主要原料として，これにカルシウムや鉄，ビタミンなどを加えて栄養素を強化したもの，コーヒー抽出液，果汁，糖類，香料などを加えて嗜好性を高めたものなどがある．乳糖不耐症者用に開発された乳糖分解乳も乳飲料として市販されている．

表 3-5　飲用乳の成分規格（乳等省令）

種　類		無脂乳固形分	乳脂肪分	比　重 (15° C)	酸　度 （乳酸として）	細菌数 （1 mL 当たり）	大腸菌群
牛乳		8.0% 以上	3.0% 以上	1.028 以上	0.18% 以下[a] 0.20% 以下[b]	5 万以下	陰性
特別牛乳		8.5% 以上	3.3% 以上	1.028 以上	0.17% 以下[a] 0.19% 以下[b]	3 万以下	陰性
成分調整牛乳	成分調整牛乳	8.0% 以上	—	—	0.21% 以下	5 万以下	陰性
	低脂肪牛乳	8.0% 以上	0.5% 以上 1.5% 以下	1.030 以上	0.21% 以下	5 万以下	陰性
	無脂肪牛乳	8.0% 以上	0.5% 未満	1.032 以上	0.21% 以下	5 万以下	陰性
加工乳		8.0% 以上	—	—	0.18% 以下	5 万以下	陰性
乳飲料*		—	—	—	—	3 万以下	陰性

a) ジャージー種の牛の乳のみを原料とするもの以外のもの
b) ジャージー種の牛の乳のみを原料とするもの
* 乳等省令で規定する項目以外に，公正競争規約では乳飲料に「乳固形分 3.0% 以上の成分を含有するもの」という規定が加わっている．

4. 各種の乳製品

飲用乳

飲用乳の製造では，主に均質化処理や殺菌処理が行われる[参考1]．

■ 均質化

生乳中の脂肪球は粒径が不均一で小さいものから大きいものまであり，保存中に脂肪球が浮上しクリーム層を形成しやすい．そのため，均質化処理（ホモジナイズ）により脂肪球を細かくし，平均 1 μm の大きさにする．均質化処理しない牛乳は「ノンホモ牛乳」として販売されている．

■ 殺菌

飲用乳の殺菌は，乳等省令により 63°C で，30 分間加熱殺菌するか，またはこれと同等以上の殺菌効果で処理することが定められている．殺菌方法を**表 3-6** に示す[参考2]．市販の牛乳は超高温短時間（UHT）殺菌によるものが多い．

参考 1　牛乳ができるまで

集荷した生乳を受入検査（アルコール検査，酸度，脂肪率，細菌数，抗生物質の残存など）し，適合した生乳を清浄化（ゴミなどを除去）し，必要に応じて規格の脂肪率に調整する標準化を行い，ホモジナイズして脂肪球を微細化する．これによって脂肪球が浮き上がってクリームラインができなくなって白さが増し，酵素や酸による凝乳が速くなり，風味が増す．しかし，日光やリパーゼの感受性が増し，タンパク質の熱安定性が低下し，金属臭が起こりやすくなる欠点もある．均質化後殺菌して容器に充填して牛乳がつくられる．全工程はパイプラインで結ばれ，殺菌工程を除きすべて低温に保たれている．最終検査の結果を待って出荷される．

参考 2　殺菌方法

殺菌方法は，低温長時間殺菌を除き，所定温度に加熱した金属プレート板の間に牛乳を流して殺菌する間接加熱方式が多い．これに対して直接加熱方式がある．最近では，牛乳を高温蒸気中に噴射（スチームインフュージョン式，steam infusion system）または高温蒸気を噴射（スチームインジェクション式，steam injection system）する殺菌方法（140～170°C，0.5～5 秒）が用いられ，風味がよいとされる．牛乳容器に遮光性プリントをして，店内の明るい照明による乳質の劣化を防ぐことも行われている．

表 3-6　飲用乳の殺菌方法

種　類	温　度	時　間
低温長時間（LTLT）殺菌	63～65℃	30 分
高温短時間（HTST）殺菌	72～85℃	15 秒以上
超高温短時間（UHT）殺菌	120～130℃	2～3 秒
超高温短時間（UHT）滅菌	135～150℃	1～3 秒

LTLT：low temperature long time，HTST：high temperature short time，UHT：ultra-high temperature

UHT 処理法の加熱方式には，直接加熱法と間接加熱法がある．

▲ロングライフミルク（LL 牛乳）　long life milk

乳を滅菌し，無菌化した容器〈補足1〉に無菌的に充填・密閉した牛乳である．無菌のため，常温での長期保存（2～3 カ月）が可能である．

発酵乳　fermented milk

乳酸菌または酵母で牛乳を発酵させた液状あるいは半ゲル状の製品，あるいはこれらを凍結したものである．代表的なものがヨーグルト〈補足2〉である．ヨーグルトは乳に乳酸菌類をスターター参考として添加し 40～45℃ で発酵させ，酸度 0.9～1.0% にした製品である．製造方法の違いから，ゲル状のハードヨーグルト，ゾル状のソフトヨーグルト（カードを撹拌し砕いて糊液《こえき》状としたもの）およびさらに均質化したドリンクヨーグルト（液状）がある．これらの製造法による分類とは別に，ヨーグルトの特徴から次のような種類がある．

▲プレーンヨーグルト　plain yogurt

乳・乳製品のみを発酵させただけのもので，ヨーグルトの基本形といえる．砂糖別添で市販されていることも多い．サラダなど調理材料としても利用される．ハードタイプ，ソフトタイプのどちらもある．

▲フレーバーヨーグルト　flavored yogurt

嗜好性を高めた固形ヨーグルトのことで，プレーンヨーグルトに，バニラ，レモン，オレンジ，コーヒー，チョコレートなどの香料や果汁，甘味料などを加えたものである．

補足1
容器には，空気や光の影響による品質劣化を防止するため，アルミ箔とポリエチレンをラミネートした多層紙を用いた紙パックが使用されている．

補足2
ヨーグルトの製法は，殺菌した牛乳にスターターや高度濃縮冷凍菌体ペレットを加え，カップなどの容器に分封《ぶんぽう》してから発酵させ，その後冷蔵したものと，タンク内であらかじめ発酵させ，その後カードを撹拌破砕・均質化したものの 2 つに大別される．前者は後《あと》発酵ヨーグルトといい，きちんと固まったハードカードタイプで食べるヨーグルト．後者は前《まえ》発酵ヨーグルトといい，ソフトタイプやドリンクタイプヨーグルトで飲むヨーグルトと区別される．

参考　培養のスターター

乳酸菌などを継代培養し，菌の活性を最適な状態にして乳原料に加えて発酵を開始させる種菌をスターターという．スターターの乳酸菌が生成する乳酸により pH を下げ，また，抗菌作用のあるナイシンにより種々の有害菌が死滅して腐敗しないで発酵が進む．スターターの調製は，従来各社独自に厳密な管理を行って継代培養してつくられてきたが，近年は，管理の簡便性から，各社の仕様に基づいて専門メーカーが受注生産した高度濃縮冷凍菌体ペレットの使用が普及している．

乳酸菌飲料

牛乳または脱脂乳を乳酸菌や酵母で発酵させ，ショ糖，香料などの副原料を加え，殺菌水で希《き》釈《しゃく》充《じゅう》填《てん》した製品である．乳酸菌飲料は，無脂乳固形分 3.0% 以上の乳製品に分類される乳酸菌飲料と，無脂乳固形分 3.0% 未満の乳等を主要原料とする食品に分類される乳酸菌飲料の 2 種がある（**表 3-7**）．また，これらの乳酸菌飲料を殺菌し，長期保存ができるような殺菌タイプの製品も販売されているが，この製品についての成分規格はない．

表 3-7　発酵乳と乳酸菌飲料の分類と成分規格（乳等省令）

		無脂乳固形分[*1]	乳酸菌数または酵母数（1 mL 当たり）[*2]	大腸菌
乳製品	発酵乳	8.0% 以上	1,000 万以上[*3]	陰性
	乳酸菌飲料	3.0% 以上	1,000 万以上[*3]	陰性
乳等を主要原料とする食品	乳酸菌飲料	3.0% 未満	100 万以上	陰性

[*1] 無脂乳固形分とは，牛乳の全乳固形分から乳脂肪を除いた残りの成分をいい，タンパク質，糖質および無機質などが主なもの．
[*2] 乳酸菌数は，乳等省令で定められた検査法により測定する．
[*3] ただし，発酵後に 75° C 以上で 15 分加熱するか，またはこれと同等以上の殺菌効果を有する方法で加熱殺菌したものは，この限りではない．

クリーム

乳等省令により，クリームとは，「生乳，牛乳又は特別牛乳または生水牛乳から乳脂肪分以外の成分を除去したもの」と定義され，成分的には脂肪分 18.0% 以上，酸度 0.2% 以下と規定されている．用途により，乳脂肪が約 20% のコーヒー用と約 45% のホイップ用とがある．植物性油脂や食品添加物を利用したクリーム状製品〈補足〉は，クリームに分類されない．

補足
クリーム状製品には，油脂原料として乳脂肪と植物性油脂を混合したもの（コンパウンドクリーム）や植物性油脂のみを用いたものがあり，クリームより安価で色が白く風味が軽い．その他，乳脂肪のみを用い，これに食品添加物（乳化剤，安定剤など）を加え，クリームよりホイップ性を高めた製品もある．

濃縮乳

生乳，牛乳，特別牛乳または生水牛乳を濃縮したもので，乳固形分 25.5% 以上，乳脂肪分 7.0% 以上と規定されている．残存細菌数の規定はゆるいが（10 万/g 以下），濃縮乳は直接飲用される製品ではなく，加工食品の原料用であるため，加工食品製造の際にさらに殺菌されるからである．しかし 10℃ 以下の冷蔵流通が義務付けられている．濃縮乳は濃縮物のため，牛乳より輸送コストが抑えられ，また粉乳よりも風味がよいことから需要が多い．製造方法は練乳《れんにゅう》（無糖）と同じである．

練乳（牛乳の濃縮物）には，ショ糖を添加しないで牛乳を濃縮した無糖練乳（エバミルク）とショ糖を添加した加糖練乳（コンデンスミルク）とがある．

▲**無糖練乳**　unsweetened condensed evaporated milk

生乳，牛乳，特別牛乳または生水牛乳を 1/2〜1/2.5 にまで濃縮し，殺菌したものである．直接飲用したり，コーヒークリームの代用として利用される（補足1）．

▲**加糖練乳**　sweetened condensed whole milk

生乳，牛乳，特別牛乳または生水牛乳にショ糖を加え，約 1/3 に濃縮したものである．ショ糖濃度は約 45% である．製菓，アイスクリームの原料として利用される[参考]．

粉　乳

牛乳を濃縮し，噴霧乾燥したものである．全粉乳，脱脂粉乳，調製粉乳（補足2）などがある．

チーズ

▲**ナチュラルチーズ**　natural cheeses

乳等省令により「乳，バターミルク，クリーム又はこれらを混合したもののほとんどすべて又は一部のたんぱく質を酵素その他の凝固剤により凝固させてできた凝乳から乳清の一部を除去し，固形状にしたもの又はこれらを熟成したもの」と規定されている．多くの場合，乳酸菌（補足3），レンネット（補足4）（主成分はキモシン）を加えて凝乳し，カビや細菌により熟成してつくられる．菌が生きたまま含まれていることから，食べごろがあり長期保存ができない．ナチュラルチーズは，乳原料，熟成法，組織の硬さなどにより**表 3-8** のように分類され，味，利用法などに特徴がある．ナチュラルチーズには牛乳を原料とするもののほか，山羊《ヤギ》乳（シェーブルチーズ）やメン羊《ヨウ》乳，水牛《スイギュウ》乳のチーズもある．

▲**プロセスチーズ**　process cheeses

1 種類または 2 種類以上のナチュラルチーズを粉砕し，乳化剤，着色料を加え，加熱溶解し，成型したものである．したがって，均一な品質のチーズができる．乳酸菌などの微生物が死滅し，酵素が失活しているため，長期保存が可能である．

バター

クリームを激しく撹拌し，脂肪球を粒状に凝集（チャーニング）させ，練りあげ（ワーキング）て製造する（補足5）．

バターには，有塩バター，無塩バター，発酵バターなどの種類がある．日本では少ないが，欧米では発酵バター（有塩）が多い．乳等省令では，「乳脂肪

補足1
無糖練乳は主に家庭用の商品で，直接飲用に供する目的で販売するものである．レトルト殺菌されているため，残存細菌数は 0 であり，常温で保存できる．

補足2
調製粉乳は主に乳幼児を対象としたもの．たとえば，カゼインを少なく（80% → 40%），乳清タンパク質を多く（20% → 60%）し，脂質の一部を植物性脂肪に置換してリノール酸など必須脂肪酸のバランスの改善，乳糖やオリゴ糖の添加，ミネラルバランスの改善やビタミン K の強化などを行い母乳に近づけて粉末状にしたものである．

補足3
乳酸菌は乳中の乳糖を分解することによって，乳酸を生成し pH を下げる．乳の pH 低下により，凝乳酵素であるキモシンの至適 pH に近づき凝乳を促進させ，また凝乳後，カードからホエーの離漿《りしょう》（シネレシス）を促進させる．さらに，チーズ熟成中，乳酸菌由来のタンパク質分解酵素によりペプチドやアミノ酸が生じ，チーズの風味生成にも役立っている．

補足4
レンネットには仔牛レンネットのほか，微生物レンネット，遺伝子組換えレンネットがある（p. 157 参照）．

補足5
食品工業では，バター製造の一連の工程を 1 台の機械で行うことのできるコンテマブ型連続バター製造機も導入されている．クリームからバターになるまでの全工程が 5 分程度で行われ，1 時間あたり 4〜5 t のバターが製造できる高性能の機械である．

参考　**乳糖の再結晶**

加糖練乳は，濃縮後の冷却過程で乳糖が結晶化することが多い．乳糖の結晶は固く溶解しにくいので，喫食時にザラつきを与える砂状《さじょう》練乳になる．そのため，冷却時に極微細な乳糖の結晶を加え（シーディングという），一気に結晶化させてなめらかな組織の練乳としている．

表 3-8　主なナチュラルチーズの種類と特徴

非熟成	**フレッシュタイプ**（乳酸菌や酵素により凝乳し，ホエーを分離したもの）：**カッテージ，モッツァレラ，クリームチーズ，マスカルポーネ** ・さっぱりした食感とおだやかな風味が特徴 ・ジャム，ハチミツを加えたり，ハーブをまぶしたりする．加熱しない	シェーブルタイプ **ヤギ乳原料チーズ**（歴史は古い）：**サント・モール，ヴァランセ，シャピシュー・デュ・ポワトウ** ・組織はやわらかく，山羊特有の強い個性のある風味 ・つくりたてから完熟するまで，どの状態でもそのときどきのおいしさが楽しめる
	細菌熟成	カビ熟成
表面熟成	**ウォッシュタイプ**（リネンス菌を表面に植菌，出てくる粘りを塩水やワインで洗いながら熟成）：**ポンレヴェック，ピエ・ダングロワ，リヴァロ** ・刺激的な風味がある．内部はクリーミーな半液状 ・こくのある赤ワインと相性がよい．外皮を取り除きスプーンですくって食べる	**白カビタイプ**（白カビを表面に植菌し熟成）：**カマンベール，ブリー，パヴェ・ダフィノア** ・マイルドな舌ざわりが特徴．製造後 3～4 週間が食べ頃 ・冷やしたものは室温に戻して風味を味わう
内部熟成	**セミハードタイプ**（プレスして水分を 38～46% まで低下）：**ゴーダ，サムソー，マリボー** ・ナチュラルチーズの中ではポピュラーなチーズ．味もマイルドなものが多い ・そのまま食べるほかプロセスチーズの原料とされる．ピザ，グラタンにも使用	**青カビタイプ**（青カビで内部から熟成，塩味が強い）：**ロックフォール（原料はヒツジ乳），ゴルゴンゾーラ，スティルトン** ・カードに青カビを混ぜる．内部に大理石状にカビが繁殖．塩分・風味が比較的強い ・サラダドレッシングの原料にもされる．青カビは光に弱いのでアルミ箔に包んでおくとよい
	ハードタイプ（プレス強めて水分 38% 以下）：**チェダー，エメンタール，エダム，ラクレット，パルミジャーノレッジャーノ** ・大きく重いものが多い．80～100 kg のものもある．組織はしまって味は濃厚 ・そのまま食べたり，サラダなどの料理にするほかチーズ・フォンデュ，またおろして使うこともある	

分 80% 以上，水分 17% 以下，大腸菌群は陰性」と定められている．

牛乳やクリームは水中油滴型（O/W）エマルションの乳化食品であるが，バターはチャーニングにより転相させて油中水滴型（W/O）エマルションとしたものである．

アイスクリーム

牛乳や乳製品に，糖類，安定剤，乳化剤，香料などを加えて調合したアイスクリームミックスを殺菌後，フリーザーで撹拌《かくはん》しながら凍結してつくる．脂肪球や氷の結晶の間に空気の細かい気泡を含ませることでアイスクリームの容積が増大するが，この増大量をオーバーラン｛(アイスクリームの容積－ミックス(補足)の容積)×100／ミックスの容積｝という．一般にオーバーランは 100～150% である(参考)．

補足
ミックスは，空気混入前の全原料のこと．

参考　乳化を壊してアイスクリームをつくる

アイスクリームを作るには O/W エマルションを壊す（解乳化させる）必要がある．アイスクリームミックスを均質化し，殺菌後 0～5°C に冷却保持（エージング）して分散していた脂肪球を凝集させる．これを撹拌しながら−3～−7°C で急速凍結すると，抱き込ませた気泡の周囲に脂肪球が配向し，氷晶も析出して解乳化が起こりソフトアイスクリームとなる．これを−18°C 以下で硬化させてハードアイスクリームとする．

表 3-9　アイスクリーム類の成分規格（乳等省令）

種　類	乳固形分	乳脂肪分	細菌数（1 g 当たり）	大腸菌群
アイスクリーム	15.0% 以上	8.0% 以上	10 万以下	陰性
アイスミルク	10.0% 以上	3.0% 以上	5 万以下	陰性
ラクトアイス	3.0% 以上	—	5 万以下	陰性

乳等省令により**表 3-9** のように分類・規格が定められている．なお，乳固形分 3% 以下のシャーベット，アイスキャンデーなどは，法的には，「食品，添加物等の規格基準」により，氷菓として規定され，乳製品のアイスクリーム類と区別されている．

3　卵　類　eggs

卵は，動物の雌の生殖細胞で，動物学的には卵《らん》といわれるが，一般には卵《たまご》といい，食品としてもこの語が用いられる．たまは球型を示し，これに子がついて，卵といわれるようになった．

野生のニワトリを家畜化してその卵を食用とすることは，東南アジアに始まり，日本にも伝えられて，7 世紀（平安時代）には食べられていた．15 世紀，室町時代にカステラなどの南蛮《なんばん》菓子が伝えられ，それ以降，菓子材料としても利用が広まった．日本において鶏卵《けいらん》の消費が大きく増えたのは，養鶏が大規模に行われるようになった 1960 年代以降である．現在では，年間 1 人およそ 338 個消費しており，世界有数の鶏卵消費国である

1．卵用種

食品成分表には，アヒル，ウズラ，ウコッケイ，ニワトリの卵が記載されている．そのほか，生産・消費量はわずかであるが，ホロホロチョウ，シチメンチョウ，エミュー，ダチョウなどの卵も食用とされる．タラコ，スジコなどの魚卵とその他の鳥卵は，食品としてはまったく別に扱われる．

▲鶏卵　hen’s egg

日本で生産・消費される卵のほとんどは，鶏卵である．ニワトリにはいろいろな品種があり，白色卵（白玉）を産卵する種は主に白色レグホーン種，褐色卵（赤玉）を産卵する種は主にロードアイランレッド種をもとに作出され飼育されている．これらの交配種の産む卵は，薄い褐色をしており，ピンク卵と呼ばれ人気が出てきている．年間産卵数は白色レグホーン種で約 280 個，ロードアイランレッド種で約 250 個，卵重《らんじゅう》は両種とも 60 g 程度である．また，流通量は少ないが，アローカナ種は青色卵を産む．

▲ウズラ卵　Japanese quail's egg

ウズラは，日本で家禽《かきん》化されたトリで，10 g 程度の小さな斑《まだら》模様の卵を年間 200 個程度産む．日本では鶏卵について利用の多い卵である．栄養成分は，鶏卵に比べ，脂質，鉄，レチノール活性当量（RAE），ビタミン D，B_1，B_2，B_{12} などが高い．

▲ウコッケイ卵　silky fowl's egg

ウコッケイは，ニワトリの 1 品種であるが，皮膚，筋肉，内臓，骨が黒色で，ほかのニワトリと比べ特徴のある外観をしている．卵重は 40 g 程度でほかの鶏卵と比較して小さく，卵殻の色は薄い褐色である．日本や中国では古来より薬効があるとして重宝されているが，栄養成分に大きな差は認められない．年間産卵数は 80 個程度と少なく，高値で販売されている．

▲アヒル卵　duck's egg

アヒル卵は，主に中国で利用されているが，日本ではあまり普及していない．中華料理の前菜として，加工品のピータンが主に中国から輸入されている．卵重は 75 g 程度で鶏卵と比較してやや大きく，卵黄の構成割合〈補足〉が高いことが特徴である．

補足
全卵に占める卵黄の構成割合は，鶏卵で約 27%，ウズラ卵で約 30%，アヒル卵で約 36% である．

2. 鶏卵の構造

卵は外側から，卵殻，卵白，卵黄に大別される（**図 3-10**）．その構成割合は，卵の大きさによって異なるが，卵殻 13%，卵白 60%，卵黄 27% 程度（おおよそ 1：6：3）である．大きな卵では卵黄の比率がやや小さい傾向がある．卵は外部からの衝撃や微生物の侵入などから，ヒナとなる卵黄中の胚を保護するため，何段階もの巧妙な防御態勢の整った構造となっている．

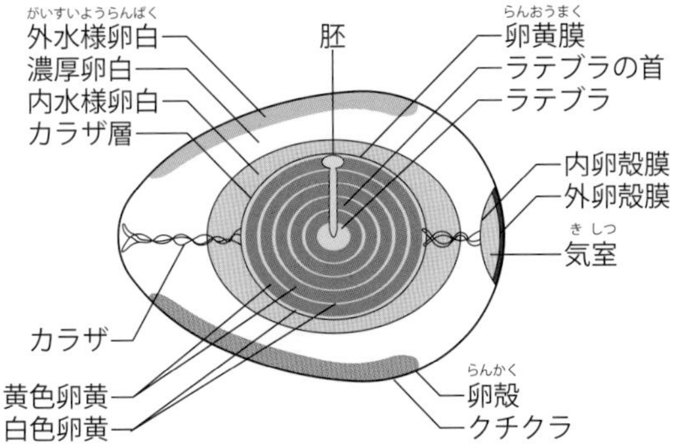

図 3-10　鶏卵の構造

卵殻部

卵殻部は，外側からクチクラ，卵殻，卵殻膜からなる．

■ クチクラ

クチクラは，卵殻の表面を覆うザラザラした無定形の薄い層（厚さ 0.01～0.05 mm 程度）である．クチクラの主成分は糖タンパク質で，卵殻の気孔を塞ぎ，水や微生物の侵入を防ぐ役割がある．クチクラは簡単にはがれやすく，産卵後，時間が経過すると薄くなる．また，出荷前の洗卵・殺菌時に大部分が剥がれてしまうため，市販の鶏卵にはほとんど存在しない．

■ 卵殻

卵殻（補足1）は炭酸カルシウムを主体とする結晶からなる硬い層である．卵殻には 7,000～17,000 個もの気孔といわれる小さい穴がある．気孔は卵黄中の幼胚の呼吸のために必要なもので，その分布は均一ではなく，鋭端部《えいたんぶ》に少なく鈍《どん》端部《たんぶ》に多い．卵殻の厚さは 0.3～0.4 mm 程度で，鋭端部で厚く，鈍端部に向けて薄くなる．環境温度，ニワトリの品種，月齢，飼料中のカルシウム量によっても異なり，夏期や加齢，カルシウム摂取不足により薄くなる．卵殻は直接食用とするものではないが，鶏卵の輸送・保管にあたっては，厚いほうがよい．

補足1
卵表面側には，海綿状層（スポンジ状の有機物に無機物が沈着した構造の層）があり，その内側には，乳頭層（乳頭突起状の層）がある．乳頭層の乳頭突起は網目状の卵殻内膜にまで入り込み，部分的に一体化している．

■ 卵殻膜

卵殻の内側には，外卵殻膜と内卵殻膜の 2 層の膜がある．卵の鈍端部では，これら 2 層の膜が離れ，膜間に気室を形成する．卵殻膜はケラチン様の不溶性タンパク質が網目状にからみあっており，胚の呼吸を妨げずに外部からの汚染を防いでいる（補足2）．

補足2
創傷《そうしょう》治《ち》癒《ゆ》効果や重金属吸塵《きゅうじん》効果があることが知られている．

卵白部

卵白部は，水様卵白（外水様卵白，内水様卵白），濃厚卵白，カラザおよびカラザ層からなる．卵白の構成割合は，濃厚卵白が約 50%，外水様卵白，内水様卵白がそれぞれ約 25% である．カラザ層は卵黄膜の表面を網目状に覆っている膜で，卵黄の鋭端部側と鈍端部側の両端部へ近づくほど密度が高くなり，各両端部で白い紐《ひも》状のカラザにつながっている．カラザはらせん状となったオボムチン様の繊維の集合体で，卵黄が常に中央部分にくるように，また卵が回転しても胚盤が常に上部にくるように調節している．

卵黄部

卵黄部は卵黄膜，胚盤および卵黄からなる．卵黄は卵黄膜に包まれ，黄色卵黄と白色卵黄とが，中央のラテブラを中心に，交互に層状となっている．卵黄膜は 3 層からなる厚さ約 15 μm の半透明膜で，卵黄と卵白とを分ける役割を果たしている．卵が古くなると卵白から卵黄中へ水分が移行し，卵黄膜の強度が小さくなる．古くなった卵の卵黄がくずれやすいのは，このためである．

表 3-10　主な卵白タンパク質の種類とその性質

タンパク質の名称	組　成(%)	等電点	分子量	糖含量(%)	性　質
オボアルブミン	54	4.5〜4.8	45,000	3	熱凝固，起泡性に関与．主要な卵アレルギー
オボトランスフェリン	12〜13	6.0	78,000〜80,000	2	金属イオンと強く結合し，抗菌作用をもつ．熱凝固温度が低い(53〜55℃)．
オボムコイド	11	4.8	21,000	22	トリプシンインヒビター．糖タンパク質．熱安定性が高い．主要な卵アレルゲン．
オボムチン	2〜4	4.5〜5.0	25.4 万(α) 40〜70 万(β)	9(α) 60(β)	巨大な糖タンパク質．卵白のゲル状構造の保持．泡沫安定性．
リゾチーム	3.5	10〜11	14,300	6	トリプシン，キモトリプシンの作用を阻害．
オボインヒビター	0.1〜1.5	5.1〜5.2	48,000	6	トリプシン，キモトリプシンの作用を阻害．
アビジン	0.05	10.5	67,000	8	ビオチンと結合．

（渡邊乾二．食卵の科学と機能—発展的利用とその課題：アイ・ケイコーポレーション；2008，p. 43 を改変）

3. 鶏卵の成分と調理加工特性

鶏卵は，胚盤がひなとなるために必要な栄養素がすべて含まれている栄養価の高い食品である．卵白と卵黄の成分は大きく異なり，卵白は水分が約 90% を占め，残りの約 10% がタンパク質であり，ほぼ純粋に近いタンパク質溶液である．また，卵黄は卵白に比べ栄養価が高く，脂質が約 34%，タンパク質は約 17% であり，無機質，ビタミンにおいてもナトリウム，カリウムを除き，卵黄のほうが高い．炭水化物は，卵白，卵黄ともに 1% 以下と少ない．鶏卵には，ほかの食品にはない優れた調理加工特性（熱凝固性，乳化性，起泡性など）があるが，この特性には，卵タンパク質の特性が大きく寄与している．

タンパク質

“タン（蛋）”は中国語で“卵”のことで，鶏卵のタンパク質は食品中でもっとも重要なものとされている．これはアミノ酸組成のバランスがよいことによるもので，食品中のタンパク質のアミノ酸バランスを示すアミノ酸スコアは 100 である．

卵白：卵白タンパク質は，不溶型のオボムチンを除いて，球状タンパク質の形態で水に溶解して存在している．主要な卵白タンパク質の種類，組成，性質などを**表 3-10** に示す．オボアルブミン（オバルブミン）は主要な卵白タンパク質で，約 54% を占めており，卵白の熱凝固性や泡立ち性に関与している．オボトランスフェリン（コンアルブミン）は，鉄，銅，亜鉛などの 2 価金属イオンと結合する性質があるため，鉄依存性の細菌の増殖を抑制する作用をもつ．オボムコイドは，トリプシンインヒビターとして知られるが，ヒトのトリプシンに対しては阻害作用を示さない．また，オボムコイドは熱安定性が高く，主要なアレルゲンである．リゾチームは，溶菌作用を有し卵の腐敗を防ぐ作用をもつ．オボムチンは，分子量の大きな糖タンパク質で濃厚卵白の粘性要因でゲル形成に関与している．

卵黄：主要な卵黄タンパク質は，脂質と結合したリポタンパク質であり，脂質量，つまり密度の違う2種類が知られる．そのほか，水溶性のリベチン（10%），鉄貯蔵タンパク質として知られているホスビチン（4%）などがある．

低密度リポタンパク質（low density lipoprotein；LDL）：卵黄タンパク質のおよそ65%を占める主要な成分であり，脂質含量が高く85～90%の脂質を含む．卵黄の主要な乳化性を担っている．

高密度リポタンパク質（high density lipoprotein；HDL）：卵黄タンパク質のおよそ16%を占め，約25%の脂質を含む．

脂質

卵黄中には約24%の脂質が含まれているが，卵白にはほとんど含まれていない．卵黄の脂質の大部分がタンパク質と結合したリポタンパク質の形で存在している．脂質の65%は中性脂肪で，30%がリン脂質，そのほか約4%のコレステロール，微量のカロテノイド色素が含まれる．リン脂質の約70～80%がホスファチジルコリン（レシチン）であり，卵黄の乳化性に関与している．脂質の構成脂肪酸はオレイン酸がもっとも多く，パルミチン酸，リノール酸がこれについでいる．卵黄中の総脂質含量およびコレステロール含量は飼料成分の影響を受けないが，脂肪酸組成は，飼料中の脂質の影響を受けて変化することが認められている．

卵黄のコレステロール：卵黄には各種のステロイドが含まれるが，大部分はコレステロールで，1.2～1.5%含まれている．コレステロールの約85%は遊離型で，約15%はエステル型である．卵黄のコレステロールは1,200 mg%とほかの食品に比べて多いが，健常者においては，1日1個程度の卵の摂取は，血清コレステロール濃度，動脈硬化性疾患の発症に関連ないとされている．

ビタミン

鶏卵は，ビタミンCを除く種々のビタミンを含んでいる．脂溶性ビタミンは卵黄に多く含まれるが，卵白にはほとんど含まれない．水溶性ビタミンであるビタミンB群（B_1・B_2・B_6・B_{12}，葉酸，パントテン酸など）も，卵黄に多い．卵白には，ビタミンB_2が卵黄含量の約8割が含まれるほか，ナイアシン，パントテン酸，ビオチンが含まれる．

無機質

カリウム，ナトリウムは卵白に多いが，鉄，カルシウム，亜鉛，銅など，多くの無機質は卵黄に多く含まれる．とくに亜鉛は 3.6 mg% と動物性食品のなかでも比較的多い．鉄は 4.8 mg% 含まれているが，卵黄タンパク質のホスビチンのリン酸と強く結合しているため，利用率はよくない．

色 素

卵黄の黄色い色素は，脂溶性のカロテノイド系色素に属するルテインとゼアキサンチンが主成分であり，そのほか，β-クリプトキサンチン，β-カロテンなどが含まれる．これらの色素は動物の体内では合成されないため，飼料由来のものである．飼料として，緑葉，トウモロコシなどを与えると，黄色は濃くなる．一般には卵黄の色の濃いものが好まれるが，ルテインもゼアキサンチンも，構造上 β-イヨノン核をもたないので，ビタミン A 効力はない．したがって，卵黄の色による栄養成分の違いはないといえる．

卵白のわずかな淡黄色は，タンパク質に結合しているリボフラビン（ビタミン B_2）によるものである．

調理加工特性

■ 熱凝固と結着性

卵白も卵黄もタンパク質の熱凝固性によってゾルからゲルへと変化するが，タンパク質の違いによって凝固温度が異なる．卵白は 57～58℃ で粘度が増加して白濁《はくだく》しはじめ，温度の上昇とともにゲル状となり，70～80℃ で完全に凝固・固化する．一方，卵黄は 65℃ 付近からゲル化がはじまり，70℃ で完全に凝固するが，65℃ 付近の温度でも長時間加熱すれば凝固する．黄身だけが固まった温泉卵は，この凝固温度の差異によってできる．

卵の熱変性によるゲル化や結着性を利用した食品には，ゆで卵，オムレツ，カスタードプディング，卵とじなどがある．また，食品のゲル化性，起泡性，保水性等の品質改質剤（いわゆるつなぎ〈補足〉といわれる）としても，水産練り製品，食肉加工，製麺，製菓，製パンによく用いられる．

補足
つなぎとは，食品の保水性を改善し，その形状や食感を改善すること，また，その効果のある素材．リン酸塩やカゼイン，卵，パン粉，小麦粉，ヤマノイモなどが使われる．卵白は，多用すると青臭《あおくさ》く魚臭のような不快な卵白臭が出ることがある．

■ 酸・アルカリによる凝固

卵白の主要なタンパク質であるオボアルブミンの等電点は，pH 4.7 付近である．等電点に近くなるとタンパク質は凝固しやすくなるため，ゆで卵のゆで水に酢を加えて酸性にすると，殻が割れても白身が凝固して流れ出にくくなる．pH 2.0 以下にすると，酸変性を起こして分子会合が進んでゲル化が起こる．アルカリ側では，pH 12.0 以上でアルカリ変性してゲル化が起こる．皮蛋（ピータン）はこの性質を利用してつくられている．

■ 乳化性

卵黄は優れた乳化力をもっている．これは卵黄中のリポタンパク質が主体となり，リン脂質であるホスファチジルコリン（レシチン）が加わるものとされている．乳化性を利用した食品には，マヨネーズ，ドレッシング，アイスクリームなどがある．卵白にも乳化力はあるが，その力は卵黄の4分の1程度である．

■ 起泡性

卵白を泡立てると，卵白アルブミンを主体とする卵白タンパク質が表面張力によって変性し，細かい空気を抱きこんで泡ができる．起泡性〈補足1〉は，起泡力（泡のできやすさ）と泡の安定性（泡沫安定性）により評価する．十分に泡立てを行ったものは，泡の薄膜のタンパク質がやや硬化し，安定した泡となる．卵白の起泡性は，温度，pH，卵白の粘度，添加物によって影響を受ける．起泡性を利用した食品には，スポンジケーキ，メレンゲ，マシュマロなどがある．

補足1

温度の影響：温度が高いと泡立ちやすいが安定性は低く，温度が低いと泡立ちにくいが安定性は高い．

pHの影響：タンパク質の等電点付近で泡立ちが最大となるため，メレンゲやスポンジケーキなどでは，レモン汁を加えて等電点に近づけることが行われる．

粘度の影響：濃厚卵白の多い新鮮卵は，泡立ちに時間はかかるが，起泡性および安定性に優れている．

添加物の影響：卵白に砂糖を添加すると，きめの細かい光沢のある泡ができる．また，油脂類や卵黄が少しでも混入すると，卵白の起泡性は著しく低下する．

4. 鶏卵の商品特性

鶏卵は，「食品衛生法」（厚生労働省）および「鶏卵規格取引要綱」（農林水産省）によって，種類，等級，外観検査基準，透光検査基準，割卵検査基準などが定められている．また，「鶏卵の表示に関する公正競争規約」（公正取引委員会認定）により表示方法が規定されている．

パック詰鶏卵規格

鶏卵の重量によって，LLからSSまで6段階に区分され〈補足2〉，さらに，表示を補足するため，ラベルの色分けが定められている．表示項目として，名称，原産地名，内容量，等級，賞味期限，保存方法・使用方法，採卵者または選別包装者の氏名または名称および住所，卵重計量責任者の氏名を記載するように定められている．スーパーなどでの流通量の多いサイズは，L，Mであるが，好まれる大きさは，用途，地域によっても異なる．

補足2

パック詰の鶏卵の規格

種類	基準（1個の重量）	ラベルの色
LL	70〜76 g	赤
L	64〜70 g	橙
M	58〜64 g	緑
MS	52〜58 g	青
S	46〜52 g	紫
SS	40〜46 g	茶

栄養強化卵

飼料にビタミン，無機質，*n*-3系多価不飽和脂肪酸〈補足3〉などの成分を高濃度に添加し，卵中に移行させた栄養強化卵が販売されている．ビタミンA，D，E，葉酸，鉄，ヨウ素，イコサペンタエン酸（IPA），ドコサヘキサエン酸（DHA）などの強化卵がある．

補足3

α-リノレン酸（18：3），IPA（20：5），DHA（22：6）．

家庭用と業務用の需要

鶏卵の消費内訳は，家庭用が約50%，外食向けなどの業務用と，製菓・製パンなどの加工用がそれぞれ約25%である．鶏卵の流通形態は，家庭用はパック詰め，業務用は箱詰めが多い．加工用には，鶏卵の1次加工品である液卵，凍結卵，乾燥卵が使用されることが多い．日本では殻付き卵，生液卵，凍結卵のほとんどは自給しているが，乾燥卵の98%は輸入である．

5. 鶏卵の鮮度と保存

鶏卵は生鮮品でありながら，卵殻の構造や卵白の成分特性などにより，外部からの汚染が少ないため，比較的保存性の高い食品といえる．しかし，鮮度の低下により，卵にはさまざまな変化が起こる．保存温度は微生物の増殖や鮮度の保持に大きく影響するため，なるべく低温での保存が必要である．ただし，凍結するとタンパク質の変化が起こるため，そのまま冷凍することは推奨されない．

保存中の変化

pH の変化：産卵直後より卵殻の気孔から炭酸ガスが放出されるため，卵白の pH は保存に伴い上昇する．新鮮卵白では pH 7.5 付近であるが，貯蔵に伴い上昇し，最終的には pH 9 以上となる．

濃厚卵白の水様化：時間の経過とともに卵白の pH が上昇することにより，濃厚卵白の一部が水様化して，卵白の流動性が増加する．卵黄を支えるカラザの強度が低下して，卵黄の位置は不安定となる．

卵黄膜の脆弱《ぜいじゃく》化：卵白中の水分が卵黄へ移行し，卵黄膜上層の繊維層が剥離・消失して，卵黄膜の強度が低下する．この結果，卵黄の内容物の一部が卵白に移行する．

比重の低下：気孔から水分が蒸発していくと，重量が減少して気室が大きくなるために比重は低下する．

鮮度の判定法

割卵しないで外観から判定する非破壊検査による方法と，割卵して卵黄や卵白の状態を観察する方法がある．

気室高：外から光をあてて（透視法）〈補足1〉気室部分の大きさ（高さ）を測定する．新鮮卵では気室高は 2 mm 程度であるが，鮮度の低下が進むと気室高が高くなり，古い卵では 8 mm 程度となる．

比重法：新鮮卵の比重はおよそ 1.075～1.095 であり，古くなると 1.02 程度となる．水中や各種濃度の食塩水に卵を入れて浮沈《ふちん》の状態で比重を調べる方法〈補足2〉である．

卵黄係数：卵黄の高さ mm（h）と直径 mm（a）とから，h/a として求める．卵黄膜の脆弱化により，古くなるにつれて卵黄係数は低下する．新鮮卵の卵黄係数は 0.4 以上である．

ハウ・ユニット：濃厚卵白の高さを H，卵の重量を W とすると，ハウ・ユニットは，$100 \cdot \log(H - 1.7\, W^{0.37} + 7.6)$ で示される．実際には，H と W とから計算図表によって求めている．産卵直後のハウ・ユニットは 80 前後であるが，古くなるとこの数値は低下する．

補足1
市販卵のほとんどは透視法によって，気室の大きさ，卵黄の位置の正常さ，血班《けっぱん》などの異物の混入を調べて選別検卵されている．判定には熟練を要するので店頭や家庭では難しい．

補足2
比重の測定は，濃度の分かった食塩水（8%，1.058；10%，1.073；15%，1.089）を用いるが．現在は流通経路が整っているので，比重低下までには至らない場合が多く，比重による鮮度評価の実際的意義はほとんどない．

鮮度保持の方法

外部からの微生物の侵入を防ぐために，表面に流動パラフィンなどの被膜をつけてコーティングする方法があるが，実用的には行われていない．鶏卵は常温で流通していることも多いが，家庭では冷蔵庫での保存が望ましい．

食品衛生法により定められている賞味期限は，流通・小売での常温の保存期間に，家庭などで冷蔵庫（10°C 以下）に保存される 7 日間を加えて設定されている．賞味期限（生で食用可）を過ぎたものは，十分な加熱調理が必要である．

微生物による食中毒の防止

鶏卵由来のサルモネラによる食中毒を防止するため，卵選別包装施設（GP センター）において，選別，洗卵・消毒，乾燥後，包装されて出荷されている．

ゆで卵の卵殻剥離・卵黄の色変化

ゆで卵の皮のむきやすさは，新鮮なものほどむきにくく，古い卵のほうがむきやすい．産みたての卵は卵中の炭酸ガスが多いので，ゆでたときに急激に膨張して卵殻膜を卵殻に押し付けるためにむきにくいと考えられる．

ゆでたときに卵黄の表面が暗緑色を示すことがある．この現象は卵白タンパク質由来のイオウが加熱時に硫化水素となり，これが卵黄中の鉄と結合して硫化鉄になることによる．この変化は加熱時間が長いときによく起こる．また卵白の pH が高いほど起こりやすいため，古い卵で起こりやすい．

6．鶏卵の加工品・食品素材

鶏卵には優れた調理・加工特性があることから，これらの特性を利用した数多くの加工食品がある．1 次加工品には，液卵，凍結卵，乾燥卵があり，食品工業において 2 次加工品の原料として使われる．2 次加工品には，マヨネーズ，ピータン，プリン，アイスクリーム，スポンジケーキなどがある．また，鶏卵の機能性成分を抽出して食品素材としたり，医薬品としたりする技術も生まれている．

1 次加工品

下記の 1 次加工品には，それぞれ全卵，卵白，卵黄の商品がある．

▲液卵　liquid egg

加工用には割卵して液状にした液卵が使われることが多い．液状で扱うため微生物汚染を受けやすく，十分に洗浄した後，割卵《かつらん》機による割卵，分離，均質化，殺菌，冷却，充塡《じゅうてん》の工程を経て製造される．

▲凍結卵　frozen egg

液卵を容器に充塡し，急速冷凍したものである．卵黄では凍結によってリポタンパク質の変性が起こるため，10% 程度の加糖または加塩を行う．

▲乾燥卵　dried egg

液卵中の水分を噴霧乾燥により粉末にしたもの．常温で長期保存可能であり，輸送性が高く，また，近年乾燥卵特有の機能や物性の改良効果が見出されており，需要が増加している．

2 次加工品

▲マヨネーズ mayonnaise

鶏卵，食用植物油脂，食酢を主原料として乳化させた水中油滴型エマルションの調味料である．市販品には卵黄だけを用いたものと，全卵を用いたものがあり，食品成分表では，それぞれ卵黄型，全卵型としている．JAS 規格では，乳化剤や糊料，着色料などの添加は認められていない．また，食用植物油脂の含量は 65% 以上とされている．付加価値をつけるため，食用植物油脂にアマニ油〈補足1〉やエゴマ油を使用したり，有精卵を使用したりする，素材にこだわったマヨネーズも市販されている．

補足1
アマニ油を配合し，α-リノレン酸（n-3 系）含量を高めたマヨネーズが消費者庁へ届け出られ，機能性表示食品として販売されている．

▲ピータン（皮蛋）pidan

中国料理の食材で，本来はアヒルのタマゴからつくられるが，鶏卵からつくられたものもある．炭酸ナトリウム，石灰などを含むアルカリ性の灰と食塩，木炭の混合物を表面に塗り，数カ月間貯蔵する．中心部までアルカリ成分や食塩が浸透し，タンパク質が凝固したところで食用とする．

食品素材

▲リゾチーム　lysozyme

卵白中には約 0.4% のリゾチームが含まれている．現在，リゾチームの製造はすべて卵白を原料としている．医薬品のほか食品の保存料としての用途がある．

▲レシチン　lecithin

卵黄からはレシチン〈補足2〉が分離され，乳化剤として，食品，医薬品，化粧品に用いられている．化粧品では，乳液，口紅などに滑らかさを付与する．食品の分野でも，レシチンはパンの老化防止，ハム，ソーセージの保水効果の改善に役立つなど，用途は広い．

補足2
レシチンは，もともとはリン脂質の一種であるホスファチジルコリンの別名であったが，現在では，リン脂質を含む脂質製品の総称にもなっている．工業的には，卵黄から抽出した「卵黄レシチン」，大豆から抽出した「大豆レシチン」が主に製造されている．利用目的に合うよう，酵素処理や水素添加によって改質された種々のレシチンがある．

▲卵殻カルシウム egg shell calcium

卵殻は粉末としたり酢《す》卵《たまご》〈補足3〉として飲用したりして，古くから一部には利用されていたが，粉砕技術の進歩によって数 μm の細粉が得られるようになり，カルシウム強化剤，食品の品質改良剤として利用が進んでいる．卵殻粉末はカルシウム源として飼料への添加も行われている．

補足3
食酢に生の殻付き卵を数日間漬け込んでおくと，卵殻が食酢に溶ける．卵殻膜が残るため，これを取り除きかき混ぜて飲用する．

4 魚介類 fishes and shellfishes

補足
国連食糧農業機関（FAO：Food and Agriculture Organization of the United Nations）．経済・社会・文化・教育・保健等分野において政府間協定によって設立された世界的専門機関のうち，国連総会の承認を受け国連経済社会理事会（Economic and Social Council）と連携関係協定を結んだ国連専門機関のひとつで，196カ国とEUが加盟している．

日本には魚食文化がある．年間消費量は減少傾向にあり，FAO〈補足〉によれば14位（2019年）で，世界平均の2倍強を消費している（**図3-11**）．魚介類は，食品成分表には，加工品を含めると約400品目収載されており，全食品群のなかでもっとも多い．

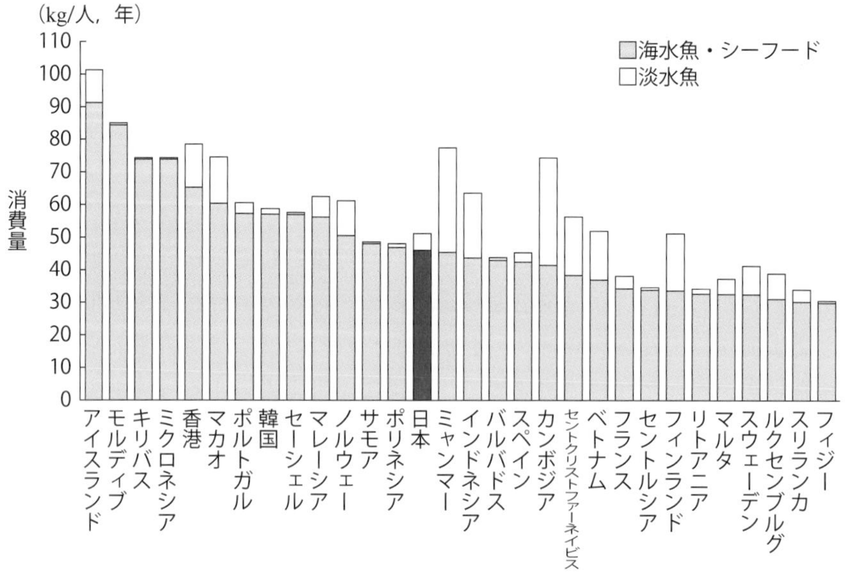

図3-11　世界の水産物消費量

（FAO，2019）

1．分　類

食用とされる魚介類にはいろいろなものがあり，次のように分類される．

生物学的な分類

食品材料とされる魚介類は200種類を超えるが，その中心は硬骨魚類である．一般に魚介類といわれるものを生物学的な区分に従って分類すると，**表3-11**のようになる．

棲息域・習性による分類

魚類はその棲息《せいそく》域や習性から**表3-12**のように分類することができる．また，海洋に棲息する海産魚類と，河川や湖沼《こしょう》に棲息する淡水魚類とに分けることもある．

魚肉の性状による分類

魚肉の色によって白身魚と赤身魚とに区分される．白身魚にはカレイ，ヒラ

表 3-11　魚介類の生物学的分類

脊椎動物	板鰓類《ばんさいるい》	サメ，エイなど
	硬骨魚類	カツオ，マグロ，タイなど
軟体動物	頭足類	タコ，イカなど
	斧足《ふそく》類	アサリ，アカガイなど二枚貝
	腹足類	サザエ，アワビなど巻貝
節足動物	殻《かく》類・十脚類	エビ，カニ，シャコなど
棘皮《きょくひ》動物	ウニ類	バフンウニ，ムラサキウニなど
	ナマコ類	マナマコ，キンコなど

表 3-12　魚介類の棲息域や習性による分類

回遊魚類	遠洋回遊魚	マグロ，カジキ，カツオ，サメなど
	近海回遊魚	イワシ，サバ，アジ，ブリ，サンマ，サワラ，ニシンなど
沿岸魚類	浅い沿岸に棲息	スズキ，ボラ，キス，アイナメ，オコゼ，イサキ，カマス，サヨリ，フグなど
底棲《ていせい》魚類	大陸棚に棲息	タラ，ヒラメ，カレイ，タイ，アンコウ，グチ，エソ，メヌケなど
遡《そ》・降河《こうか》魚類	産卵が河川	サケ，マス，シシャモなど
	産卵が海洋	ウナギ，ヤツメウナギなど

メ，タイなど底棲《ていせい》魚が多く，赤身魚にはブリ，マグロ，サバなど回遊魚が多い．

天然魚と養殖魚

30 種類以上の魚種が養殖されている．生産量が多いのはブリ，マダイ，カンパチ，クロマグロである．クルマエビなど甲殻類，ホタテ，カキなど貝類を加えると 50 種を超える．養殖魚には脂質含量が比較的高いものが多い．

2. 魚介肉の組織と成分

部位の名称と構造

■ 魚類

図 3-12 に魚の部位の名称を示した．サケ科には，背びれと尾びれの間に‘あぶらびれ’が存在する．

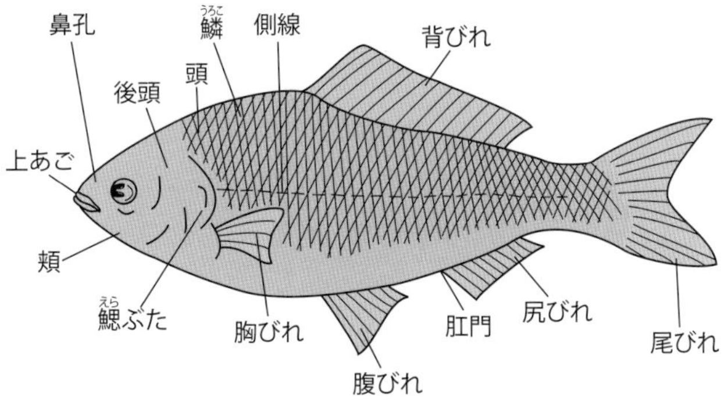

図 3-12　魚の部位

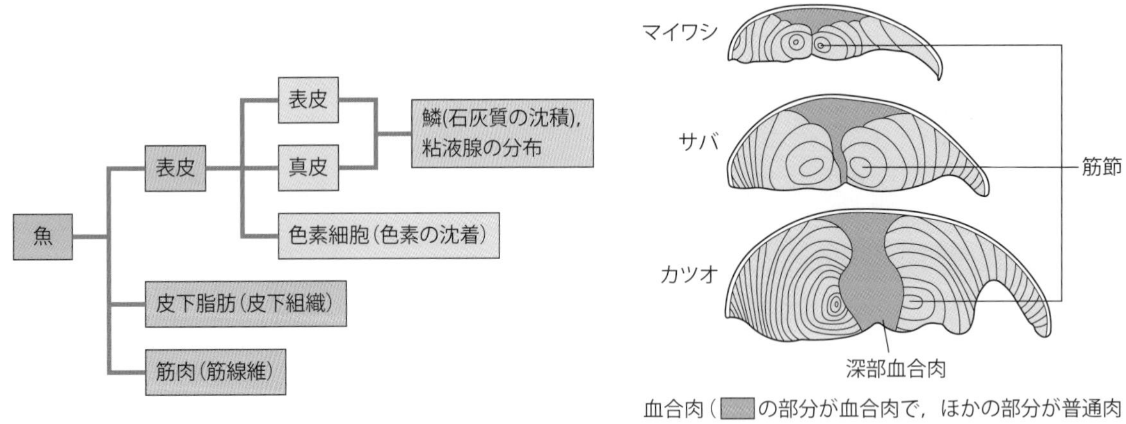

魚体の構造　　　筋肉の構造

図 3-13　魚体および筋肉の構造

■ 甲殻類，軟体動物，貝類，棘皮動物

これらは脊椎動物ではないので，魚類とは体の構造がまったく異なる．軟体動物であるタコやイカでは，一見頭とみえる部分は胴にあたる．

魚の筋肉の構造と特徴

魚体および筋肉の構造を**図 3-13** に示す．食用とされる筋肉は骨格筋で，畜肉と同様に横紋筋である．整然と配向する多数の筋原線維を含む筋線維（筋細胞）は畜肉と違って 2〜3 cm と短い．筋線維は背骨と平行に束《たば》になった筋束が体側方向に層状に並んで集まって体側筋をつくっている．この筋肉層を筋節と呼ぶが，筋線維がもっとも効率よく背骨に力を伝えられるように，筋節は複雑な W 字構造に折りたたまれて頭部から尾部に向けて数十層連《つら》なっている．筋節と筋節とは薄い結合組織の筋隔によって接合されている．魚肉を焼いたり煮たりすると，筋節は硬く凝固するのに対して，筋隔は軟らかいゼラチン質に変化するため，筋節部ではがれやすくなる．

イカの筋肉は斜紋筋〈補足〉で，集合した筋線維は 200〜500 μm ごとに筋膜状組織で仕切られ，胴の輪切り面に平行に積み重なった構造をしている．そのため，加熱すると胴部がリング状に割けやすい．

補足
斜紋筋は，ミオシンフィラメントやアクトンフィラメントの上下の配列が脊椎動物の骨格筋と異なって，少しずつずれて規則的に集合しているために，横紋が斜めになった筋肉．軟体動物のほか，ミミズなどの環形動物，線虫類などの線形動物にみられる．

■ 血《ち》合《あい》肉

筋肉の大部分を占める色が淡い普通肉と色が濃赤褐色の血合肉（単に血合ともいう）がある．血合肉は魚体の表面の背椎《せきつい》骨に沿った位置にある側線の直下付近から深部にある筋肉である．血合肉は普通肉に比べて，脂質と筋肉色素（ミオグロビン），結合組織，酵素，ビタミン類などを多く含む．その割合は魚の生活様態と関係があり，沿岸魚や底棲魚《ていせいぎょ》よりも，カツオ，マグロ，マイワシなど運動の多い回遊魚でよく発達している．普通肉に比べて鮮度低下や腐敗が速い．

表 3-13　魚肉タンパク質の組成

	構成比（%）	種　類	特　徴
筋漿 タンパク質	20～35	グロブリン ミオアルブミン パルプアルブミン ミオグロビン	筋形質タンパク質ともいう．球状タンパク質．水，塩類溶液で溶出される．解糖酵素などを多く含む．
筋原線維 タンパク質	60～75	ミオシン アクチン トロポミオシン トロポニン	線維状タンパク質で，薄い塩溶液で溶出され，アクチンとミオシンが結合してアクトミオシンとなる．
肉基質 タンパク質	2～5	コラーゲン エラスチン ムコタンパク質	筋肉の構造をつくるタンパク質で，筋基質タンパク質，ストロマタンパク質ともいう．ムコタンパク質は細胞間の結合に働く．

注 1）魚肉は畜肉に比べて筋原線維タンパク質が多く，肉基質が少ないのが特徴である（畜肉 10～20%）．
注 2）魚肉を圧搾すると液状となる部分に含まれるタンパク質を肉漿タンパク質という．ここには筋漿タンパク質と筋原線維タンパク質が含まれる．残渣《ざんさ》（固形分）に含まれるのが肉基質タンパク質である．

■ 白色筋《はくしょくきん》と赤色筋《せきしょくきん》

普通肉には色の異なる白色筋と赤色筋がある．白色筋は白身魚（底棲魚に多い）の，赤色筋は赤身魚（回遊魚に多い）の普通肉である（補足）．

白色筋：収縮が鋭敏であるが，疲労しやすい．新鮮な切り身を氷水にさらすと引き締まり洗いに，赤色筋より筋漿タンパク質が少ないので，加熱すると身がほぐれやすくでんぶになりやすい．

赤色筋：収縮がやや緩慢であるが，持続性がある．筋漿タンパク質が多く，加熱凝固して硬くなり‘節《ふし》’を形成しやすい．赤色を示すのは，ミオグロビンとチトクロームが多いことによる．ミオグロビンは酸素を結合し貯蔵する．また，チトクロームはアデノシン 5'-3 リン酸（ATP）産生にかかわる機能をもっている．

補足
白身魚では血合肉の占める割合は 3% 以下，赤身魚では 12% 以上，サケ・マスはその中間であるように，血合肉の量と肉の色による魚の分類と対応する．

魚肉の成分

■ 水分

多くの生鮮魚肉の水分含量は約 70～80% であるが，脂質含量の変化によって大きく増減（脂が乗る旬は水分は相対的に減る）する．筋肉中の水分は，一部分はタンパク質と結合した結合水であるが，多くは自由水で（水分活性 0.98～0.99）揮散しやすいので，干物《ひもの》加工に適している．

■ タンパク質

魚肉のタンパク質含量は約 20% で，アミノ酸スコアは 100（ナマコは 91）である．畜肉（p. 140）と同様に**表 3-13** のように分類される．しかし畜肉よりも肉基質タンパク質が少なく，筋原線維タンパク質が多い．このため魚肉は畜肉に比べて非常に崩れやすい．

筋原線維タンパク質は，魚肉練り製品をつくるのに重要な役割を果たす．魚肉に食塩（約3%）を加えてすり潰《つぶ》す（擂潰《らいかい》）と，ミオシンとアクチンが溶出され，ミオシンは分子頭部で会合しつつ次第に多量体となり，加熱するとタンパク質が変性しながらさらに絡み合い，アクチンを抱き込みながら3次元ネットワークを形成してゲル化し，粘弾性のある「かまぼこ」となる．この粘弾性をアシという[参考]．

■ 脂質

脂質の種類：組織脂質と蓄積脂質とに区分される．

組織脂質：リン脂質やコレステロールからなり，季節による変動はない．

蓄積脂質：トリアシルグリセロール（中性脂質）からなり，種類，季節，部位により著しく異なる．とくにアジ，マグロ，カツオのような回遊魚は，スケソウダラのような底棲魚に比べ，脂質含量の季節変動が大きい．また，クロマグロの背肉の脂質は1.4%であるが，トロといわれる腹肉では27.5%であるように，部位による差も大きい．

構成脂肪酸の特徴：多価不飽和脂肪酸の割合が高く，とくにn-3系のイコサペンタエン酸（IPA，20：5）やドコサヘキサエン酸（DHA，22：6）が多い．スジコ（主にシロザケの卵），タラコ（スケトウダラの卵），カズノコ（ニシンの卵）など魚卵は，コレステロール含量が高い．

栄養価：脂質はエネルギー源以外に，細胞膜の構成成分，生理活性物質の前《ぜん》駆体《くたい》としての役割がある．とくにn-3系列の不飽和脂肪酸［脂肪酸残基のメチル基末端から3番目の炭素に2重結合をもつ．α-リノレン酸（18：3），IPA（20：5），DHA（22：6）］とn-6系列の不飽和脂肪酸［同じく6番目の炭素に2重結合をもつ．リノール酸（18：2），γ-リノレン酸18：3，アラキドン酸（20：4）］の摂取比率［(n-3系列/n-6系列)＝1/2〜1/4］が血管系の疾患との関連で重要視されている．n-3系列に属する脂肪酸を多く含むものの代表が青魚といわれるイワシ，サバ，サンマなどである（**表3-14**）．

■ 炭水化物

魚肉中の炭水化物の主体はグリコーゲンである．その含量は赤身魚で約1%，白身魚では0.4%と少ない．ホタテやカキなど貝類のグリコーゲン含量は魚類より高く，季節変動している．グリコーゲン含量が高くなる時期は旬に相当する．

■ ビタミン

ビタミンAを多く含むもの，ビタミンDを多く含むもの，ナイアシンを多く含むものなどがある（**表3-15**）．ビタミンB群やビタミンEも比較的多く

参考　**かまぼこの坐《すわ》り**

かまぼこ製造工程において，加熱する前に，すり身に食塩を加え，擂潰してしばらく静置すると，加熱したかのような弾力を呈してくる現象を「坐り」とよぶ．この坐りに，魚肉中のトランスグルタミナーゼ（タンパク質分子の架橋酵素，p.150参照）による，ミオシンの架橋重合が関与していることが知られている．

表 3-14　主な魚介類の脂肪酸組成（脂肪酸総量 100 g 当たりの g 数）

脂肪酸		炭素数：二重結合数	マアジ（皮つき、生）	マイワシ（生）	ウナギ（養殖、生）	カツオ（春獲り、生）	サバ（生）	サンマ	ナイルテラピア（生）	ブリ（生）	ニシン（生）	クロマグロ（脂身、生）
飽和脂肪酸	ミリスチン酸	14：0	3.6	6.6	3.6	2.5	4.0	7.5	3.2	5.9	8.0	4.0
	パルミチン酸	16：0	19.9	23.1	18.1	20.5	23.6	11.0	22.0	20.8	14.4	15.5
	ステアリン酸	18：0	7.4	4.9	4.6	5.8	6.8	1.7	6.0	6.0	1.4	4.9
	アラキジン酸	20：0	0.4	0.8	0.2	0.3	0.6	0.2	0.5	0.3	0.1	0.2
一価不飽和脂肪酸	パルミトレイン酸	16：1	6.2	5.9	6.3	3.7	5.4	3.3	6.7	7.3	6.6	4.4
	オレイン酸*	18：1（n-9 系列）	18.7	14.4	38.2	10.5	26.9	4.4	32.1	19.2	22.3	20.9
	リノール酸	18：2（n-6 系列）	0.9	1.3	1.4	1.3	1.1	1.3	11.9	1.5	1.3	1.5
	イコセン酸	20：1（n-9 系列）	2.2	3.0	7.1	1.1	4.0	17.1	2.3	3.8	12.0	8.0
	ドコセン酸	22：1（n-9 系列）	2.5	1.9	2.9	0.5	3.5	20.6	0.5	2.4	14.4	9.8
多価不飽和脂肪酸	α-リノレン酸	18：3（n-3 系列）	0.5	0.9	0.4	0.8	0.6	1.2	0.8	0.8	0.8	0.9
	オクタデカテトラエン酸	18：4（n-3 系列）	0.8	1.7	0.4	1.6	1.1	4.4	0.5	1.6	2.2	2.0
	アラキドン酸	20：4（n-6 系列）	1.8	1.4	0.5	1.8	1.5	0.4	1.1	1.3	0.7	0.8
	イコサペンタエン酸（IPA）	20：5（n-3 系列）	8.9	11.2	3.8	10.3	5.6	6.6	0.7	7.5	7.0	6.2
	ドコサペンタエン酸	22：5（n-3 系列）	3.0	2.5	2.9	1.1	1.3	1.4	2.0	2.6	0.6	1.4
	ドコサヘキサエン酸（DHA）	22：6（n-3 系列）	16.9	12.5	7.1	31.6	7.9	9.7	6.2	13.6	6.1	14.2

*オレイン酸（$C_{18:1,\ n\text{-}9}$）+シス-バクセン酸（$C_{18:1,\ n\text{-}7}$）

（文部科学省：日本食品標準成分表 2020 年版（八訂）　脂肪酸成分表編）

含まれているが，ビタミンCは含まれていない．一般的に血合肉のほうが普通肉よりもビタミン類の含量が多い．

■ ミネラル

各種のミネラルが1～3%程度含まれるが，種間の変動が大きい．ブリ，マグロ，サバなど赤身魚にはヘムタンパク質に由来する鉄が多い．頭足類や甲殻類が魚類より銅が多いのは，ヘモシアニン（補足）の存在による．丸ごと食べる小魚類はカルシウムのよい給源である．

補足

血球中のヘモグロビンと同様酸素の運搬を担う．エビ，カニ，カキ，イカ，タコなどの血《けつ》リンパ液（無脊椎動物のように組織液，血液，リンパ液の区別のない体液）に含まれ，酸素が結合すると青色になる．

表 3-15　魚介類の主なビタミン含量（100 g 当たり）

ビタミン A（レチノール活性当量，μg）	アンコウ（肝）8,300　ヤツメウナギ 8,200　ウナギ（肝）4,400　ウナギ（養殖）2,400 マジェランアイナメ 1,800　ウナギ蒲焼 1,500　ホタルイカ 1,500　ギンダラ 1,500 スジコ 670　アナゴ 500
ビタミン D　(μg)	カツオ塩辛 120　アンコウ（肝）110　ウマヅラハギ（開き干し）69 しらす干し（半乾燥品）61　マイワシ（みりん干し）53　たたみイワシ 50 ニシン（身欠き）50　マイワシ（丸干し）50　スジコ 47　イクラ（シロサケ）44
ビタミン E　(g)	スジコ 11　キャビア 9.3　イクラ 9.1　タラコ 7.1　ニジマス 5.5　かずのこ 5.1 養殖アユ 5.0　ウナギ蒲焼 4.9　オオサガ 4.9　スルメ 4.4　ホタルイカ 4.3 生ウニ 3.6　アマエビ 3.4　サザエ 2.3
ビタミン B_1　(mg)	ヤツメウナギ 0.25　ウナギ蒲焼 0.75　タラコ 0.71　カツオ節 0.55　フナ 0.55 すじこ 0.42　干しアワビ 0.36　コイ 0.46　イクラ 0.42
ビタミン B_2　(mg)	ヤツメウナギ 0.85　メフン 6.38　キャビア 1.31　ドジョウ 1.09　ウナギ蒲焼 0.74 シジミ 0.44　ズワイガニ 0.60　マイワシ（丸干し）0.41　イクラ 0.55　タラコ 0.43 サバ 0.31　シシャモ 0.31　カレイ 0.35　くさや 0.40
ビタミン B_{12}　(mg)	メフン 330　スジコ 54.0　イクラ 49.0　キャビア 19.0　タラコ 18.0
ナイアシン　(mg)	カツオ節 45.0　ビンナガマグロ 21.0　カツオ（春獲り）19.0　ソウダカツオ 16.0 くさや 16.0　ムロアジ 15.0　キハダマグロ 18.0　メバチ(赤身) 15.0　クロカジキ 14.0 タラコ 49.5　マカジキ 10.0　サバ 12.0　サワラ 9.5　ブリ 9.5　サクラマス 8.8 シロサケ 6.6　シマアジ 6.1　カラフトマス 8.0　ウルメイワシ 8.0　マスノスケ 7.7 ヒラマサ 7.6　オヒョウ 7.1　マフグ 7.0　メカジキ 7.6　ニジマス 6.8 ハマフエフキ 6.4　ベニザケ 6.0　トラフグ 5.9　ギンザケ 5.3　サンマ 7.4

（文部科学省：日本食品標準成分表 2020 年版（八訂））

魚介類の特殊成分

■ タウリン

タウリンはコレステロール低下作用をもつ化合物（システインの誘導体）で，含硫アミノ酸から合成され，魚介類は畜肉より多く含んでいる．イカ，タコなどの軟体動物に多く含まれる．体内でアルギニンと反応して，タウロシアミンになると，タウリン単独の場合よりも数倍強い血中コレステロール低下作用を示す．

■ 体表面と魚肉の色

キンメダイ，タイなどの表面の赤や黄色は，カロテノイド系（アスタキサンチン，ルテインなど）の色素によるものである．青魚の蛍光はビタミンの葉酸の仲間であるプテリンによる．タチウオの銀色は核酸塩基のグアニンである[参考].

参考　魚の体色の仕組み

体表面の色は，ウロコ上に含まれる数種の色素細胞（色素胞）による．光吸収性色素胞として，黒色素胞はメラニン，赤色素胞はカロテノイドやアスタキサンチン，黄色素胞はキサントフィルやルテインの色素顆粒を含み，魚体の黒，赤，黄色を呈する．光反射性色素胞として紅色素胞があり，グアニン板状結晶を含み，光を反射して白くみえる．眼で受容された視覚情報は中枢で統合され，末梢神経系や内分泌系の活動を促して，色素顆粒が中心部に凝集すると色調が薄れ，拡散すると色彩が増強する運動によって，体の各部分の色が変化する．その結果，背地の色に非常によく似た色や模様に変化する．体色変化が動物の生き残りのための重要な現象となっていると考えられる．

赤身魚の筋肉の赤色はチトクロームとミオグロビンの色である．サケ〈補足〉の筋肉の色（サーモンピンク）は，オキアミなど食餌中のアスタキサンチンに由来する．

補足
サケやマスの肉の赤い色はミオグロビンによるものではない．加熱すると，個々の筋節にバラバラにほぐすことができる．これは，白身魚肉の特性なので，サケやマスは白身魚といえる．

甲殻類の色：エビ，カニなどの甲殻類の殻は，生のときには青緑灰色などにみえるが，これはカロテノイド系色素のアスタキサンチンとタンパク質が結合した状態にあるためである．ゆでたり，焼いたりすると，アスタキサンチンはタンパク質から離れ，さらにアスタキサンチンは容易に酸化されてアスタシンに変化して鮮紅色を呈する．

イカ，タコの色：表皮の色素胞には，トリプトファンからつくられるオモクロームとよばれる生体色素がある．タコをゆでると赤くなるのは，オモクロームが溶出し，皮膚に沈着するためである．

■ 魚臭

魚の生臭いにおいは，主にトリメチルアミンによる．これは筋肉に含まれるトリメチルアミンオキシドが，細菌によって還元されてできる．そのほか，アンモニア，メチルメルカプタン，硫化水素，インドール，スカトールがあり，脂肪酸の酸化生成物なども魚臭に関係している．トリメチルアミンオキシドの含量は淡水魚よりも海水魚のほうが多いため，鮮度低下による生臭みは海水魚のほうが強い．

淡水魚のコイやフナの鮮度が下がると，トリメチルアミンのほかに，ピペリジンやアミノバレリアン酸，メチルメルカプタンなどのにおいが混合した悪臭を呈する．

サメの肉には，2,000 mg/100 g 程度の尿素が含まれている．死後，微生物の働きによりアンモニアに変化して臭気となる．

■ 呈味性

旨味，甘味，苦味などの呈味性と深い関係にあるのがエキス成分である．エキス成分は，魚介類の水抽出液中のタンパク質，脂質，色素，多糖類を除いた，主に遊離アミノ酸，低分子ペプチド，ヌクレオチドなどである．エキス成分は魚肉で 1～5%，イカ，タコで 5～10%，エビ，カニで 10～12% である．

旨味の中核はグルタミン酸ナトリウムとイノシン酸などのヌクレオチドであるが，これに加えて，イカ，タコ，エビ，カニ，アワビでは共通してグリシンが，2 枚貝ではコハク酸，ウニではメチオニン，ウナギではカルノシン，マグロではアンセリン，クジラではバレニンが，それぞれ旨味の形成に寄与している〈補足〉．

補足
カルノシンはアラニンとヒスチジン，アンセリンはアラニンと 1-メチルヒスチジン，バレニンはアラニンと 3-メチルヒスチジからなるジペプチドである．

甘味は，グリシン，アラニン，プロリンなどのアミノ酸に由来し，カニ，エビ，貝類の甘味のもととなっている．ウニでは，バリンが特有の軽い苦味を与える．

表 3-16　魚介類の自然毒

名　前	毒性物質	有毒部位	中毒症状
フグ	テトロドトキシン	卵巣，肝臓，腸など	麻痺
毒カマス	シガトキシン	肉，肝臓	下痢，麻痺
アブラソコムツ	ワックスエステル	肉	下痢
イシナギ，サメ	過剰のビタミン A	肝臓	全身皮膚の剥離
イ貝，ホタテ貝	サキシトキシン，ゴニオトキシン	中腸腺	麻痺
紫貝，ホタテ貝	ディノフィシストキシン，オカダ酸	中腸腺	下痢
アオツブ	テトラミン	唾液腺	視力低下，頻脈

■ 自然毒

フグに含まれるテトロドトキシンは，食物連鎖によりフグの体内に蓄積されるもので，フグで生合成されてはいない．毒性は卵巣，肝臓がもっとも強く，ついで腸，皮の順に弱くなり，肉や白子（精巣）には少ない．魚介類の自然毒を**表 3-16** に示す．

焼き魚などのタンパク質熱分解物やアミノ酸の加熱生成物のなかには，強い変異原性（生物や細胞に突然異変を誘発する性質）を示すものが見出されている．アミノ酸のヒスチジン（補足）は，鮮度低下でヒスタミンに変換されると，ヒスタミン中毒（顔面紅潮，頭痛，じんましん，発熱など）を起こすことがある．

（補足）遊離ヒスチジンは，赤身魚に多く含まれ（700～1,900 mg%），白身魚では少ない（10 mg% 以下で，サケ・マスは 20～100 mg%）．部位別では普通肉のほうが血合肉や肝臓より多い．

3. 鮮度の判定

魚介類は水分が多く，また漁獲後の扱いによって細菌の汚染を受けやすいため，鮮度がとくに重視される．鮮度の判定には現場で利用される簡便な官能評価法と，成分変化を測定して判定する化学的方法とがある．

官能評価法

視覚，嗅覚，触覚などヒトの感覚器で次のような観点で鮮度を判定する方法．

魚体：光沢があるか，目が澄んでいるか，身に弾力があるか，うろこがそろっているか，エラは鮮やかな赤色か，匂いが悪くないかをみる．

切り身：弾力性，透明感（白身魚），鮮赤色さ（赤身魚），パック詰め商品ではドリップ（補足）が生じていないかをみる．

（補足）解凍時に生じる液汁．

貝類：殻付きでは，貝が閉じているか，むき身では，透明感があるか，身のしまりがよいかをみる．

イカ：体色が金茶色や濃赤褐色か，目が黒々としているか，身に弾力があるかをみる．

化学的方法

魚介肉の死後変化も畜肉の場合と同様である．すなわち，細胞は，個体の死後も恒常性を保とうとしてアデノシン5'-3リン酸（ATP）を消費する．貯蔵されているATPには限りがあるので，不足するとグリコーゲンを分解してATPをつくろうとする．しかし，酸素供給がないので，乳酸が蓄積して筋肉のpHは低下する．その結果，1～7時間後くらいに筋肉が収縮して死後硬直が起きる．硬直持続時間は2～20時間くらいで，この間にATPは次のように分解されて，魚肉の旨味成分のイノシン酸（IMP）となる．

ATP → ADP → AMP → IMP（イノシン酸）→ HxR → Hx

ATP，アデノシン3リン酸；ADP，アデノシン2リン酸；AMP，アデノシン1リン酸
IMP，イノシン酸；HxR，イノシン；Hx ヒポキサンチン

硬直期の魚はIMPを蓄積して旨味が増して，刺身に適する．硬直期から解硬期に入ると，IMPは比較的ゆっくり分解されてイノシン（HxR），ヒポキサンチン（Hx）へと代謝される．魚体は軟らかくなり，旨味も低下する．

解硬後は細菌が増加しやすく，魚肉タンパク質が分解されて鮮度が低下する．腐敗が進むとトリメチルアミンなどが生成して腐敗臭を生じる．このように，魚介肉は自己消化や細菌の作用により，生存時にはまったく存在しなかった種々の物質を蓄積する．

そのためこれらを化学的に定量することで鮮度が判定できる．代表的な判定方法として，揮発性塩基窒素量と*K*値が知られている．

■揮発性塩基窒素量 (volatile basic nitrogen：VBN)

細菌の作用により腐敗が進行すると，アンモニア，アミンなど揮発性塩基窒素量が増加するので，これを測定して初期腐敗の判定を行う．トリメチルアミンなどの塩基性窒素は，細菌の繁殖により魚肉中のトリメチルアミンオキシドが還元されて生成されるもので，自己消化では生成されない．

きわめて新鮮な魚では，経験的に揮発性塩基窒素量は5～10 mg% であるが，15～25 mg% なら普通の鮮度，これが増加して30～40 mg% となると初期腐敗の段階，50 mg% 以上なら腐敗と判断される．尿素やトリメチルアミンを多く含む，サメなど板鰓《ばんさい》類には適用できない．

■*K*値

ATPから旨味を示すIMPまでの代謝は比較的早く進むが，それ以降の旨味が薄れる分解は緩慢になる．そこで，ATPの代謝生成物を定量し，次の式で示される*K*値によって，活きのよさが有効に判定できる．

$$K\text{値} = \frac{\mathrm{HxR+Hx}}{\mathrm{ATP+ADP+AMP+IMP+HxR+Hx}} \times 100$$

洗いにする即殺魚《そくさつぎょ》の*K*値は10% 以下で，刺身用では20% 以下，煮魚用では40% 以下，60% 以上で初期腐敗とされる．

表 3-17 主な魚類の旬

春	カツオ，キス，サクラマス，サヨリ，サワラ，シタビラメ，トビウオ，ニシン，ホウボウ，マダイ，メバル
夏	アイナメ，アナゴ，アユ，イサキ，イナダ，キス，キハダマグロ，シマアジ，スズキ，タチウオ，ハモ，マゴチ
秋	アマダイ，イワシ，ウナギ（天然物），カツオ，カマス，カワハギ，クロダイ，シシャモ，シマアジ，シロザケ，サンマ，サバ，タカベ，タチウオ，ボラ，マハゼ
冬	アンコウ，イワシ，エソ，カジキ，カレイ（メイタガレイ，赤ガレイ），カワハギ，キンキ，キンメダイ，コハダ（コノシロ），タラ，ヒラメ，フグ，ブリ，マグロ，マナガツオ，ワカサギ

4. 主な魚介類の特徴と加工・調理特性

日本で食用魚介類として食べられているものは，500 種類程度といわれ，主なものでも 200 種類以上にのぼる．天然魚だけでなく，養殖される魚介類も増加しつつあり，海面養殖（補足）ではブリ類，マダイ，カキ類，ホタテガイ，内水《ないすい》面《めん》養殖ではウナギの養殖が増えている．魚介類の化学成分は季節により変動する．とくに脂質と旨味成分が多くなる季節を旬《しゅん》といい，魚介類によって異なる（**表 3-17**）．しかし，養殖魚介においては，一定条件で養殖されるため一般に目立った旬はないとされる．代表的魚介類の特徴と加工・調理特性について，その棲息域や習性区分に従って以下に述べる．

補足
浅い沿岸の海を利用した海水魚の養殖を海面養殖といい，川や湖，プールなどを利用した淡水魚の養殖を内水面養殖という．

遠洋回遊魚類

1. カジキ　marlins and swordfishes

（スズキ目メカジキ科とマカジキ科に属する巨大魚の総称）

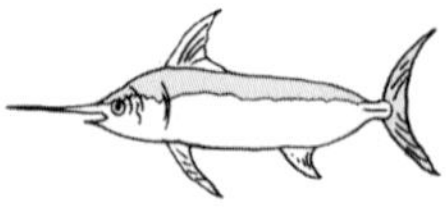

マカジキ

西大西洋からインド洋の外洋域に広く分布し，体長 3.5 m，体重は最大で 900 kg にもなる．マカジキ，クロカジキなどがある．マカジキはカジキ類中，最高の肉質をもち，肉色が桃色ないしは淡紅色で，ミオグロビンを多く含む．栄養成分はマグロ類と類似しているが，脂質が少なく淡白な味がする．刺身，鮨種，照り焼き，味噌漬けなどに利用される．

2. カツオ　skipjack and frigate mackerels　（スズキ目サバ科の回遊魚）

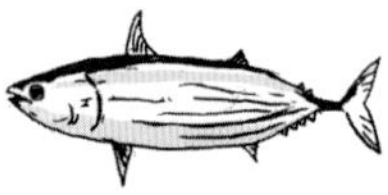

カツオ

広く回遊し，黒潮に乗って北上し，水温が下がると南下する．スマ（ホシガツオ），ソウダ，ハガツオなどの種類がある．4～6 月の春獲《はるど》りは初ガツオ（主に九州から伊豆），7～9 月の秋獲りは戻りガツオ（主に東北）という[参考1]．脂ののりが春獲りが 0.5% に対して秋獲りが 6.2% と大きく異なる．タンパク質含量がマグロと同様に高く，ほかの成分も類似している．かつお節に向くのは春獲りである．刺身，カルパッチョ，たたき，煮物，照り焼きなどのほかに，なまり節，佃煮，大和煮缶詰など広く用いられる．また，胃・腸・肝臓などからは塩辛（酒盗）がつくられる．

3. サメ shark

（軟骨魚綱板鰓《ばんし》亜綱の鰓裂《しれつ》が体の側面に開く回遊魚）

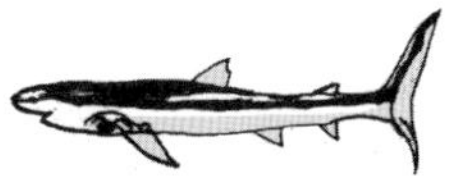

ヨシキリザメ

サメ類（約500種）は，肉に尿素とトリメチルアミンオキシドを大量に含むので[参考2]，鮮度が低下すると細菌の作用でアンモニアとトリメチルアミンが生じ，特異な臭気を発する．そのため，新鮮なうちに冷凍し，解凍後ただちに食用に供する．肉は白く透明で，魚種の差はあるものの高タンパク質（18.9%），低脂質（0.6%）である．刺身のほか，煮付け，味噌田楽，ぬた，から揚げ，フライ，干物，ちくわ，かまぼこ，はんぺんなどの良質の練《ね》り製品材料に利用される．また，軟骨組織，ヒレはフカヒレ（魚翅《ユイチイ》）として中国料理に使用される．漁獲量1位は宮城で全国の50%弱を占める．

4. マグロ tunas

（サバ科マグロ属の大型の遠洋回遊魚）

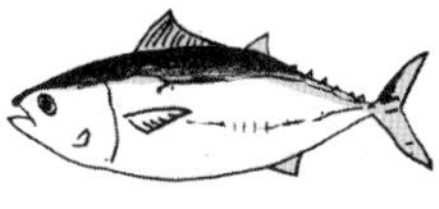

クロマグロ

クロマグロ，キハダマグロ，ビンナガマグロ，ミナミマグロ（インドマグロ），メバチマグロなどがある．クロマグロはホンマグロともいい，体長3mで，マグロ類ではもっとも美味とされる[補足]．マグロ類はタンパク質含量が多く，とくにクロマグロの赤身は26.4%で，生の魚介類としては最高である．ビタミン類，鉄，タウリン，イコサペンタエン酸（IPA），ドコサヘキサエン酸（DHA）が豊富である．

天然資源に頼ってきたが，近年，完全養殖が実用化された．天然物の漁獲量は静岡が多く，養殖は長崎が多い．わが国でもっとも流通しているのはメバチマグロである．メジマグロとは幼魚のことで，トロは腹肉，なかおちは骨の間の肉をいう．刺身，鮨種のほか，照り焼き，味噌漬けとして，加工品では油漬け缶詰，フレーク水煮，フレーク味つけ缶詰などがあり，ツナ缶として好まれている．ビンナガマグロの肉は軟らかく，薄桃色であるため，シーチキンといわれている．

補足

パック詰めのサクの場合．赤身では，脊椎付近の天身部分（血合い付近）で色が鮮やかで黒い斑点や血栓，ドリップがなく，サクの角が尖っていて，スジが薄く均等で横から見て縦に入っているものを選ぶとよい．トロでは，きれいなピンク色できめ細かく，スジが少ないものがよい．

参考1　カツオの往《い》きと戻り

暖流域の表層に棲み，春先に九州南方海域に群《む》れが現れ，土佐沖，伊豆・房総沖を回遊し，秋には三陸沖から北海道南部まで北上し，水温が下がりはじめると南下してゆく．北上するにつれて脂がのってくる．高速で泳ぐ（毎秒6～7m）ために，ウロコが退化して胸ビレだけが残っている．南下してくるカツオが戻りガツオで，魚体は一段と大きく脂が一段とのってトロガツオともよばれる．

参考2　サメ？　フカ？

中国では，フカヒレが出る宴席は魚翅席《ユイチイシィ》といわれ，ツバメの巣（燕窩《イエンウォ》）の出る宴席に次ぐ上等なものとされる．フカヒレはシュモクザメやヨシキリザメのヒレを干したもの．中国料理の食材として珍重されるが，中国では生産量が少なく，日本（主に宮城）やフィリピンなどから輸入している．なお，サメの名称は主として東日本で用いられ，西日本ではフカとよぶことが多い．

近海回遊魚類

1. アジ　horse mackerels　（スズキ目アジ科アジ亜科の近海回遊魚）

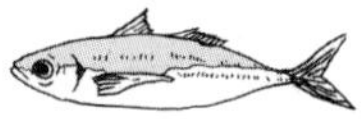

マアジ

マアジ，ムロアジ，シマアジなどがあるが，ふつうアジといえばマアジをさす．体側の尾側にぜいごといわれる硬く鋭い鱗《うろこ》がある．全国で漁獲されるが〈補足1〉，長崎，島根（漁獲高順）で半分以上を占める．

IPA，DHA を多く含む．アラニン，グリシン，グルタミン酸などの遊離アミノ酸を多く含む．これらのうま味成分と脂質がほどよく混ざり，独特の旨味をつくり出している．味は脂質が多いわりには淡白である．開き干しは，カルシウムなどミネラルのよい供給源である．一般にはマアジが多い．シマアジは体長 1 m を超える夏が旬の高級魚で，アジのなかではもっとも美味であるとされる．

補足1
大分佐賀関の関《せき》アジ，宮崎延岡市の北浦灘《きたうらなだ》アジ，愛媛伊方町の岬《はな》アジ，愛媛三瓶町の奥地《おくち》アジなどはブランドアジとして名高い．

たたき，刺身，なめろう，酢の物などの生食のほか，塩焼き，煮つけ，フライ，ムニエル〈補足2〉など用途は広い．開き干しは大型・中型のアジの腹を開き，内臓を取り除いたあと，食塩水に浸漬させ，乾燥させたものである．くさやはムロアジの腹を開き，内臓を除去したものを長期熟成・発酵させた食塩水（くさやの汁）に浸漬《しんし》したのち，乾燥したもので，保存性に優れている．強い臭気があるが，独特の旨味がある．主産地は伊豆諸島である．カルシウムに富む（300 mg%）．

補足2
魚の切り身を塩コショウで下味を付し，コムギ粉をまぶしてバターで両面を焼き，レモン汁を振りかける料理法．

2. イワシ　sardines　（ニシン目ニシン亜目の複数種の近海回遊魚）

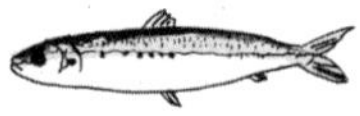

マイワシ

イワシというと一般にマイワシをさす．このほか，ウルメイワシ，カタクチイワシ，キビナゴなどが代表的である．マイワシは海表層に棲《す》む魚で，全国いたるところで獲れる．棲息数は膨大だが，漁獲高は年により変化が激しい．体側に 7 つの黒点が並ぶところから‘七つ星’といわれ，体長で名前が変わる〈補足3〉．

補足3
体長 3 cm 位まではシラス，3〜14 cm くらいを小羽《こば》，14〜16 cm は中羽《ちゅうば》，それ以上は大羽《おおば》と名が変わる．

マイワシ：脂質含量は，季節により異なり，2〜4% ないし 25〜30% の変動がある．イコサペンタエン酸（IPA）とドコサヘキサエン酸（DHA）が多く含まれている．刺身，塩焼き，酢の物，鮨種，なめろう〈補足4〉，フライ，天ぷら，煮物，つみれなど広く用いられる．魚粉の原料としても重要である．

補足4
アジ，サンマ，サバ，イワシ，トビウオなどの青魚を 3 枚におろし，味噌，清酒，ネギ，シソ，ショウガ，ミョウガなどと一緒にそのままま板の上で，包丁を使って粘り気が出るまで細かく叩いたものである．千葉房総沿岸の漁師の船上料理が発祥で広まった．

ウルメイワシ：目は厚く透明な膜（脂瞼）に覆われていることから，潤んでいるようにみえる．脂が乗る時期は鮮魚とするほかは，乾製品に適する．

カタクチイワシ：著しく長い上あごが動かず，片口と呼ばれる．稚魚《ちぎょ》は関東向けには生干しシラス，シラス干し，釜揚げシラス，たたみいわし，関西向けにはちりめんじゃこに加工される．成魚は，刺身，酢の物，天ぷら（唐揚げ），塩焼き，煮つけ，塩漬け，オイルサーディン，干物，煮干し，田作《たづく》り，缶詰に利用される．英語ではカタクチイワシをアンチョビー（anchovy）といい，これの塩蔵品をオリーブ油漬けした缶詰が一般にアンチョビーの名で利用されている．

イワシの加工品：加工の方法によって，次のように分類される．

丸干し：食塩水に浸漬したイワシ類を丸のまま乾燥させたもの．

メザシ：下顎から片目へ串《くし》または藁《わら》を通し，吊り下げたもの．関東では生干し，関西では十分に乾燥させた上干しが好まれる．

みりん干し：身を開き，内臓を取り除いたのち，醤油，みりんなどを主体とする調味液に浸漬させ乾燥させたもの．

煮干し：「カタクチイワシ」の小型のものを，食塩水で短時間ゆで，乾燥させたもの．

シラス干し：体長 3 cm 以下のイワシ類の稚魚をそのまま，または塩水で煮たのち，軽く乾燥させたもの．

田作《たづく》り（ごまめ）：小型のカタクチイワシをそのまま乾燥させたもので，豊作を祝う正月料理に用いられる．

3. サバ mackerels

（スズキ目・サバ科サバ属，グルクマ属，ニジョウサバ属の近海回遊魚）

全国で漁獲〈補足5〉される．マサバ，ゴマサバが主に食用とされる．IPA，DHA を多く含む．ヒスチジン，グルタミン酸，イノシン酸などのうま味成分を多く含んでいる．

マサバの旬は秋で，脂質含量が高く旨い．刺身，しめさば，さば鮨（バッテラ），塩焼き〈補足6〉，みそ煮，缶詰，サバ節など用途が広い．サバ節は出汁《だし》がよく出る．缶詰にも加工される．日本海側では‘へしこ’といわれる糠《ぬか》漬けがつくられている．ゴマサバの旬は夏である．

若狭から京都への複数の経路は，サバをはじめとする物流ルートであったことから鯖街道といわれる．急速に鮮度が落ちるので「サバの生き腐れ」という言葉がある．これは内臓の自己消化酵素活性が非常に強いためである．鮮度が落ちると，ヒスチジンがヒスタミンとなり，アレルギー様食中毒の原因となる．ノルウェーなど北欧からの輸入が増加している．

4. サワラ Spanish mackerel

（スズキ目サバ科サバ属の近海回遊魚）

晩秋から初春の産卵期に沿岸で漁獲される．日本海から瀬戸内海に多く分布し，体長 1 m，体重 4 kg 程度まで成長する．サワラもブリと同様，成長するにつれて呼び名が変わる出世魚《しゅっせうお》である〈補足7〉．くせのない味で，腹部に脂肪が多いので尾に近いほうがおいしい．塩焼き，味噌漬け，粕《かす》漬け，幽庵《ゆうあん》焼《や》き〈補足8〉，吸い物，煮付け，フライなどにされる．熟卵は煮付けのほか，からすみの代用として加工される．

補足5

大分佐賀関沖の関《せき》サバ，三陸沖の金華《きんか》サバ，神奈川の松輪《まつわ》サバ，鳥取のお嬢サバ，宮崎のひむか本《ほん》サバ（養殖），愛媛佐田岬の岬《はな》サバ，高知土佐清水《とさしみず》の清水サバなどが有名．

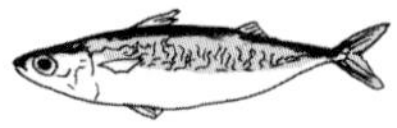

マサバ

補足6

焼き魚は，表面に焦げ目がつき中は火が通ってしっとりした状態がよい．強火は火の上部一帯が熱《あつ》くなるので，炎から遠ざけ，魚の表面に焦げ目をつけると同時に中まで加熱されるように，‘遠火の強火’がよいといわれる．

補足7

関西地方では 50 cm 位までをサゴシ，70 cm 位までをヤナギ，それ以上の大きさのものをサワラといっている．関東地方では 50 cm 位までをサゴチという．

補足8

柚庵焼きともいう．醤油，酒，みりんに輪切りのユズなどを入れた調味液（幽庵地）に数日漬け込み，汁気を切って焼く和食の焼き物の 1 つ．蒸したものは幽庵蒸しといわれる．魚の切り身，鶏肉が用いられる．

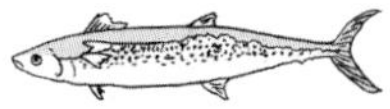

サワラ

5. サンマ pacific saury　（ダツ目ダツ上科-サンマ科サンマ属の近海回遊魚）

補足1
秋に旬を迎え，細い銀色に輝く魚体が刀を連想させることから，秋刀魚と漢字表記が用いられる．

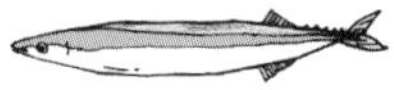
サンマ

サンマ〈補足1〉は漁獲時期によって脂質の含有量が著しく異なる．北太平洋から親潮にのって南下するため，9～10 月頃に北海道太平洋沖で漁獲されるものが美味で，秋の味覚の代表とされている．脂質量は 25.6% と高い．脂肪酸には DHA が多く，ビタミン B_{12} 含量（16.0 mg%）も多い．塩焼き，刺身，炊込みご飯，煮物，蒲焼き，天ぷら（脂のないものを），サンマの開きなどにされる．吻《ふん》（くちばし）はカロテノイド色素の存在により黄色く，鮮度が落ちると退色する．

6. ニシン pacific herring　（ニシン目ニシン科ニシン属の近海回遊魚）

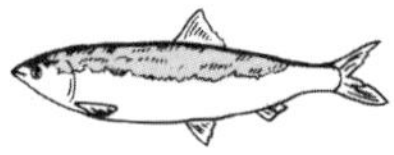
ニシン

カドイワシといわれるように，マイワシに似た体形であるが，マイワシより大きく，体側に黒点がない．同じ海域に戻り産卵する性質（産卵回遊性）があるので，北海道沿岸で主に漁獲される（全国の漁獲高のほぼ全量）．とくに戦前は，北海道西部を中心に大量に水揚げされたが，現在は激減した．春に沿岸へいっせいに押し寄せ（このため，春告魚と呼ばれる），コンブに卵を産みつける（子もち昆布である）とともに放精する．この行動を群来《くき》という．鮮度が落ちやすいが産地では刺身が好まれるほか，マリネ，酢じめ，塩焼き，バター焼き，蒲《がば》焼き，昆布巻き，ニシン漬け，ニシンそばなどとして食べる．寄生虫（アニサキス）がいることもあるので生食するときは注意する．卵巣を海水につけたのち，日干ししたものがかずのこ〈補足2〉であるが，大部分を輸入に依存している．身欠きニシンは，頭や内臓を除いて 3 枚におろしてそのまま 20 日から 1 カ月間乾燥させた素乾品で，生より需要がある．

補足2
アイヌ語ではニシンをカドと呼ぶ．カドの子からカズノコになったとされる．

7. ブリ yellowtail　（スズキ目アジ科ブリ属の近海回遊魚）

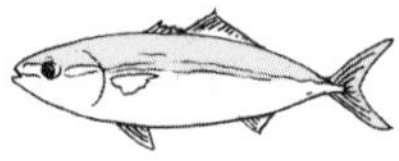
ブリ

ブリ類は古くから日本人に好まれてきた魚である．ヒラマサ（関西ではヒラス）やカンパチもブリの仲間である．ブリの体色は成長とともに変化し，30～80 cm までは全身黄褐色の金属光沢で，成魚になると，背側が暗黒色となる．成魚は 1 m にもなる．ブリは成長段階によって呼び名が変わることから，出世魚〈補足3〉といわれる．関西地方で 40～60 cm のものをハマチというが，近年，養殖されているブリを全国的にハマチというようになった．

補足3
地方によっても異なるが，15 cm 以下がワカシ，以後イナダ→ワラサ→ブリとなる．

タンパク質，脂質，ミネラル，ビタミンなどに富み，旨味は脂質と多量に含まれるヒスチジンなどのエキス分による．冬のブリは脂質が多く，'寒ブリ' といわれ味がよい．カンパチは肉質がよく，ブリ類では最高級品とされている．旬は夏で，刺身，塩焼き，照り焼き，煮物（ブリ大根）などにされる．漁獲は長崎，石川，島根（漁獲高順）で全国の約 1/3 を占める．近年は秋の北海道でサケと混獲される．養殖は鹿児島，大分，愛媛などが知られる．

沿岸魚類

1. アイナメ　fat greenling　（カサゴ目アイナメ科アイナメ属の沿岸魚）

アブラメ，アブラコともいう．全国の浅い岩礁域に棲息している．近縁種にホッケがある．アイナメは夏から秋にかけて味がよく，高級料理の材料となる．刺身，洗い，照り焼き，潮汁（椀だね），煮つけ，唐揚げなどに適した白身魚である．脂質が 3.4% 含まれている．

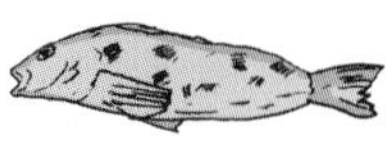

アイナメ

2. オコゼ　devil stinger　（カサゴ目オニオコゼ科オニオコゼ属の沿岸魚）

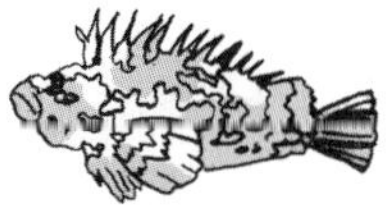

オコゼ

関東，佐渡以南に分布する．オコゼの仲間で食べられるのはオニオコゼ，オニダルマオコゼだけである．背びれに毒をもった棘《とげ》がある〈補足〉．夏の時期，とくにおいしい白身魚で，脂質が少なく淡白であり，高級魚として取り扱われている．冬のフグに匹敵する味で，刺身（薄造り），照り焼，ちり鍋，煮物，吸い物，ブイヤベース，アクアパッツァなどにして食される．

補足
刺されると痛み，腫れ，しびれ，吐き気，下痢，呼吸困難を起こし，死亡することもある．応急処置は，傷口を洗浄し，棘《とげ》が残っている場合は除き，刺された場所を 42～45℃の温水に 30～90 分浸すとよい．医療機関を受診すること．

3. キス　Japanese whiting　（スズキ目スズキ亜目キス科の沿岸魚）

北海道南部以西の沿岸に分布している．シロギス，アオギス，ヤセギスなどがある．江戸前天ぷらには欠かすことのできない食材である．脂質が少なく，あっさりとした上品な味の白身魚である．刺身（昆布締め），塩焼き，干物（酒干し），卵は煮付けなどにして食べる．

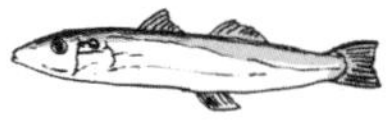

キス

4. スズキ　Japanese sea bass　（スズキ科スズキ属の沿岸魚）

東北沿岸から南シナ海に分布する．夏が旬の高級魚で，ブリ，サワラ同様，出世魚〈補足〉である．ビタミン A（180 mg%）やビタミン D（10.0 μg%）を多く含む白身魚で，味は淡白である．成長するほど旨くなる．刺身，洗い，寄せ鍋，塩焼き，照り焼き，ムニエル，フライ，煮付けなどにする．脂ののったスズキの鱗《うろこ》と鰓《えら》，さらに胆のうを除き，塩をふって水でぬらした奉書紙《ほうしょし》に包み焼きあげる，松江の奉書焼きが有名である．

補足
セイゴ→フッコ→スズキ

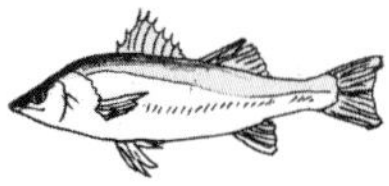

スズキ

5. フグ　puffer　（フグ目フグ科の沿岸魚）

トラフグはフグ類のなかで最高級品として取り扱われている．肉および白子（精巣）は一般に無毒とされるが，とくに卵巣と肝臓には強い毒（テトロドト

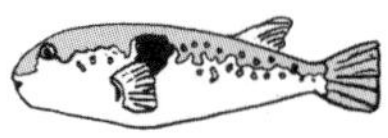

トラフグ

キシン）が含まれる参考1．フグの種類や部位により毒の強さが異なるので可食部が規定されている．フグの調理にはふぐ調理師免許（都道府県条令）が必要である．タンパク質含量は19％程度で，脂質は0.3～0.4％と少ない．天然の旬は冬期で，刺身（薄造り），ちり鍋，焼きもの，一夜干し，唐揚《からあ》げなどにして賞味される．漁獲は石川，島根，北海道，山口が多く全国の約40％を占め，養殖は長崎，熊本（いずれも水揚げ高順）が多く全国の約60％以上を占める．伝統工芸品としてフグ提灯《ちょうちん》などにも利用される参考2．

6. ホッケ　atka mackerel　（カサゴ目アイナメ科ホッケ属の沿岸魚）

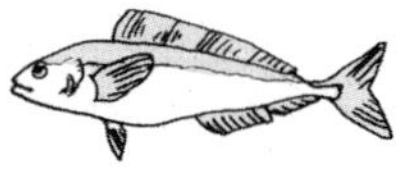
ホッケ

茨城，対馬海峡以北に分布する．ホッケの旬は秋から冬であり，刺身，フライ，照り焼き，煮つけなどに適し，糠《ぬか》漬けにもする．開き干しはとくに味がよい．冷凍すり身にも加工される．

7. ボラ　mullet　（ボラ科ボラ属の沿岸魚）

補足
ハク→オボコ→イナ→ボラ→トドと名が変わる（トドのつまりの言葉はここから生まれた）．

ほぼ全世界に分布する出世魚補足．胃壁がそろばん玉のようになっている．この部分は，餌と一緒に食べた泥《どろ》を外に出す一種の排出口である．ボラのへそといわれ，珍味である．旬は冬期であり，味が淡白で，やや臭みがある．刺身，洗い，塩焼き，吸い物，フライ，ムニエル，味噌漬け，鍋物などにする．若い卵巣を塩漬けにして天日で干し上げたからすみは長崎名産の高級珍味として知られる．

底棲《ていせい》魚類

1. アンコウ　anglerfish　（アンコウ目アンコウ科の低棲魚）

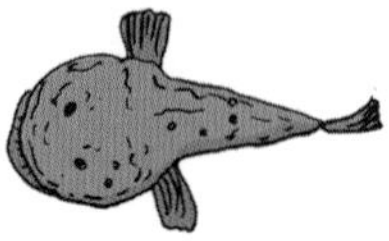
アンコウ

体長1mにもなる扁平《へんぺい》な魚で，東北から関東の太平洋側などで漁獲される．冬が旬である．身が軟らかく粘りがあるため，胃に水を満たし，吊してさばか

参考1　フグの毒と養殖

養殖フグは全漁獲量の約8割にのぼる．フグ毒はエサに由来するとされるので，佐賀では，陸上養殖フグには毒がないとの検査結果をもとに，試食会をするなどして肝臓の可食化を進めてきた．しかし，国の食品安全委員会は，現時点では，陸上養殖トラフグの肝臓について，毒を生成する仕組みが未解明なため，個別の毒性検査を行ったとしても，食品としての安全性が確保されたものではないとしたことから，肝料理の提供を断念した経緯がある．

参考2　フグ提灯

フグは外敵に出合ったとき，体内に水を大量に取り込んで，自身を大きくみせる．これは相手を威嚇《いかく》するためである．フグの表皮は結合組織が発達して丈夫なので，頭の後部に切れ目を入れ，ここから肉と内臓を取り出し，中にもみ殻を詰めこんで乾燥すると，ふくらんだ状態になる．もみ殻を出して形を整えたものがフグ提灯である．

れる（吊《つる》し切り〈補足 1〉）．アンコウ鍋，から揚げとして賞味される．肝臓（あんきも）と皮が美味である．あんきもは，脂質含量が 41.9%，ビタミン D が 110.0 μg% と非常に高いことが特徴である．

補足 1
捨てるところなくすべて食べられる．さばいたものは，アンコウの 7 つ道具〔身（柳肉），肝，卵巣（ぬの），胃（水袋），尾びれ（とも），エラ，皮〕といわれる．

2. カレイ righteye flounders （カレイ目カレイ科の低棲魚）

主産地は北海道である．ヒラメと異なり，腹を下にしたとき一般に右側に目がある．種類は大変多く，マガレイ，マコガレイ〈補足 2〉，メイタガレイ，マツカワ，オヒョウは刺身（薄造り），ババガレイ，クロガシラは煮付け，ソウハチ，ヤナギムシガレイは干物《ひもの》が向くとされる．カレイは味が淡白なのでから揚げ，フライ，ムニエルなど油を使った料理に向く．

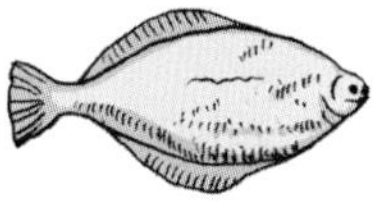

マガレイ

補足 2
大分別府の北の日出《ひで》の城下町の海で獲《と》れるマコガレイは城下《しろした》ガレイと呼ばれて珍重される．ヤナギムシガレイはやや水っぽいので，干《ほ》すと身が締まり味がよくなる．若《わか》狭《さ》湾で獲れたカレイの干物《ひもの》‘若狭ガレイ’は福井の特産．

3. タイ sea breams （スズキ目スズキ亜目タイ科の低棲魚）

めでたいに通じることから，古来より縁起のよい魚とされてきた．マダイ，クロダイ，チダイ，キダイなどがある．マダイの旬は花見の頃で，アスタキサンチンによる表皮の赤色が増すこともあり，桜ダイとも呼ばれる．タンパク質含量は約 21% で，脂質は約 6～9% である．味が淡白で，イノシン酸を含むので旨みが強い．刺身（昆布締《こぶじ》め），塩焼き，粕漬け，味噌漬け，酢漬け，潮汁《しおじる》，ムニエル，フライ，鯛《たい》茶漬けなど，多くの料理法がある．卵巣はタイの子として珍重される．漁獲は長崎，福岡，山口，愛媛，島根，兵庫で全国の 1/2 以上を占め，全体の約 70% を占める養殖は愛媛，熊本，三重，高知（いずれも水揚げ高順）で 90% 近くを占める．

近年，新顔の魚として，アフリカ・カナリア諸島周辺で漁獲されるアサヒダイ〈補足 3〉の流通量が増大している．イシダイ，キンメダイ，ハマダイ，ヒメダイなど，タイ科ではないがタイに似た名をもつものが多い．

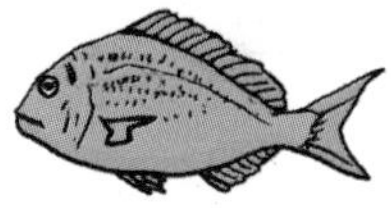

マダイ

補足 3
タイ科の魚であり，マダイの代用品として輸入されている．マダイに比べて体が低く，細長い．体色は背側が桃赤色で，腹側が淡い．

4. タラ cod fishes （タラ科タラ亜科の低棲魚）

マダラ，スケトウダラなどがある．漁獲量の 8 割は北海道である．寒流域の底棲魚で，脂質は 0.2～1.0% ときわめて少ない．

マダラ：切り身を鍋物（タラちり）にするほか，汁物（青森のじゃっぱ汁，山形のどんがら汁など），昆布締め，ムニエル，フライ，素干《すぼし》した棒ダラ〈補足 4〉，塩干しした塩ダラなどとして利用する．タラオサは棒ダラのエラと内臓を干したもので，大分など九州で食される．精巣（白子《しらこ》）はタチ（マダチ），菊子《きくこ》ともいわれ高級品である．卵巣（マコ）は煮物にされる．

スケトウダラ：冷凍すり身として大量に練り製品の原料とされるほか，開き干し，すき身ダラに加工して利用される．精巣はスケダチとして，卵巣の

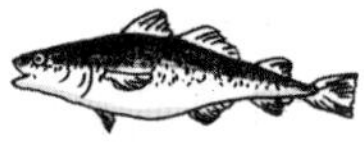

マダラ

補足 4
棒ダラとエビイモを炊き合わせたいも棒は，京都の名物料理である．

タラコは薄塩で薄紅色に着色されて市販される．トウガラシで味付けして辛《から》子明太子《しめんたいこ》にもなる．

5. ヒラメ　olive flounder　（カレイ目カレイ亜目ヒラメ科ヒラメ属の低棲魚）

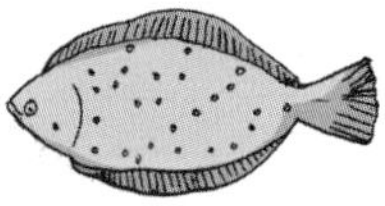

ヒラメ

主な分布域は北海道から三陸である．腹を下にしたとき目が左側にあり，カレイより大型の白身の高級魚である．2 年で成魚となり，80 cm にもなる．肉はタンパク質が多く（20.0%），脂質が少なく（2.0%），味が淡白であることから，刺身に適している．背びれと尻びれの付け根の部分は縁側《えんがわ》といわれ，硬く締まった筋肉に脂がのって旨い．フライ，ムニエルなどにも調理される．冬が旬で，寒ビラメといわれている．

6. メルルーサ　hake　（タラ目マクルロヌス科の低棲魚）

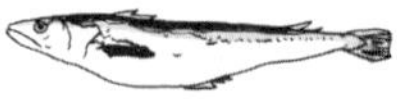

メルルーサ

タラの一種で，ケープヘイク，アルゼンチンヘイク，ニュージーランドヘイクなどがある．南アフリカ沖で漁獲されるケープヘイクが多い．淡白な味がして脂質が少ないので，油を使った料理に合う．安価なため，給食，弁当などで，タラの代用として広く利用されている．すり身として練り製品の原料にもなる．

遡・降下性魚類

1. アユ　ayu　（キュウリウオ目アユ亜科アユ属の遡《そ》・降下性魚）

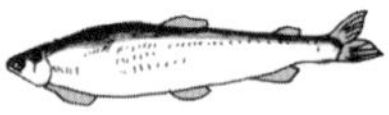

アユ

秋に川で孵化《ふか》した幼魚は海に下り，動物性プランクトンを食べて生活史の 1/3 程度を占める冬を過ごし，春に川を上り始めると食性が急変し，藻類を食べるようになる．海に下らない陸封型もいる．香魚《こうぎょ》の名もあるように，独特の香りがある．この香りは餌である珪藻《けいそう》類による．タンパク質もエネルギーも少ない藻を確保するために縄張りをもつ習性がある．アユは寄生虫（横川吸虫など）の中間宿主なので生食は薦められない．養殖アユは飼料の関係で香りがない．塩焼き，天ぷら，甘露煮，田楽，干物などにされる．内臓の塩辛をうるか（補足）という．

補足
うるかには，しぶうるか（内蔵），子うるか（卵巣），身うるか（身と内蔵）があり，珍味とされる．

2. ウナギ　eel　（ウナギ科ウナギ属の遡・降下性魚）

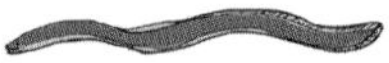

ウナギ

産卵期になると海に下り，深海に移動して産卵する．卵からかえった幼魚は，成魚になるまでにだんだん姿を変える（補足）．ウナギの皮膚は粘膜で覆われ，皮膚呼吸が行える．ビタミン A〔レチノール当量（RAE），2,400 μg%〕をはじめ脂溶性ビタミンを多く含むことが特徴である．ビタミン B 群も多い．夏バテを防ぐとして，18 世紀頃から夏の土用の丑《うし》の日にウナギを食べる習慣があ

補足
グアム北西 200 km にある海山で産卵→縦に平たい，木の葉の形をした透明な幼生（レプトセファルス）→体が透明な稚魚（シラスウナギ）→ウナギ（成体）に変わる．

る．蒲焼き〈補足1〉，白焼き，すき焼き風鍋などで食される．天然ものはわずかで，現在では養殖ものが多い．ウナギは完全養殖できているがコストが見合わないので，現在は天然の稚魚（シラスウナギ）を池中養殖している[参考]．自給できない分のほぼ全量を中国，台湾から輸入している．

補足1
関東では切腹のイメージがあるため腹ではなく，背開きにし，長さを半分に切って竹串を打ち，白焼きにして蒸し，たれを付けながら焼くことが多い．関西では腹開きし，長いまま金串を打って白焼きにし，そのままたれを付けながら焼き，最後に半分に切ることが多い．

3. サケ・マス　salmon and trout　（サケ目サケ科サケ属の遡・降下性魚）

生物学上ではサケとマス〈補足2〉は区分されない．通常，サケとはシロザケをさす．シロザケはわが国のサケとしてもっとも漁獲量が多く，北海道が9割を占める．川で生まれ（多くはふ化放流），北太平洋，ベーリング海，アラスカ湾で成長し，3～4年後に母川回帰《ぼせんかいき》し，産卵して死ぬ（多くは捕獲，採卵，人工授精）．春に，主に北海道東部沿岸で漁獲されるものはトキシラズとよばれ，高級品である．産卵期に婚姻色が生じたものをブナザケという．身の色はカロテノイド系色素（アスタキサンチン）による．塩焼き，フライ，石狩鍋，三平汁，ちゃんちゃん焼き，ムニエル，フライなどにして食される．ルイベ〈補足3〉とは半解凍した刺身である．新巻きザケの食塩相当量は3.0%である．乾燥品（鮭とば），燻製品（スモークサーモン）などにも加工される．すじこは卵巣を卵膜ごと生または塩蔵や醤油《しょうゆ》で漬けたもので，イクラ（ロシア語で魚卵）は卵膜から外してばらしたものである．めふんは腎臓の塩辛で北海道の特産である．ベニザケの主な母川はロシアやアラスカであるため，ほとんどが輸入である．

補足2
降海型をサケ（trout，トラウト），陸封型または河川残留型をマス（salmon，サーモン）としているが，区別は曖昧である．

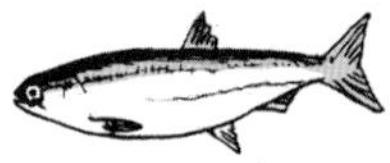

シロザケ

補足3
寄生虫（アニサキス，サナダムシ）による危険が伴うので，生で食べるときはルイベのように一度凍らせる．寄生虫のいない配合飼料をエサにすることにより，刺身で食べられるサケ・マス類が養殖できるようになった．

▲マス　trout

サケ缶の原料はカラフトマスである．サクラマスはホンマスともいわれ，母川回帰する．これの河川残留型をヤマメという．サクラマスは富山県の“マス鮨”に使われるほか，塩焼き，フライなどにして食される．ベニザケの陸封型をヒメマスという．ニジマスは河川残留型であるが，降海する個体もある．

4. シシャモ　shishamo smelt　（キュウリウオ科シシャモ属の遡・降下性魚）

北海道太平洋岸のみに棲息し，釧路，胆振《いぶり》，日高，十勝地方の河川にのみ遡上する希少な魚である．カルシウム（330 mg%），ビタミンA（RAE 100 μ%）に富む．塩干が知られるが，産地では刺身にもされ，塩焼き，天ぷら，バター焼き（ムニエル）などにもされる．漁獲高の減少のため，別種であるが姿が似たキュウリウオやカペリン（カラフトシシャモ）が，主にノルウェー，アイス

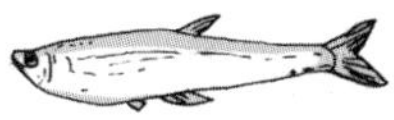

シシャモ

参考　**養殖には許可が必要**

天然ウナギは，青森の小川湖，千葉の手賀沼，関東の利根川と那珂川，四国の四万十《しまんと》川と仁淀《によど》川，九州の筑後《ちくご》川と球磨《くま》川などが有名だが激減している．ワシントン条約の絶滅危惧種に指定され，農林水産大臣による「うなぎ養殖業の許可」のある者のほかは，うなぎ養殖業を営むことはできない．

ランドから輸入されてシシャモの名で流通している.

5. ワカサギ Japanese smelt （キュウリウオ科ワカサギ属の遡・降下性魚類）

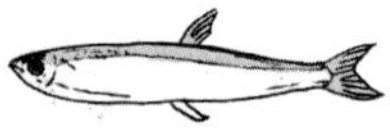

ワカサギ

北海道と本州各地の淡水湖に棲《す》んでいる. 親は春になると川をのぼり, 卵を産みつけ死ぬ. 氷上釣りの対象でもある. カルシウム（450 mg%), ビタミンA（RAE 99 μ%）に富む. 天ぷら, 焼き物（素焼き, 塩焼き, つけ焼き), 煮物（佃煮）などで賞味される.

淡《たん》水《すい》魚類

1. コイ common carp （コイ科コイ属の淡水魚）

コイとフナはコイ科に属する近い仲間である. 口ひげが2対ある. ユーラシア大陸の温帯域に広く分布する. 寿命は数十年にも及び, 体長は1mにも達する. 夏は洗《あら》い, 冬は鯉《こい》こくとして, また, うま煮, 甘露煮, 唐揚げとして賞味される. 脂質（10.2%), ビタミン類（ビタミンD 10.4 μ%, ビタミンB_1 0.46 mg%）が多く, 栄養的に優れている. ニシキゴイは観賞用である.

2. フナ crucian carp （コイ科フナ属の淡水魚）

口ひげをもたない. ギンブナ, ナガブナ, ニゴロブナなど多くの種類があり, 総称してマブナという. ニゴロブナは琵琶湖だけに棲息し, 体長が35 cm程度あり, 放卵前の雌を飯とともに漬け込む琵琶湖名物「鮒鮨《ふなずし》」の原料となる. ゲンゴロウブナは琵琶湖, 淀川《よどがわ》水系を原産とし, 現在では全国各地に分布しており, 鮒鮨の原料となるほか, 洗い, 刺身, 煮つけ, 甘露煮《かんろに》, 小鮒のスズメ焼きなどにする. カルシウム（100 mg%), ビタミンB_1（0.55 mg%）に富む.

3. その他の淡水魚

ハゼ, ドジョウ, ナマズなどがある. 近年, アフリカ原産のテラピア（イズミダイ, チカダイの名前で市販されている）が移植され, 野生化して, 流通量が増えている. 外観はクロダイに似ているが, 養殖で体色が赤いものもあり, マダイの代替《だいたい》として, 味もよく刺身などにされる.

甲殻《こうかく》類

硬いキチン質の殻に覆われているため, 可食部が30〜40%と非常に少ない. カニでは廃棄率が60〜70%と大きい. 水分が80%前後, タンパク質が10〜20%で, 脂質は1%弱である. 炭水化物は微量で, ミネラルが1〜2%で, エビ類はコレステロール含量がやや高い．

1. エビ類 prawns and shrimps

（節足動物門甲殻亜門軟甲綱（エビ綱）十脚目（エビ目）のうち，ヤドカリ下目とカニ下目を除くすべての甲殻類）

体は頭胸部と腹部に分かれる．可食部は腹部の肉で，これを尾肉という．自給率は 10% 程度で，ベトナム，インド，インドネシアからの輸入品が多い．加熱エビの赤色は，アスタキサンチン-タンパク質がアスタシンに変化したもの．

アマエビ：身が軟らかく甘味が強い．また，水で抽出されやすいタンパク質が多く，とろみがある．タンパク質含量が 19.8% で，脂質が 1.5% と低いが，コレステロールは 130 mg% と多い．カルシウム（50 mg%），リン（240 mg%）が多い．刺身，鮨種として利用される．剥《む》き身を塩辛にしたものもある．

伊勢エビ：古来より武勇と長寿に欠かせないものとされた．高タンパク質，低脂質で，カルシウム（37 mg%）とリン（330 mg%）が多い．ビタミンB群も含まれている．殻ごと食卓に上ることが多く，新年の飾りなどにも利用される．刺身，蒸し物，汁物，クリーム煮，フライ，鬼殻《おにがら》焼き（縦 2 つ割りにして焼く），具足煮《ぐそくに》（殻ごとぶつ切りにして煮る）など，さまざまな高級料理として使われる．

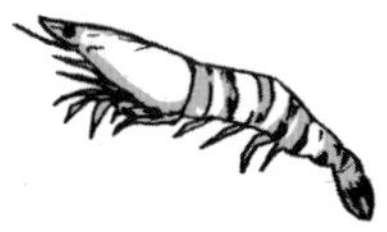

クルマエビ

クルマエビ：秋から冬にかけて，グリシンが増えて甘味を増す．「姿イセエビ，味クルマエビ」といわれ，食用エビ類中最高級品である．タンパク質（21.6%）に富み，低脂質（0.6%）であるが，コレステロール含量が 170 mg% と高い．カルシウム（41 mg%），リン（310 mg%）が多い．刺身，天ぷらをはじめ，焼き物，煮物，椀《わん》種，酢の物，サラダ，オードブルなど和洋中料理に広く使われる．

2. カニ crabs

（十脚目短尾下目（別名カニ下目）に属する甲殻類）

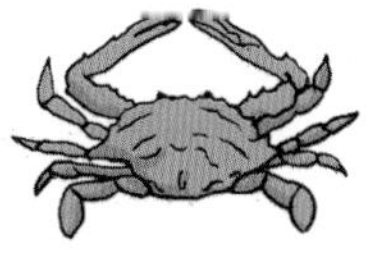

ガザミ

ガザミ類，ケガニ，ズワイガニ〔獲れる場所により松葉《まつば》ガニ（島根，鳥取，兵庫），越前《えちぜん》ガニ（福井）ともいう〕，タラバガニ，ハナサキガニ，ベニズワイガニなどがある．カニ類の旨味はエキス分の遊離アミノ酸（グリシン，グルタミン酸），ベタイン，ホマリン（補足），5'-アデニル酸，グアニル酸などによる．筋肉組織は軟弱でほぐれやすく，また死後の変質や腐敗が早いので生時（活の状態）に加熱して食べる．甲殻や筋肉の上皮組織にアスタキサンチンがタンパク質と結合して存在し，加熱すると遊離型のアスタシンとなって赤くなる．ゆでガニ，焼きガニ，蒸しガニ，酢の物，炒め物，汁物（みそ汁），鍋物，しゃぶしゃぶ，かに飯，サラダ，ピラフ，コロッケ，グラタン，シュウマイ，春巻き，かに玉など和洋中の料理に広く使われる．

補足
ベタインは，トリメチルグリシンで甘味やうま味を示す．ホマリンは，環状ベタイン．

ガザミ：遊泳力が強く甲羅がひし形をしたカニで，ワタリガニともいう．棲息《せいそく》場所に近海の内湾を好む．旬は晩秋から春で卵をもつ．比較的淡白な味わいだが甘味が長く続き，カニらしい香りがする．カルシウム（110 mg%），亜鉛（3.7 mg%）が多い．

ケガニ：全体が短い剛毛でおおわれている．茨城以北の太平洋岸，日本海沿岸に分布し，主産地は北海道．口当たりがよく甘味がありカニミソの量が多い．カニの中では可食部が多い．

ズワイガニ：ズワイガニと呼ぶのはオスのみ．甲羅は8～13 cm程度で足は細く長い．主に日本海に生息．身の甘味と程よく感じる繊維質な食感から高級ガニの代表とされる．カルシウム（90 mg%），ビタミンB_1（0.24 mg%），B_2（0.60 mg%）が多い．メスは，せいこ，こうばこと呼び区別される．

軟体動物

体は胴部，頭部，足に分かれる．外見から頭のようにみえる部分は胴であり，ここに心臓，胃などの内臓がある．水分が80%前後，タンパク質15%前後，脂質1%程度のものが多い．炭水化物は微量で，ミネラルは1.5%程度である．

1. イカ　squid and cuttlefish

（軟体《なんたい》動物門頭足綱十腕形上目（または十腕形目）の軟体動物）

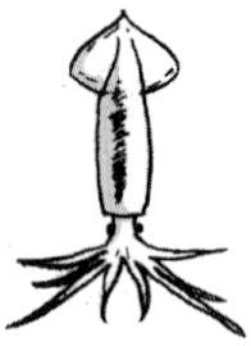

スルメイカ

筋肉は魚肉と異なり，斜紋筋（p. 180参照）である．筋線維は非常に細く，胴の輪切り面に平行に積み重なっている．このため，加熱処理などによりタンパク質が変性すると，体軸に対して直角に割けやすい．また，加熱すると縦に反り返るように丸まる[補足]のは，イカの皮の性質による．栄養成分は魚肉とよく似ている．コレステロールが多いが，コレステロールを低下させる働きのあるタウリンも多く含まれている．いかすみ[参考]の黒色はメラニンで，含まれているリゾチームは抗菌作用をもっている．いかすみはパスタ，塩辛に加え，富山の郷土料理黒づくりなどの料理素材として利用されている．

スルメイカがもっとも多く北海道，青森などで漁獲される．ほかに，アカイカ，コウイカ，ケンサキイカ，ヤリイカ，ホタルイカなどがある．特有の歯ごたえと旨味がある．ホタルイカはレチノール活性当量が非常に高い．新鮮なものは刺身，鮨種として，また，天ぷら，つけ焼き，いか飯などに，素干ししてするめに，塩辛にも利用される．寄生虫（アニサキスなど）の宿主なので，生

補足

イカの皮は4層あり，外側の1～2層は簡単に剥《む》けるが，3～4層は剥きにくく残りやすい．4層目はコラーゲン線維を含むので，その強い熱収縮性によって表皮側にそり返る．4層目の皮をふきんなどで取り除けば，丸くなるのを防ぐことができる．

参考　**いかすみとたこすみ**

すみは外敵から逃れるために排出されるが，いかすみは粘性があるので一度まとまってから広がる．たこすみは粘性が低いので一気に広がる．スルメイカ，ヤリイカ，モンゴウイカ，トラフコウイカのいかすみの含有遊離アミノ酸量は，種類によって87～645 mg/100 gと異なるが，スルメイカがもっとも多い．呈味性アミノ酸であるグルタミン酸，プロリン，アラニン，グリシンも同様である．たこすみ（イイダコ，マダコ）は，1,075～1,084 mg/100 gで，いかすみより含有遊離アミノ酸量が高い，イカ肉およびタコ肉の揮発性塩基態窒素（VBN）の上昇でみた抗菌性の強さは，いかすみもたこすみも同程度とされる〔山中ら．日本調理科学会誌，**31**，26-33（1998）〕．

食する場合は注意する．

2. タコ octopus （頭足綱鞘形亜綱八腕形上目のタコ目軟体動物）

筋肉はイカ類と同様，斜紋筋であるが，方向性がない．特有の弾力性はあるが，ゆでると収縮して硬くなる参考．

タウリンが豊富に含まれている．タンパク質は15％程度含まれているが，脂質，炭水化物の含量は低い．イイダコ，マダコ補足，ミズダコなどがある．塩ゆで，刺身，酢の物，天ぷら，しゃぶしゃぶ，塩辛などで賞味される．タコの卵を干し，または塩蔵したものは海藤花《かいとうげ》といい，明石の名産である．

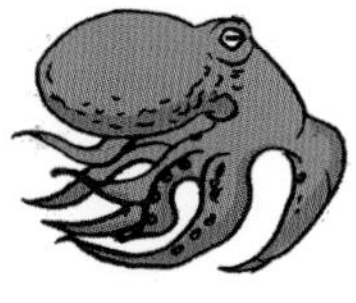

マダコ

補足

イイダコ（産卵期に飯《めし》粒のような卵をいっぱい抱える）は瀬戸内，とくに播州（兵庫）の高砂イイダコが，またマダコ（タコのなかでも味がよい）は神奈川の久里浜や兵庫の明石が有名．

貝 類

貝類には２枚貝と巻貝がある．貝類は，殻，体およびこれを包む外套《がいとう》膜からなる．貝殻は，外套膜から出される分泌物でつくられる．タンパク質は魚肉と同じように，筋漿タンパク質，筋原線維タンパク質，肉基質タンパク質よりなり，構成比はおよそ56％，33％，11％である．２枚貝には殻を閉じる貝柱《かいばしら》という筋肉があり，独特の収縮機構をもつタンパク質である．

貝類にはグリコーゲンが2％程度含まれている．カキは冬に10％位のグリコーゲンを含み，この時期が旬である．また，コハク酸も含まれ，独特の旨味がある．

水分は75～90％である．タンパク質含量はアサリの6.0％からタイラガイの21.8％までとかなり異なる．脂質は少なく，イガイ，カキ，シジミの1.4％が最高である．糖質は魚介類のなかでは多く，とくにカキは多い．ミネラルは2～3％のものが多く，銅を多く含むものが多い．貝類には季節により有毒成分を含むものがある（p. 186，**表3-16**参照）．

◆２枚貝（斧足《ふそく》類）

アカガイ，アサリ，カキ，トリガイ，ハマグリ，ホタテガイ，シジミなどがある．

参考 **ヨーロッパでのタコ**

タコは日本では古くから食用とされ，平安時代中期の辞書『和名類聚抄《わみょうるいじゅしょう》』などの史料にもタコの記載は多い．ヨーロッパではスペイン，イタリアなど一部を除いて，タコは嫌われ食用とされない．英語のoctopusはoct（8），pus（足）からつけられた名称だが，devil fish（悪魔の魚）ともいわれる（生物学的には八腕形目で，足というより腕にあたる）．

1. アサリ short-neck clam

（マルスダレガイ科アサリ属の2枚貝）

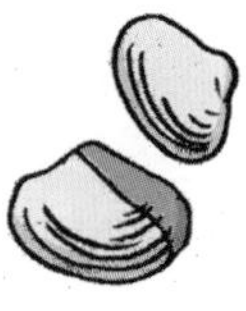

アサリ

全国各地の内海に分布し，もっとも親しまれている貝類の1つ．殻つきで汁の実，酒蒸しなどとして賞味され，剥き身でぬた，かき揚げ，佃煮などに利用される．漁獲量は愛知，静岡，北海道（漁獲高順）が多く，全国の90％以上を占める．

2. カキ Pacific oyster

（イタボガキ科またはベッコウガキ科の2枚貝）

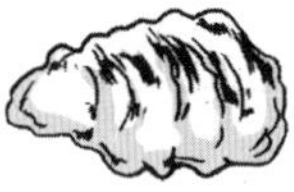

マガキ

代表的なマガキのほか，イタボガキ，スミノエガキなどがある．広島，宮城，岡山（水揚げ高順）などで養殖が盛んに行われ，全国の90％近くを占める．旬は秋から冬で，この時期にグリコーゲンの量がもっとも多く，風味がよい．市販品には生食用と加工用〈補足1〉（加熱）とがある．焼きガキ，フライ，天ぷら，カキ鍋，グラタンなどで賞味する．銅の含有量が多いのも特徴である．生食用は剥き身にした液汁をつけたまま塩水に漬けたものである．殻付きの生きたままの状態でも販売される．腸炎ビブリオ，ノロウイルス中毒〈補足2〉の原因になることがあり，注意する必要がある．

補足1

生食用カキは，保健所で指定した海域で生産され，数日間殺菌海水で浄化処理されて出荷されるもので，そのほかは加熱用カキとして出荷される．カキの鮮度の違いではない．

補足2

腸炎ビブリオ中毒は，6〜12時間後激しい腹痛を伴う下痢があり，嘔吐，発熱を伴うことがある．ノロウイルス中毒は，感染から12〜72時間後嘔吐，下痢，腹痛，38℃程度の発熱し，ヒトに経口感染，空気感染する．

3. ハマグリ hard clam

（マルスダレガイ科ハマグリ属の2枚貝）

焼きハマグリ，酒蒸し，和え物，汁の実（潮汁《うしおじる》）として賞味される．グリシン，タウリン，グルタミン酸など甘味と旨味成分を多く含み，濃厚で上品な味がする．殻は対《つい》になっていて夫婦和合の象徴として結婚式の祝いの膳《ぜん》などに出される．

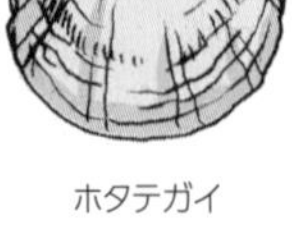

ハマグリ

4. ホタテガイ giant ezo-scallop

（イタヤガイ科の2枚貝）

北海道の代表的な食用貝で，よく発達した貝柱が食用とされる[参考]．旬は冬で，刺身，煮物，バター焼き，フライ，天ぷらなど用途は広い．貝殻はマガキの養殖の稚貝採取用に使われる．貝柱をゆでて乾燥した干し貝柱は中華料理の高級食材の1つとされ，出汁材料としても使われる．

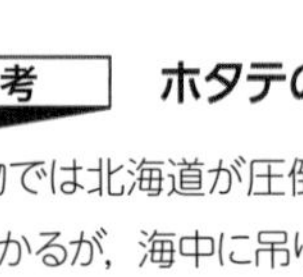

ホタテガイ

参考 ホタテの天然物と養殖物

天然物では北海道が圧倒的なシェアを誇るが，養殖物（天然物とほぼ同じ水揚げ量）では青森が約40％で第2位になる．養殖は3年かかるが，海中に吊り下げて養殖する方法と，かごで一定の大きさまで育てた稚貝を漁場に放流する方法（地まき）がある．地まきしたものも天然物として出荷される．

5. シジミ Japanese corbicula clam （シジミ科の２枚貝）

淡水と海水の混じる河口などの汽水域（補足）に多く棲むが，淡水にもいる．カルシウム（240 mg%）や鉄（8.3 mg%）を多く含む．昔から黄疸《おうだん》治療に効果があるといわれるが，これはビタミン B_{12} を多く含んでいるためと考えられている．土用シジミと寒シジミといわれるように夏と冬，とくに冬がおいしい．

補足
青森の十三《じゅうさん》湖《こ》産，島根の宍《しん》道《じ》湖《こ》産がなど有名．

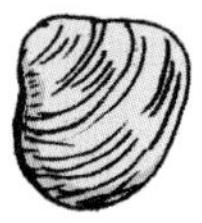
シジミ

◆巻貝（腹足《ふくそく》類）

アワビ，サザエ，ツブ，バイガイ，タニシなどがある．タンパク質は約 13〜19% で，脂質は 0.2〜0.6% と少ない．

1. アワビ類 abaone （ミミガイ科の大型巻貝）

日本には，黒アワビ，蝦夷《えぞ》アワビ，マダカアワビ，メガイアワビの４種が知られる．北海道南部から九州までの岩礁に棲《す》む．養殖を除き海女《あま》が潜って採る潜水漁法が中心である．特有の歯ごたえがあり，刺し身（水貝），酒蒸し（ワイン蒸し），ソテー（バター，オリーブオイル），塩漬け，醤油漬けにされ，ゆでて乾燥した干しアワビは中華料理の高級食材として用いられる．

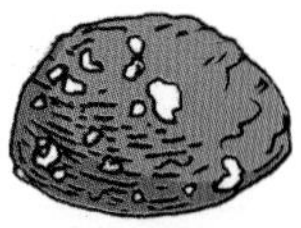
黒アワビ

2. サザエ turban shell （リュウテン科サザエ亜属の巻貝）

北海道南部から九州までの岩礁に棲み，タンパク質が 19.4%．また，コレステロールが 140 mg% と多い．多くは壺《つぼ》焼きとして食べられる．

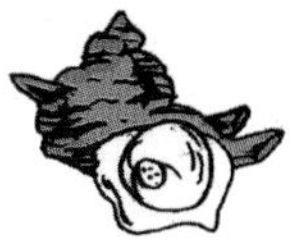
サザエ

3. ツブ whelk （エゾバイ科，バイ科，タニシ科，フジツガイ科の巻貝）

北海道の砂底に分布するマツブはエゾボラといわれ，刺身が好まれる．小ぶりなアオツブはヒメエゾボラのことで，焼きつぶとして知られる．コレステロールが 110 mg% と多い．唾液腺には，視力低下や頻脈を起こすテトラミンがあるので除いて食べる．

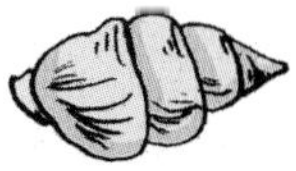
ツブ

4. バイガイ hen calm （バイ科バイ属の巻貝）

北海道南部から九州までの砂底に棲む．シコシコした歯ごたえがあり，ゆでて食べるほか，煮つけ，酢の物，刺身，炊《たき》込《こ》み飯などに用い，大型のものは壺焼きなどとして賞味される．コレステロールが 110 mg% と多い．

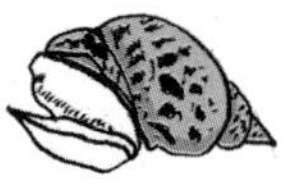
バイガイ

5. タニシ pond snail （タニシ科の淡水産巻貝）

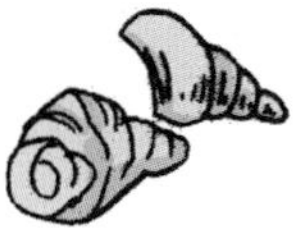

タニシ

全国の水田，用水路，池などに分布し，稲作文化とともに食用とされてきた．カルシウムが1.3%と著しく多く，鉄（19.0 mg%），ビタミンB_2（0.32 mg%）も多い．

棘《きょく》皮《ひ》動物

ウニ類やナマコ類など5種類の動物群で，外形や器官が5方向の放射状（ナマコでは名残はあるが前後の方向性）となり，皮膚の下に多くの石灰質の骨板（ナマコでは顕微鏡で認められるくらいに退縮）があり，体表に体内の水管系につながった伸縮する多数の細管をもつ特徴がある．食用とされる部位は，ウニでは生殖腺，ナマコでは体壁，消化管，生殖腺である．

1. ウニ sea urchin （ウニ綱に属する棘皮動物）

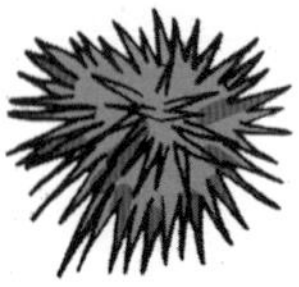

ムラサキウニ

バフンウニ，ムラサキウニなどがある．生殖巣を鮨種《すしだね》，丼にしたり，裏ごししてソース，ムースに使う．塩ウニ（粒《つぶ》ウニ），練りウニ，焼きウニなどにも加工される．卵巣のほうが精巣より色が濃く味もよい．タンパク質含量は16.0%，脂質は4.8%含まれる．β-カロテン650 μg%（レチノール活性当量RAE，58 μg%）を含む．

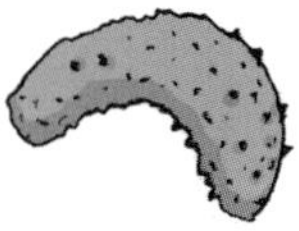

マナマコ

2. ナマコ sea cucumber （ナマコ綱に属する棘皮動物）

水分が92.2%と多く，灰分は2.4%と高い．食用となるのはマナマコ（補足）やキンコである．コリコリした食感と磯の香りが好まれ，酢の物として生食される．腸など内臓を塩蔵したものはこのわた，生殖腺を干したものはくちこといわれ，酒の肴《さかな》として珍重される．中華高級食材の干しなまこはいりこといわれ，水で戻して炒め物などに用いられる．

補足
体色によって赤ナマコ，青ナマコ，黒ナマコとあるが，棲息場所による違いで，いずれもマナマコ．赤ナマコのほうが味がよいとされる．ナマコに含まれるサポニンの一種のホロトキシンは，強い防カビ作用をもち，白癬菌（水虫の原因菌）にも有効とされる．

その他の魚介類

1. クラゲ jellyfish （刺胞動物門十文字クラゲ綱に属する腔腸《こうちょう》動物）

淡水または海水中で浮遊生活をする．近海で漁獲されるクラゲのうち，備前《びぜん》クラゲ，越前《えちぜん》クラゲが食用とされている．塩クラゲは傘の部分を塩漬けしたものであり，コリコリした歯ごたえが好まれる．生で利用されることはない．酢の物，和え物，中華風のサラダや前菜《ぜんさい》などとして利用される[参考]．

2. ホヤ　sea squirt　（脊索動物門尾索動物亜門ホヤ綱に属する原索動物）

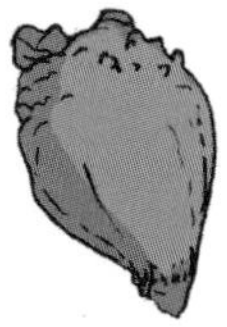
マボヤ

岩礁域《がんしょういき》に分布する．東北では主にマボヤ，北海道では主にアカボヤが食される．旬は夏から秋で，特有の磯の香りと歯ごたえがある．呈味成分はアミノ酸やベタインで，特有の甘味はオクタノールなどの高級アルコールである．鮮度が落ちたときに発する臭いはこれらの分解物である．刺身や，キュウリと和えた酢の物，白焼き，かたくり粉をまぶしてゆでて椀種《わんだね》などにして食べる．鉄（5.7 mg%）と亜鉛（5.3 mg%）を多く含む．

養殖魚介類

野生種の採取からはじまった食糧（食料）の確保は，ヒトが関与した栽培や飼養によって大量かつ安定的に農畜産物が確保できるようになり，人類の発展を支えてきた．水生域においてもヒトが管理する養殖漁業の発達により，量的にも質的にも安定して水産物が確保できるようになった．そのため日本では古くから養殖技術に取り組んできた．その結果，海面貝類養殖や魚類養殖，エビ類養殖をはじめとした日本の養殖技術は，世界の養殖業の発展に大きく寄与してきた．1956 年 20 万 t であった養殖業生産量は増大し続け，1988 年 143 万 t となった．その後しばらく 130 万 t 台の横ばい状況を示したが，1996 年以降緩やかに減少し，2020 年に約 100 万 t となった．養殖用餌料《じりょう》（エサ）の多くは天然魚に依存し，漁場を共有しているので，漁船漁業と養殖業はともに発展することが必要である．主な養殖魚介類を**表 3-18** に示す．

完全養殖魚介類

完全養殖は，人工孵化《ふか》から育てた成魚や成貝が産卵し，その卵をもとに再び人工孵化を行うことで，これによって天然の卵や幼魚に頼ることなく持続的な養殖を行うことができる．主な完全養殖魚介類を**表 3-19** にまとめる．

5. 魚介類の貯蔵と加工品

■ 貯蔵

魚介類の貯蔵は，微生物の増殖を抑えて鮮度維持のために低温で行うが，0～15°C の冷蔵がもっとも普及している．0～2°C の魚介類の水分が凍結ギリギ

参考　**魔女の髪の毛とクラゲの毒**

クラゲの英名 medusa は，ギリシャ神話に出てくる怪物の女王であるメドゥサからつけられた．英雄ペルセウスに退治されたメドゥサは，髪の 1 本 1 本が毒蛇だったとされる．クラゲの触手が刺胞《しほう》毒（コンゲスチン）をもつことから，こうよばれるようになった．傘の部分には毒性はない．

表 3-18　主な養殖魚介類

名 称	英 名	特 徴
アユ	ayu	養殖には珪藻に由来する香りがない．天然に比べて，脂質とグリコーゲンが多い．
ウナギ	eel	シラスウナギを採取して養殖．全ウナギ生産量の 99% が養殖ウナギ．
コイ	carp	成分表には養殖のみ掲載されている．主産地は茨城と福島である．
ギンザケ	salmon and trout	別名シルバーサーモン．天然ではアラスカなどに分布し，日本には遡上しない．国産のギンザケとは，三陸地域の内水面でスモルト化（海水適応現象）した稚魚を，海面養殖したものである．チリからの輸入も多い．
タイセイヨウサケ	Atlantic salmon	アトランティックサーモン．ヨーロッパ原産で，北欧や南米で養殖されたものが輸入され，刺身や切り身として流通している．スモークサーモンにも加工される．
シマアジ	striped jack	天然資源が枯渇し，大分，愛媛などで養殖されている．高級魚．
トラフグ	puffer	国内生産量は，天然 5：養殖 5 である．長崎で盛ん．
ニジマス	rainbow trout	体側に鮮やかな虹色の帯がある．サーモントラウトとは，淡水魚のニジマスを海水になじませ，海面養殖したもの．
ヒラメ	olive founder	大分，鹿児島，愛媛で盛ん．養殖ヒラメは全ヒラメの 34% を占める．生産量と同程度が韓国の養殖ヒラメが輸入されている．
マダイ	sea bream	愛媛で盛んに養殖されている．全マダイの 79% が養殖．
イタヤガイ	Japanese baking scallop	ホタテガイに姿が似た二枚貝．島根で養殖されている．
カキ	oyster	垂下式による養殖が主である．幼生を付着させるのにホタテガイの殻が用いられることが多い．広島，宮城で盛ん．
ホタテガイ	giant ezo-scallop	ほとんどが養殖で，方法は垂下式または地まきである．北海道沿岸各地で盛ん．養殖は 37% を占める．
クルマエビ	kuruma prawn	沖縄で盛ん．旬は秋．
バナメイエビ	whiteleg shrimp	東南アジアで養殖されたものが輸入されている．クルマエビに似ているので需要が高まっている．
ブラックタイガー	giant tiger prawn	東南アジアで盛んに養殖されていたが，近年はバナメイエビに変更する業者が増え，生産量は低下している．

りの温度で貯蔵する氷温貯蔵（氷蔵）では，数日鮮度が維持される．－3～5°C の部分凍結が起こる温度での部分凍結法では，1～2 週間，－15～－40°C の凍結貯蔵では長期間貯蔵できる．

■ 冷凍品

魚介類は一度に大量に漁獲されることが多く，漁獲後すみやかに凍結保存し，必要に応じて解凍し利用することが多い．とくに遠洋漁業では冷凍は必須である．凍結方法としては，空気凍結法（30～50°C に冷却した空気を送り凍結させる），ブライン浸漬《しんし》凍結法（食塩や塩化カルシウム水溶液を冷却して，そのなかに魚を直接浸漬させて凍結させる），接触式凍結法（25～40°C に冷却した金属板の間にはさみ凍結させる），液化ガス凍結法があり，液体窒素（196°C）や液体炭酸ガス（78.5°C）を直接噴射して凍結させる[参考]．

生鮮魚介類：小型の魚や一度に大量に獲れる魚はそのまま凍結されるが，中

表 3-19　主な完全養殖魚介類

名称	英名	特徴
ウナギ	eel	水産研究総合センターが 2010 年に完全養殖の実験に成功したが，流通には至っていない．
クロマグロ	tuna	2002 年に近畿大学が完全養殖に成功した．全マグロ生産量の 53% が養殖．
スジアラ	red-spotted rockcod	ハタ科の高級魚．水産研究・教育機構が 2016 年に完全養殖に成功した．
スマ	eastern little tuna	カツオの一種．トロに似た味わいがあり，クロマグロの代替として期待されている．愛媛県と愛媛大学が完全養殖に成功し，2016 年から流通している．
トラフグ	puffer	長崎などで安定的に完全養殖されている．天然 5：養殖 5 である
ヒラメ	olive founder	人工ふ化から 1 年の飼育成功を経て，1977 年種苗の人工の大量生産による養殖が始まり，完全養殖となる．
ブリ	yellowtail	安定的に完全養殖で生産されており，全体の 81% を占める．
マサバ	mackerel	佐賀県唐津市と九州大学が完全養殖に成功し，2014 年から出荷されている．生産体制が整えられつつある．
マダイ	sea bream	1964 年に近畿大学が完全養殖に成功した．
チョウザメ	sturgeon	卵の塩漬けはキャビアと呼ばれ高級品である．チョウザメの完全養殖は，宮崎で 2004 年に成功．
ナマズ	catfish	ウナギの代替として注目され，2015 年に近畿大学が完全養殖に成功した．
ウニ	sea urchin	沖縄では陸上で完全養殖している．神奈川県水産技術センターは，海藻でなくキャベツを与えた完全養殖に成功し，流通が期待されている．
エゾアワビ	ezo abalone	北海道南部で完全養殖されている．陸上養殖も試験されている．
クルマエビ	kuruma prawn	天然の親エビに依存するのが主流だが，沖縄では完全養殖されている．

型・大型の魚は凍結前に前処理され，凍結される．

加工品・調理品の貯蔵：塩蔵品（新巻きザケなど），練り製品（冷凍すり身など）などの加工品，また，魚，イカ，タコなどのフライ，フィッシュボール，フィッシュハンバーグなどの調理品も凍結貯蔵される．

■ 乾燥品

乾燥することにより，自己消化と腐敗菌の活動に必要な自由水を減少させる．この結果，水分活性が減少して保存性の高い加工品となる．

素乾《すぼし》品：丸のまま（田作り），または内臓を除去し，背または腹開きして天日乾燥または通気乾燥（するめ，身欠きニシンなど）する．内在酵素により旨味の増強や独特な風味形成がある．

塩乾《えんかん》品：施塩《せえん》〈補足〉後乾燥する（アジの開き干し，イワシの丸干しなど）．

補足
施塩方法には，立塩《たてじお》法（塩水に浸漬後乾燥）と撒塩《さんえん》法（直接施塩後乾燥）がある．施塩後の乾燥には，十分乾燥した本干《ほんぼ》しのほか，生干し，一夜干しがある．

参考　魚介類の水と凍結

食品中の水分は，−0.5〜−2℃ で凍結する．凍結によるダメージには，体色の退化（ヘム色素の多いマグロ，カツオは退色しやすい），タンパク質の変性，脂質の酸化，解凍によるドリップなどがある．氷は重さが同じ水より体積が大きいので，凍結により食品組織が圧迫され，タンパク質分子の接近が起こり，塩濃度も上昇するために，タンパク質の変性（凍結変性）が起こりやすくなる，凍結変性を防止するために，たとえば冷凍すり身では，糖，糖アルコール，リン酸化合物が添加される．もっとも結晶ができる温度帯（−1〜−5℃）を最大氷晶生成帯という．これをできるだけ速く通過させると，氷結晶が小さくなるので，凍結によるダメージが小さくなる．そのためできるだけ低温の冷媒，たとえば，液化窒素を用いると瞬時に凍結できるので，凍結品の品質がよいとされる．

煮干し品：煮てから乾燥する（イワシの煮干し，シラス干し，干し貝柱など）．

調味乾燥品：調味液に漬けてから乾燥する（サンマのみりん干しなど）．

焼き乾品：焼いてから乾燥する（焼きアゴ，焼きアユなど）．

節類《ふしるい》：魚体を蒸煮した後に乾燥し，黴《かび》付けして乾燥する（かつお節）〈補足〉．市販のパック入りのかつお節（削りぶし）には，カツオの身を水分 26% 以下となるようにくん乾したもの（ふし）を削った「かつお削りぶし」と，2 番かび以上の黴付けをした，かれぶしを削った「かつおぶし削りぶし」とがある（JAS）．

補足
日本独特の水産発酵食品で江戸時代につくられた．モルディブにはモルディブフィッシュとよばれる類似の乾燥品があるが，黴付けされていない．

■ 塩蔵品

食塩を加えて浸透圧を上げ，魚介類中の水分を除き，腐敗菌の増殖を抑えた製品である．サバ，サケ，タラおよび加工品として，かずのこ，たらこ，からすみ，キャビア，塩クラゲなどがある．立塩《たてしお》法（新巻きサケ，すじこ，イクラなど）と，撒塩《さんえん》法（かずのこ，からすみ，キャビア，塩クラゲなど）がある．撒塩は均一に施塩することが大切である．

■ 塩辛《しおから》

魚介類の筋肉，内臓，精巣などに食塩を加えて，腐敗菌の増殖を抑えながら，自己の消化酵素で消化させたもので，こくや旨味成分を増加させた製品である．イカの塩辛，カツオの塩辛（酒盗《しゅとう》），ウニの塩辛，このわた（ナマコの腸），うるか（アユの切り身と内臓）などがある．

■ 水産漬物品

生の魚介類または塩蔵品から塩抜きしたものを，米糠《こめぬか》，飯，麹《こうじ》，酒粕《さけかす》などに漬けて発酵させて，旨味を与えたもの（フナ鮨，サバなれ鮨，ハタハタ鮨，サバの糠漬け（へしこ），サケの飯ずしなど）と，味噌，醤油，食酢などに漬け込んで風味を与えたもの（小ダイの酢漬け，しめサバなど）がある．

■ 水産練り製品

魚肉を食塩とともにすり潰《つぶ》したもの（すり身）に調味料を加え，加熱によりゲル化させたものの総称である．すり身を板につけ加熱したものがかまぼこであり，棒につけ加熱したものがちくわである．はんぺんも練り製品である．

■ 佃煮《つくだに》類

魚介類を，ショ糖，醤油，旨味調味料などで煮熟し，保存性を高めた加工品である．佃煮，時雨《しぐれ》煮，飴煮，大和煮，甘露《かんろ》煮などがある．原材料にはカツオ，マグロ，ワカサギ，フナ，イカ，アサリ，ハマグリなどが利用されている．

■ 缶詰

水煮缶詰：約 2.5% の食塩水を注入したもの，サケ，サバ，マスなど

味付け缶詰：調味液を注入したもの，イワシ，イカなど

油漬け缶詰：サラダ油を注入したもの，イワシ，カツオ，マグロなど

トマト漬け缶詰：トマトピューレを注入したもの，イワシ，サバ，サンマなど

調理食品缶詰：蒲《がば》焼きのような調理食品を缶詰

■ ニュータイプ食品（コピー食品）

食品加工技術の進歩と食品素材の基本成分の解明によって，本物の性状・味に近づけた食品がつくられている．カニ風味かまぼこ，ホタテ貝柱風かまぼこ，人造イクラ〈補足〉（粘質多糖類，サラダオイル，β-カロテンをアルギン酸で被膜化），加工からすみ（ボラ卵だけでなく，サメ卵，タラ卵，鶏卵も使われる），代用キャビア（ランプフィッシュの卵からつくる）などがある．

補足

天然イクラに比べて粒が揃《そろ》っている．天然イクラは水に入れると水が白濁するが，人造イクラでは白濁することはない．

4 油脂食品

食品成分としての脂質は，糖質，タンパク質とともに重要な栄養素である．脂質中，脂肪酸とグリセロールがエステル結合したものをグリセリド（アシルグリセロール）という．グリセリドのうち一般にトリグリセリド（トリアシルグリセロール）のことを油脂という．動・植物組織から融出《ゆうしゅつ》法，圧搾《あっさく》法，抽出《ちゅうしゅつ》法で採取した採油（原油）にはトリアシルグリセロールのほかに，遊離脂肪酸，ステロール類，色素，その他の脂溶性物質が含まれるので，脱ガム，脱酸，脱色，脱臭などの精製を行い，食用とする．

通常，食用油脂は95% 以上のトリアシルグリセロールと微量のトコフェロール，ステロール，色素を含むが，不ケン化物の少ない，淡色，透明，無臭のものが上質とされる．油脂食品とは，このようなほぼ油脂のみからできている食品をいう．油脂の分類と特徴を**図 4-1** に示す．

2021 年度，日本における 1 人 1 日当たりの脂質供給量は 80.7 g である．このうち 47.3% は油脂類から供給されている．さらに，油脂類のうち約 97% は植物性油脂からの供給である（2021 年度食料需給表概算値）．

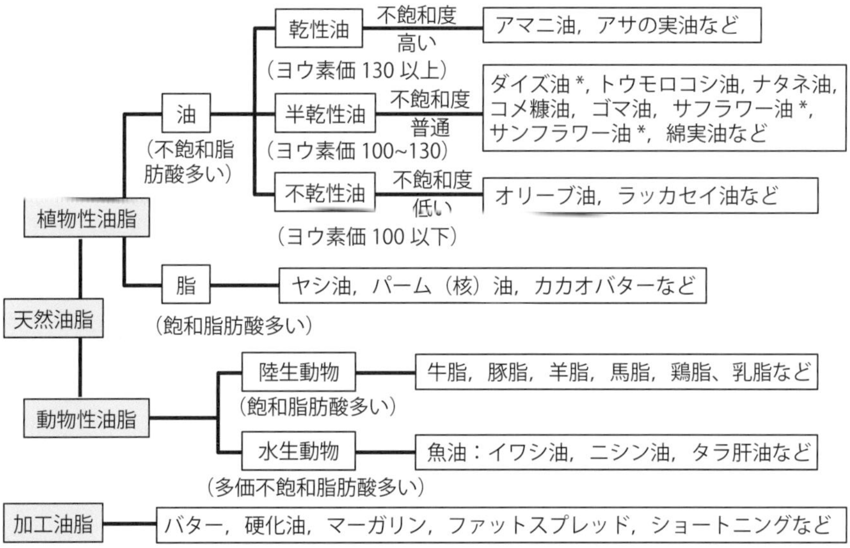

図 4-1　油脂の分類と特徴

*ヨウ素価は乾性油と半乾性油の中間程度で半乾性油に分類することが多い．

I 食品中の脂質の一般的性質

1. トリアシルグリセロールの組成と性状

油脂は常温で液状のものを油（oil），固体のものを脂（fat）というが，厳密な区別はない．油脂のこのような性状は構成脂肪酸の炭素数，および不飽和結合の数（不飽和度）によって決まる．脂肪酸の融点は一般に炭素数が多いほど高く，不飽和脂肪酸は飽和脂肪酸より融点が低い．さらに不飽和結合の数が多いほど融点は低くなる．油脂の構成脂肪酸の炭素数は一般に 16 と 18 が多く，魚油にはそのほかに炭素数 20 と 22 の脂肪酸が含まれる．飽和脂肪酸と不飽和脂肪酸のおよその構成比は，植物性油脂と海産動物油脂は 2：8 であり，陸生動物油脂は 4：6 である．不飽和脂肪酸の構成比が高い油脂ほど融点が低くなるので，常温で前者は油，後者は脂であるものが多い．

2. トリアシルグリセロールの構造と融点

脂肪酸組成の割合がよく類似している油脂でも，融点がかなり違う場合がある．たとえば，カカオバターと羊脂の脂肪酸組成は似ているにもかかわらず，カカオバターの融点は 30～35℃ とシャープである．これに対して羊脂の融点は 40～50℃ と高く，しかも融点に幅がある．この違いはトリアシルグリセロールの構造に起因すると考えられている．カカオバターのトリアシルグリセロールは約 80% がグリセロールの 1 位と 3 位に飽和脂肪酸（S），2 位にオレイン酸（O）が結合した SOS 型である．しかも，1 位と 3 位の飽和脂肪酸はパルミチン酸（P）とステアリン酸（St）である．POP 型と POSt の融点は 37.5℃，35.0℃ と似ているため，両者が混在しても融点の降下はほとんどなく，シャープな融点を示す．このシャープさを利用してカカオバターは口の中で一気に融けるチョコレートの主原料として用いられている．これに対して羊脂はグリセロールの 1 位から 3 位への脂肪酸の分布がバラバラであり，いろいろな組み合わせのトリグリセリドの混合物からなっている．そのために羊脂の融点はカカオバターに比べて高く，幅も広い．

3. 油脂の特数と変数

化学的試験法で求めた油脂の性質を示す特有の数値である．これには構成脂肪酸の平均分子量を知るケン化価や平均不飽和度を知るヨウ素価のような，原料油脂によってほぼ一定範囲の値を示すものがある．これを油脂の特数という．酸価（AV）や過酸化物価（POV）などは，精製法や貯蔵・保存状態の違いによって変化する値なので変数という．

ケン化価

油脂であるトリアシルグリセロールを水酸化カリウム（KOH），水酸化ナトリウム（NaOH）などのアルカリで加水分解することをケン化という．ケン化価とは油脂1gをケン化するのに必要なKOHのmg数をいう．このときに消費されるアルカリの量は，構成脂肪酸の分子量が小さいものほど多くなる．

ヨウ素価

油脂を構成している不飽和脂肪酸は，ハロゲンを吸収しやすい．ヨウ素価〈補足1〉とはある一定条件下で油脂100gに吸収されるハロゲン量をヨウ素に換算して，ヨウ素のg数で表示したものである．植物性油脂ではヨウ素価100以下を不乾性油，100〜130を半乾性油，130以上を乾性油〈補足2〉という．なお，哺乳動物脂はヨウ素価50以下のものが多い．

酸　価（AV）

油脂，油脂製品を空気中に放置しておくと，加水分解や酸化を受けて種々の酸化物や酸が増えてくる．この現象を酸敗という．酸価〈補足3〉とは油脂1g中に含まれる遊離脂肪酸を中和するのに必要なKOHのmg数をいう．精製された食用油脂の酸価は1.0以下である．日本農林規格（JAS）では，大部分の精製食用油は0.2以下と決められている．

過酸価物価（POV）

油脂を構成している多価不飽和脂肪酸は，空気中に放置すると自動酸化を受けやすい．酸化の初期には酸素と反応して過酸化物を生じる．過酸化物価〈補足4〉とは油脂中の過酸化物の含量を示したもので，過酸化物がヨウ化カリウム（KI）と反応してヨウ素（I_2）を生ずることを利用して，生成したI_2のミリグラム当量数を油脂1kg当たりで表したものである．

補足1
ヨウ素価は油脂の不飽和度を意味し，この値が高いものは2重結合の多い油脂である．加熱による劣化でもヨウ素価の低下がみられる．

補足2
ガラス板などに薄く塗ると，空気中で徐々に酸化されて数日で重合して固化する性質．固化すると有機溶媒にも溶けなくなる．

補足3
油脂の遊離脂肪酸含量を意味するので，油脂のエステル結合の加水分解や酸化性生物中の酸生成量の程度を意味する．食用精製加工油脂では酸価が0.3以下であることと定められている．加熱による劣化でも酸価が上昇する．

補足4
油脂の初期の酸化程度を表す．酸化が進むと生成したハイドロパーオキサイドが分解するので過酸化物価は減少し，カルボニル価が増加する．食用精製加工油脂では過酸化物価が3.0以下であることと規定されている．

2 植物性油脂

原料と製品：古くはナタネ（菜種）など国産の原料から搾油されていたが，現在では油糧作物のほとんどを輸入に頼っている．主要原料はダイズとナタネである．そのほか，トウモロコシ，コメ糠，ゴマ，ココヤシ，サフラワー（紅《べに》花《ばな》），綿実《めんじつ》，アブラヤシ，オリーブ，サンフラワー（ヒマワリ），ラッカセイなどである．これらの原料から採取した原油を精製して食用油脂とする．精製した淡色，無臭の植物油をシラシメ（白紋）油といい，天ぷら油などに用いる．シラシメ油を0°C以下に冷却して，融点の高いトリアシルグリセロール（固体脂）を除去（ウィンタリングという）してサラダ油とする．最近は精製技術が向上しているので，天ぷら油とサラダ油の差はほとんどない．

成分の特徴：植物油はヤシ油，パーム（核）油，カカオバターを除くと，不飽和脂肪酸含量が70%以上と高い．しかもオリーブ油，ナタネ油を除くほかの植物油は約40～75%が必須脂肪酸であるリノール酸で占められている．リノール酸は栄養生理学上重要な脂肪酸で，動脈硬化や血栓《けっせん》症などの引き金となるコレステロールの血中濃度を低下させる効果がある．

1. ダイズ油　soybean oil

ダイズの種子からつくられる，世界でもっとも生産量が多い油脂である．日本ではナタネ油，パーム油に次いで3番目に生産量が多い．原料のダイズは大部分がアメリカから輸入されている．アメリカのダイズは国産ダイズよりも油脂含量が高い．通常，*n*-ヘキサンによる溶剤抽出法で採取される．よく精製された油は淡色で，風味も淡白で，あっさりした食感をもつ．ナタネ油，トウモロコシ油などと調合され，天ぷら油，サラダ油としてよく用いられる．マーガリン，ショートニングの原料にもなる．脂肪酸組成はリノール酸を約54%，オレイン酸約24%，パルミチン酸約11%，リノレン酸を約7%含む．そのため，ダイズ油は比較的酸化を受けやすい油脂といえる．

2. ナタネ油　rapeseed oil

アブラナ（菜《な》の花）の種子からつくられる日本の代表的植物性油脂であり，国内生産量のもっとも多い油脂である．現在は原料をほとんど全量カナダから輸入されている．ナタネはダイズに比べて油脂を多く含む（40～50%）ので，圧搾法と抽出法の両方で油脂を採取する．在来種から精製したナタネ油の特徴はエルカ酸（エルシン酸）を多量に含むことである．エルカ酸は心臓に障害を与えることが明らかになり，世界各国で品種改良が行われた．その結果，現在市販されているナタネ油に含まれるエルカ酸は1%以下である（市販品はカナダから輸入のキャノーラ種の油でキャノーラ油ともいう）．脂肪酸組成は，ダイズ油に比べて，リノレン酸は約8%でほぼ同じであるが，リノール酸が少なく（約20%），オレイン酸が多い（約62%）ので，加熱や酸化に対して安定であり，揚げ物用として広く利用されている．

3. 綿実《めんじつ》油　cottonseed oil

アオイ科の一年生草木で，ワタの種子（綿実という）を圧搾して得られる油である．わが国で処理される製油原料の綿実は，主としてアメリカから輸入していたが，最近はほとんど半精製油としてアメリカ，オーストラリアなどから輸入している．脂肪酸組成はオレイン酸を約18%，リノール酸を約58%含み，リノレン酸はほとんど含まない．飽和脂肪酸のパルミチン酸を約19%含む．トコフェロール含量も多く，安定性に優れた独特の風味をもった油で，高級サラダ油として利用される．マヨネーズ，ドレッシング，マーガリン，ショートニングなどの原料ともなる．

4. トウモロコシ油（コーン油）　maize oil（corn oil）

主にトウモロコシデンプン（コーンスターチ）製造時の副産物である胚芽《はいが》を圧搾抽出して得られる油である．脂肪酸組成はリノール酸を約55%，オレイン酸を約30%含み，リノレン酸はほとんど含まない．胚芽油なのでトコフェロール含量も多く，淡黄色や黄金色を呈した独特の風味をもつ安定性のよい油である．サラダ油やマヨネーズのほか，調理油として広く利用されている．

5. コメ糠《ぬか》油（コメ油）　rice bran oil

現在，唯一の国産原料でまかなわれる油脂であり，コメを搗精《とうせい》（精白《せいはく》）する際に胚芽とともに除かれる米糠《こめぬか》（果皮，種皮，糊粉層からなる）から抽出される油で，コメ油ともいう．米糠中にあるリパーゼにより加水分解されやすく，処理が遅れると酸価の高い油脂になる恐れがあるが，現在は精製技術の向上により，良質の油が得られるようになった．脂肪酸組成はオレイン酸を約42%，リノール酸を約35%含み．リノレン酸は約1%程度と少ない．飽和脂肪酸のパルミチン酸を約17%含む．そのほか，ステロールなどの不ケン化物を多く含むので，加熱や酸化に対して安定性が高い油である．スナック食品の揚げ油やスプレー油として最適である．食用のほか，セッケンの原料などとしても利用される．

6. ゴマ油　sesame oil

ゴマの種子からつくる油で，独特の香りをもっている．種子の色には黒色，白色，茶色（キンゴマ）の3種がある．黒色のものは油脂含量が少なく美味で，種子そのものを主に食用とする．白色，茶色の種子は油脂含量が多く（50～55%），油脂原料に用いられる．原料種子はナイジェリア，タンザニア，パラグアイ，ブルキナファソなどから輸入されている．脂肪酸組成はリノール酸を約44%，オレイン酸を約40%含む．ゴマ油は特有の香味を生かすために，まず原料の種子を焙煎《ばいせん》〈補足1〉してから圧搾する．原油はろ過しただけで製品とする．焙煎することにより種子中のセサモリンが分解し，抗酸化性を示すセサモールが生成される．しかもトコフェロール〈補足2〉（主にγ-トコフェロール）含

補足1
焙煎しないで搾油したゴマ油（ゴマサラダ油，たとえば太白油《たいはくゆ》）もあり，精製過程で用いられる酸性白土に触媒されてセサモリンが転移したセサミノールが生じる．セサモールと同様，抗酸化性が強い．

補足2
天然のトコフェロールはα，β，γ，δの4種知られ，ビタミンE効力の順位は，$\alpha>\beta>\gamma>\delta$である．抗酸化効力は，その逆で$\alpha<\beta<\gamma<\delta$である．

量の多い油脂で，植物油中でもっとも安定性に優れた油である．醤油との相性がよく，日本料理や中国料理などの調味料的な利用とともに，天ぷら油としても江戸時代から好んで利用されている．

7. ヤシ油（コプラ油） coconut oil

ココヤシの果実（ココナッツ）の核内にある果肉を乾燥させたものをコプラといい，これを圧搾して得られる油で，コプラ油ともいう．特有の臭気をもつ．脂肪酸組成はラウリン酸を約 47%，ミリスチン酸を約 17% 含むが，不飽和脂肪酸は約 9% と少ない．マーガリン，ショートニングの原料として大量に輸入されている．洋菓子の装飾用，コーヒー用クリーム，ラクトアイスなどの冷菓用にも利用される．

8. サフラワー油（ベニバナ油） safflower oil

キク科の 1 年草であるベニバナの種子から採取した油である．ベニバナ油ともいわれる．原料は主にアメリカから輸入されている．ハイリノールサフラワー油は，リノール酸を約 76% 含み，血中コレステロール低下効果の高い油として関心を集め．サラダ油として利用されてきた．しかし，近年は種子の品種改良により，オレイン酸を約 77% 含むハイオレイックサフラワー油の生産が多くなっている．主な輸入先は，アメリカである．

9. パーム油 palm oil

シュロ科に属する熱帯アフリカ産の高木，アブラヤシの果肉を圧搾して得られる油である．マレーシア，インドネシアなどの東南アジアで生産量が急増していて，主な輸入相手国もこの 2 国である．ナタネ油についで生産量が高い．脂肪酸組成はパルミチン酸を約 44%，オレイン酸を約 39% 含む．トコフェロール含量も多く安定した油脂である．スナック菓子，インスタントラーメンの揚げ油，マーガリン，ショートニングの原料，ラクトアイス用油脂として利用される．また，工業原料としても広く利用されている．なお，アブラヤシの果実の核から圧搾採取した油をパーム核油という．脂肪酸組成はラウリン酸を約 48%，ミリスチン酸を約 15%，オレイン酸を約 15% 含み，パーム油の脂肪酸組成とは著しく異なっている．ヤシ油とよく似た性質をもつ固体脂である．

10. オリーブ油 olive oil

モクセイ科のオリーブの果実から採取した油で，主産地はスペイン，イタリアなどの地中海沿岸である．近年消費が伸び，この２国からの輸入が急増している．採油用のオリーブには40～60%と多量の油脂が含まれる．バージンオリーブオイルとピュアオリーブオイルがあり，バージンオリーブオイルは搾油したものをそのまま製品とした油である．はじめに搾油したものはエキストラ・バージンオイルといわれる．ピュアオリーブオイルはバージンオリーブオイルを精製処理したものとバージンオリーブオイルをブレンドしたものをいう．脂肪酸組成は，オレイン酸が約77%と高く，リノール酸は約7%と低い．リノール酸の過剰摂取が心臓疾患を誘発するとされることから，健康志向の食用油として注目されている．バージンオリーブオイルは加熱によって風味が変化するので，ドレッシングなどに向いている．加熱する料理にはピュアオリーブオイルが適している．

11. その他の油

ハイリノールサンフラワー油はハイリノールサフラワー油についでリノール酸含量が多く，トコフェロール含量も多い油である．サラダ油やマーガリン，ショートニングの原料として綿実油の代わりに利用される．ラッカセイ油はラッカセイの種子を圧搾して得られる油である．独得の風味があり，中国料理などに多用される．

3 動物性油脂

動物性油脂は，哺乳動物脂（牛脂，豚脂，羊脂，乳脂，クジラ油など）と魚《ぎょ》油《ゆ》（イワシ油，ニシン油，サンマ油，タラ肝油など）に大別される．採油は，原料を加熱して油脂を溶かし出す方法（融出法）をとり，乾式法と湿式法に分けられる．前者は直火または水蒸気で加熱し，油脂を融出させる方法，後者は熱湯で煮沸し，油脂を融出させる方法である．

脂肪酸組成は，陸生動物のものはオレイン酸のほか飽和脂肪酸のパルミチン酸，ステアリン酸を多く含み，常温で固体である．乳脂には酪酸，カプロン酸などの低級脂肪酸が含まれ，特有の風味を与えている．魚油はオレイン酸，パルミチン酸のほかに，血栓《けっせん》性疾患の予防などに効果のあるイコサペンタエン酸（IPA）やドコサヘキサエン酸（DHA）を多く含み，常温で液体である．高度不飽和脂肪酸の多い魚油は酸化を受けやすいので，硬化油として利用されている．

1. 豚　脂（ラード）　lard

腎臓などの内臓や皮下の脂肪組織から，乾式法で採油し精製した油脂である．

ラードともいう．常温では白色の固体脂で，特有の風味がある．腎臓の脂肪組織から精製されたものが高級ラードである．ラードは品質規格上，純製ラードと調製ラードに区分される．純製ラードは100% 豚脂であるが，調製ラードは豚脂を主体として，これに牛脂やパーム油を添加したものである．脂肪酸組成はオレイン酸を約 43%，パルミチン酸を約 25%，ステアリン酸を約 14% 含む．また，トコフェロール含量がわずかなので酸化を受けやすい．

ラードはショートニング性〈補足1〉に優れているが，天然ラードは粗大結晶を作りやすく，食感が悪いことと，クリーミング性〈補足2〉が低いことが欠点である．これらはパルミチン酸とステアリン酸からなるトリグリセリドが多いことに起因する．脂肪酸のエステル交換反応によって品質改良を行い，改良されたものが製菓や製パン用のショートニングの原料として利用される．そのほか，揚げ物，マーガリン，せっけんの原料などとしても利用される．

補足1
組織をもろくする性質．クリスピー性ともいう．ビスケットなどの砕けやすさ，もろさ（ショートネス）をいう．

補足2
撹拌したとき，空気を抱きこむ性質．ケーキなどの軟らかい組織を作るうえで必要である．

2. 牛 脂（ヘット） beef tallo

ヘットともいう．牛の腎臓，腸間膜などの脂肪組織から乾式法で採油される．とくに腎臓の脂肪組織から 40〜55°C の温度範囲で溶出されたものはプルミエール・ジュスといわれ，上質の牛脂として食用にされる．腎臓を除く脂肪組織から蒸気（90°C 程度，90〜100°C）処理して分離する方法（スチームヘッド法）で採油したものはレンダータローといわれ，ショートニング，マーガリン，せっけん，ろうそくなどの原料にされる．脂肪酸組成はオレイン酸を約 46%，パルミチン酸を約 26%，ステアリン酸を約 16% 含む．融点が 40〜50°C と高く，口の中で溶けにくく舌ざわりが悪いので，牛脂は熱いうちに食べる料理に適している．

4 食用加工油脂

日常よく用いられる油脂の加工品には，硬化油を原料にしたマーガリン，ショートニングのほか，バター，マヨネーズ，ドレッシング類など多数ある．家庭用にそのまま使用されるもののほか，製菓・製パンなどの業務用として使用されるものが多い．油脂を粉末化〈補足3〉した油脂素材も用いられている．

補足3
たとえば，油脂をデキストリン，カゼイン，乳化剤とともに乳化し，スプレードライして粉末化される．小麦粉などとの混和性に優れ，油滴が皮膜化されていて水によく分散し，酸化に対する安定性が増すとされる．ノンフライ揚げ物用の衣材料にも使われる．

1. 硬化油 hardened oil

植物油や魚油などの液状油に水素を添加すると固体脂に変わる．これは油脂中の不飽和脂肪酸の二重結合部位に水素が付加されて飽和結合に変化するためである．このようにして得られた固体脂を硬化油という．硬化油の硬さは水素添加の程度や原料油脂の種類によって異なる．硬化油はマーガリンやショートニングの原料として広く利用される．また反応条件や触媒《しょくばい》（還元《かんげん》ニッケル，ラネーニッケル）の量を変えることにより，油脂中の特定の不飽和脂肪酸のみに優先的に水素添加（選択的水素添加）することができる．この方法により，ナタネ油やダイズ油からオレイン酸などのモノエン酸を多く含み，不飽和度を高く保ったまま融点を高めた硬化油が作られ，ソフト型マーガリンの原料として利用されている．

2. マーガリン　margarine

従来は魚油の硬化油が主原料で，これにラード，パーム（核）油などを加えて練り合わせて調製したものが主体であった．近年の家庭用マーガリンは主としてダイズ油，綿実油，トウモロコシ油などの植物油で硬化油をつくり，これにパーム油，ヤシ油などの植物油を配合したものが増えている．ハード型とソフト型があるが，家庭用はほとんど融点の低い口融《くちど》けのよいソフト型になっている．ソフト型マーガリンは低温でも軟らかく，高温でも適度な硬さを保ち，パンなどに直接塗ることができて便利である．水素添加によって得られた硬化油を原料にしたソフト型マーガリンには，トランス脂肪酸（トランス型不飽和脂肪酸）〈補足〉が含まれる．

補足　トランス型はシス型の不飽和脂肪酸に比べて融点が高い．

近年，トランス脂肪酸の過剰摂取が循環器系疾患のリスクファクターとなり得るとの評価報告もあり（「食品に含まれるトランス脂肪酸に係る食品健康影響評価（2012）」内閣府食品安全委員会），極力摂取を控えるべきとされている．現在の摂取量では健康に支障をきたすことはないとされているが，このような観点からエステル交換反応などの方法により，トランス脂肪酸を含まないマーガリンも市販されている．

ファットスプレッド〈補足〉：日本農林規格にマーガリン類の１つとして定められている．外観はマーガリンと変わらないが，マーガリンが油脂含量80％以上であるのに対し，ファットスプレッドの油脂含量は80％未満であり，果汁やチョコレート，ナッツなどを加えたものもある．着色料としてカロテンが添加されている．マーガリンよりも低エネルギーで，最近，消費が増加している．水分含量が多いので跳《は》ねが多く，火を使う調理には向かない．

補足　日本では人造バターの名称で扱われ，長い間バターに代わる安価な代用品とされていた．近年，血中コレステロールに対する飽和脂肪酸（パルミチン酸など）の影響が懸念《けねん》されるようになり，バターよりも，植物油が原料であるマーガリンやファットスプレッド（マーガリンよりも脂肪含量が少ない）の消費量が増えている．

3. ショートニング　shortening

精製した動植物性油脂，硬化油を主原料とし，これに窒素ガスや炭酸ガスを10～20％吹き込みながら練り合わせたものである．製菓，製パン用として広く用いられている．マーガリン，バターなどと異なり，ほぼ100％油脂からなる加工品である．ショートニングは，クッキーやビスケットなどにショートニング性や，ケーキなどを作る場合にクリーミング性を与えるために用いられる．

従来は精製ラードがこの性質をもつので使用された．現在は，用途に応じたいろいろな形のものが作られている．欧米では，固体脂の代用として一般家庭でも調理に用いられている．

5 嗜好材料食品と菓子類

1 甘味料 sweetener

甘味は，糖類を主体としたものが多く，エネルギー源となり，生理的な役割のある生きるための基本的な味覚である．甘味料としての人類初の天然物は，ハチミツであるといわれている．砂糖の最初の利用は，アレキサンダー大王のインドへの遠征の記録に「アシの茎から蜜をとっている」と記されているように，サトウキビの汁を煮詰めたものを甘味とした．日本には，8 世紀半ば奈良時代に中国から伝来したが，当時は貴重品として扱われていた．一般への消費は 20 世紀に入ってから，キャラメルなどの菓子の消費と並行して普及した．近年，砂糖の過剰摂取が虫歯や生活習慣病とかかわりがあるということから，砂糖に代わる食品の 2 次機能（嗜好機能），3 次機能（生理機能）を訴《そ》求《きゅう》した新甘味料，とくにオリゴ糖に代表される糖質系甘味料の開発が盛んに行われている．

種類・分類

化学構造の違いから糖質系甘味料，非糖質系甘味料に分類され，また，由来の違いから天然甘味料，人工甘味料に分類される．

糖質系甘味料：砂糖，ブドウ糖，果糖，異性化糖，オリゴ糖類，糖アルコール類

非糖質系甘味料：天然甘味料と合成甘味料があり，甘味度の高い高甘味度甘味料である．

天然甘味料；ステビア抽出物，カンゾウ抽出物，ラカンカ抽出物など

合成甘味料；アスパルテーム，スクラロース，サッカリンなど

特　性

甘味料のもつ特性のうち，エネルギー特性，甘味度，生理機能特性〔う蝕《しょく》（虫歯になること）誘発性〕および利用例を**表 5-1** に示す．

■ エネルギー値特性

糖類のエネルギー換算係数は，厚生労働省の栄養表示基準では Atwater（アトウォーター）のエネルギー換算係数を用い，4 kcal/g としている．難消化性の甘味料であるオリゴ糖や糖アルコーは値が低いものが多く，非糖質系甘味料は[参考1]アステルパームを除いていずれも 0 kcal/g である．

表 5-1　甘味料の特徴

分類		製品	エネルギー換算係数 (kcal/g)	甘味度	う蝕誘発性	利用例
糖質系甘味料	一般糖類	砂糖（ショ糖）	4	1	＋	調味，加工食品
		ブドウ糖	4	0.6～0.8	＋	清涼飲料水
		果糖	4	1.2～1.7	＋	菓子
	オリゴ糖類	イソマルトオリゴ糖	4	0.3～0.55	－	菓子，パン
		フラクトオリゴ糖	2	0.3～0.6	－	テーブルシュガー
		ガラクトオリゴ糖	2	0.2～0.25	－	発酵乳酸飲料
	糖アルコール類	ソルビトール	3	0.6～0.7	±～－	魚肉すり身
		マルチトール	2	0.7～0.8	－	病者用食品
		キシリトール	3	1	±	チューインガム
		エリスリトール	0	0.7～0.8	－	飲料，菓子
非糖質系甘味料	天然	ステビア抽出物	0	100～250	－	清涼飲料水
		カンゾウ抽出物	0	250	－	味噌《みそ》，醤油《しょうゆ》
	合成	アスパルテーム	4	200	－	飲料，菓子
		アセスルファムカリウム	0	200	－	飲料，菓子
		スクラロース	0	600	－	飲料，菓子，冷菓
		サッカリン	0	200～500	－	漬物

■ 甘味度

ヒトが感じる甘味の強さは，甘味料によって異なる．もっとも一般的なショ糖の甘味度を 1 とし，相対値によって甘味度を示している．温度によっても異なる．

■ 機能特性

多くのオリゴ糖が低甘味，低エネルギーである．とくに難消化性オリゴ糖[参考2]は，口腔《こうくう》内で細菌に資化されないため虫歯の原因（う蝕誘発性）になりにくく，胃や小腸で消化されずに大腸にまで達してビフィズス菌を増殖させ，便通を改善して整腸作用を示すなどの共通した性質をもつ．しかし，糖アルコール類は，一度に多量摂取すると下痢を起こす．また，インスリンを必要とせずに代謝され，血糖値を上昇させない．非糖質系甘味料も同様である．

参考 1　非糖質系甘味料

アスパルテームのように，高甘味度甘味料は，使用量が砂糖の数十分の一～数百分の一になる．しかし，使用量が少ないと実際に使うときに不便なので，難消化性オリゴ糖やデキストリンで希釈して通常の使用量にすることも多い．そのため，甘味料自体によるエネルギー（4 kcal/g）は無視できても，実際のエネルギー摂取量は希釈材のエネルギー量分を考える必要がある．

参考 2　難消化性オリゴ糖

難消化性オリゴ糖は，血糖不応答・インスリン応答改善，腸機能改善，血中脂質に関する症状改善，プレバイオティクス機能など，食物繊維と同様の生理機能を示し，次のような作用がある．大腸の腸内細菌により短鎖脂肪酸（酪酸，プロピオン酸）を生成 → 腸内 pH 低下・蠕動運動促進・大腸内浸透圧上昇による排便の促し → 有害菌の増殖抑制と有用菌の増殖 → 疾病発生軽減・発がん性物質や老化促進物質生成抑制．

1. 砂 糖　sugar

砂糖には，サトウキビ（イネ科の多年草）から採れる甘蔗糖《かんしょとう》（主として輸入，一部沖縄・鹿児島で生産）と，ビート（砂糖ダイコン，アカザ科の２年生の草本）から採る甜菜糖《てんさいとう》（生産地は北海道）がある．精製された製品になると，原料が何か，色・味からは区別がつかないが，その製造過程は異なっている[参考]．

甘蔗糖：サトウキビの原産地はアジア大陸の熱帯地方である．生産国で圧搾法により粗糖（原料糖）にされてから，消費国で精製糖（白砂糖）にされる．

甜菜糖：ビートの原産地は地中海東部沿岸である．甜菜糖は生産国で原料から精製糖までつくられる．

種類・分類

砂糖は製造方法の違いにより砂糖の結晶と糖液に分類され，また蜜を含んだ含蜜糖《がんみつ》と，蜜を含まない結晶だけの分蜜糖《ぶんみつ》に分類される（**図 5-1**）．一般家庭で使用されている砂糖は分蜜糖が多く，結晶が大きくざらざらして硬い双目糖《ざらめ》（ハードシュガー）と結晶の小さいしっとりした車糖《くるま》に大別される．このほか，加工した粉砂糖，角砂糖，氷砂糖などがある．また特殊な砂糖として，糖蜜を

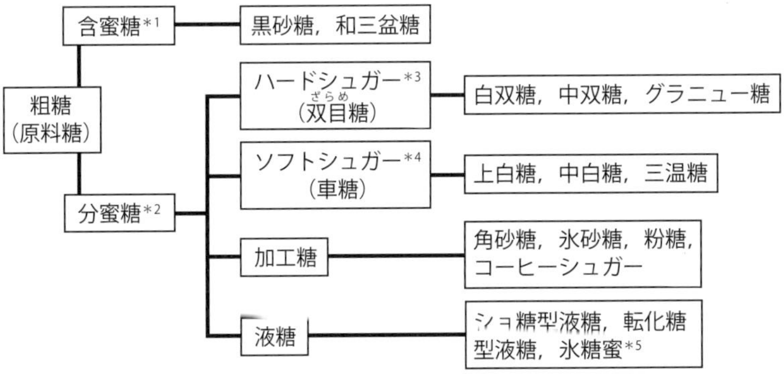

図 5-1　砂糖の分類

*1：砂糖の結晶と結晶していない糖液（蜜）を分離していない砂糖
*2：蜜を分離した砂糖
*3：水分含量が少なく結晶の大きな砂糖
*4：水分がやや高く転化糖を 1% 程度含む結晶の小さな砂糖
*5：氷砂糖をとった残りの糖液

参考　**砂糖ができるまで**

サトウキビやビートから搾汁した糖液に水酸化カルシムを加えて不純物を沈殿させ，その清澄液《せいちょう》を真空結晶缶で析出させた結晶が原料糖（褐色の粗糖）である．このときの結晶と糖液の混合物を“白下《しろした》”，結晶と糖液を分けることを“分蜜”という．廃糖蜜は発酵原料となる．粗糖を砂糖飽和溶液で洗い，水酸化カルシムを加えて炭酸ガスを放充して炭酸カルシムを生成させて不純物を共沈させ，さらに活性炭，イオン交換樹脂で精製し，真空結晶缶で濃縮して砂糖の微細結晶を加えて（シーディング）結晶を析出させ，遠心分離で分蜜して精製糖がつくられる．最初の清澄液を結晶化した白下を盆《ぼん》の上で練り上げ，圧搾して結晶を取り出す作業を 3 回行ったのが“和《わ》三盆《さんぼん》”である．

除去しない含蜜糖に黒砂糖と和三盆《わさんぼん》糖がある.

特性

砂糖は，優れた甘味の質と風味をもち，以下に示すようなエネルギー特性や，多岐にわたる機能特性がある.

■ エネルギー特性

砂糖はほとんどがショ糖であり，構成成分であるブドウ糖と果糖に分解されて吸収され，即効的エネルギー源として利用される．ショ糖のエネルギー値は1 g 当たり 3.87 kcal である.

■ 機能特性

甘味の付与：温度により甘味度が変化せず安定していて，調理や加工全般にわたり甘味を与える．砂糖の甘い香りは，バニリンおよびマルチトール系化合物（インマルトール，マルトール，エチルマルトール）である.

保水性（水との親和性）：保水力が大きい．水和による脱水や水の運動性抑制により，ペクチンのゲル化[参考]（ジャム，マーマレード），きんとんの硬化抑制（砂糖の保水性により冷めても硬くならない）をもたらす.

保存性，防腐性：砂糖により食品の水分活性を低下させ，微生物の活動を妨げ，甘納豆，果物の砂糖菓子などの保存性を高める.

結晶性：金平糖《こんぺいとう》，フォンダン[補足]などのように，高濃度の加熱した砂糖の過飽和溶液の冷却速度を調節することで，大小さまざまな形状に調節した再結晶化物の糖食品にする.

補足
金平糖はポルトガルから伝わった．回転鍋で熱しながら，ケシの実やザラメを入れて，煮詰めた砂糖液を少しずつ掛けて，回転させて突起を出させた砂糖菓子.
フォンダンは，高濃度の加熱した砂糖溶液を冷却して過飽和溶液とし，撹拌して微結晶化したクリーム状の製菓材料.

油脂の酸化防止：砂糖により，バターを多量に使用するクッキー，バターケーキなどの風味を保持する.

デンプンの老化防止：砂糖を加えて羊羹《ようかん》，求肥《ぎゅうひ》などのデンプンの老化を防ぐ.

タンパク質の熱凝固・テクスチャーの調整：砂糖によりタンパク質の熱凝固をやわらげ，プディング，卵焼きなどのテクスチャーをなめらかにする.

着色・着香作用：カラメル化やアミノカルボニル反応による非酵素的褐変反応でもたらされる風味を形成.

カラメル化：砂糖の加熱による褐変でカラメルとし，プディングにかけるカラメルソースなどで色と風味をひき立てる.

アミノカルボニル反応（メイラード反応）：砂糖と卵などのタンパク質を一緒に加熱したときの褐変で，ホットケーキ，カステラなどの焼き色をつける.

参考　ペクチンのゲル化

ジャムやマーマレードはペクチンのゲル化によりつくられる．ペクチンのうち高メトキシペクチンは，酸（多くの場合クエン酸）によりそのカルボキシル基の乖離《かいり》が抑えられて親水性が低下し，ショ糖の脱水効果が働いて分子間凝集が進み 3 次元的網目構造ができてゲル化すると考えられる．ゲル化には，ペクチン 0.5～1.0%，酸 0.5%，ショ糖 60～65% が適当とされる．低メトキシペクチンは，カルシウムイオンのような 2 価金属イオンを加えないとゲル化しない.

粘性付与：砂糖溶液のシラップを濃縮して粘性を出し，テリを付与する．

発酵促進：砂糖の添加により，パン，まんじゅうなどの生地《きじ》の微生物の発酵を促進し，気泡組織（すだちという）や風味（香気成分生成）を形成する．

2. ブドウ糖 glucose

ブドウ糖は，原料のデンプンを耐熱性α-アミラーゼにより液化し，さらに糸状菌のグルコアミラーゼでブドウ糖溶液としてつくられる．甘味度はショ糖の 0.6〜0.8 倍であり，水に溶けやすく吸収されやすい．結晶が析出しにくく，還元性をもつので，加熱によって着色が起こりやすいために，加熱処理しない清涼飲料水に多く利用される．保湿性はショ糖より大きく，低濃度でも微生物の生育を抑える．低温で甘味がやや強まる．ソルビトールや異性化糖の原料としての用途も大きい．

3. 果 糖 fructose

果糖は，果実，花の蜜，ハチミツ中にショ糖やブドウ糖などとともに遊離の状態で存在する．ハチミツは糖質の約 50% が果糖である．一般的な製法はショ糖の加水分解物，異性化糖の分離精製によっている．甘味度は低温でショ糖の 1.2〜1.7 倍と高く，アイスクリーム，ゼリー，シャーベットなどに利用される．また，甘味性と保湿性を備えているため，カステラ，スポンジケーキ，羊羹《ようかん》などにも使用されている．また，血糖値を急激に上げないことや甘味度が高く少量の使用ですむが，体内で脂肪に変わりやすい．

4. 異性化糖，転化糖 isomerized sugar, inverted sugar

異性化糖とは，ブドウ糖（D-グルコース）をグルコースイソメラーゼで果糖に一部変換した，D-グルコースと D-フルクトースの混合物をいう．種々の加工食品に広利用され，低温で甘味度が増すことから清涼飲料水などにもよく利用されている．ブドウ糖果糖液糖（果糖が 50% 未満），果糖ブドウ糖液糖（果糖が 50% 以上 90% 未満），高果糖液糖（果糖が 90% 以上）がある．

転化糖とは，ショ糖を酸やインベルターゼで加水分解した D-グルコースと D-フルクトースの等量混合物をいう．甘味度はショ糖の 1.2〜1.3 倍で，吸湿性があり，結晶化しにくいため菓子，ジャムなどに利用される．褐変しやすいことから，温めて提供する缶コーヒーには異性化糖や転化糖ではなく，砂糖を用いる．

表 5-2　オリゴ糖の原料と特徴

糖類の名称	商品名	原　料	ショ糖に対する甘味度（%）	特　徴
イソマルトオリゴ糖	イソマルト パノラップ バイオトース	デンプン	30〜55	整腸効果（ビフィズス因子），難発酵性，保湿性
オリゴグルコシルシュークロース（グルコオリゴ糖）	カップリングシュガー	ショ糖	50	低う蝕性，良味質，保湿性
フラクトオリゴ糖	メイオリゴ		30〜36	整腸効果（ビフィズス因子），低う蝕性，良味質
パラチノースオリゴ糖	パラチノース	パラチノース	30	低う蝕性，易結晶性，砂糖類似特性
ラクチュロース	ウェルミー	乳糖	50	整腸効果（ビフィズス因子），高溶解性
ガラクトオリゴ糖	ベータオリゴ オリゴメイト カップオリゴ	乳糖	20〜25	整腸効果（ビフィズス因子），耐熱性，耐酸性
ラクトスクロース	乳果オリゴ糖			整腸効果（ビフィズス因子）
大豆オリゴ糖	大豆オリゴ糖 ビートオリゴ	大豆ホエー	70	整腸効果（ビフィズス因子）
キシロオリゴ糖	キシロオリゴ	キシラン	40〜50	難消化性
キトサンオリゴ糖	キトサン	キトサン	25〜35	整腸効果（ビフィズス因子）

5. オリゴ糖類　oligosaccharides

オリゴ糖は 2 分子以上の単糖がグリコシド結合したもので，単糖類の数により 2 糖類，3 糖類などに分けられる．ショ糖もオリゴ糖に属するが，近年，新甘味料として利用されているオリゴ糖は，各種の生理的な機能特性をもつ．これらのオリゴ糖は特定保健用食品の大半を占めている．主なものを**表 5-2** に示す．

6. 糖アルコール　sugar alcohol

単糖類のアルデヒド基が還元された多価アルコールで，発酵法または高温・高圧下で糖に水素を添加してつくられる．ソルビトール，マルチトール，キシリトール，エリスリトールなどがある．非酵素的褐変反応であるアミノ・カルボニル反応を起こさず安定性が高く，低甘味，低エネルギー，低う蝕誘発性であることから，肥満予防や虫歯予防を目的とした砂糖代替甘味料として利用される．

7. ステビオシド（非糖質系天然甘味料） stevioside

ステビア抽出物は非糖質系の天然甘味料で，南米に自生するキク科植物のステビアの葉に存在する，ブドウ糖３分子を含む配糖体である（もう１分子結合したものは，レバウディオシドと呼ばれ，類似した甘味がある）．天然の高甘味度甘味料に分類され，甘味度がショ糖の100〜250倍の白色粉末である．水，アルコールなどによく溶け，酸，アルカリに安定で，0 kcalの甘味料である．清涼飲料水はじめ多くの加工食品に広く利用されている．

ほかにカンゾウ抽出物（グリチルリチン，ショ糖の250倍），ラカンカ抽出物（モグロサイド，ショ糖の500倍）がある．

8. 非糖質系合成甘味料

非糖質系の合成甘味料とは化学的に合成された高甘味度甘味料で，アスパルテーム，アセスルファムカリウム，スクラロースなどがある．

アスパルテーム：アミノ酸であるアスパラギン酸とフェニルアラニンのメチルエステルとして合成される．砂糖に近い甘味質でさわやかな甘みがあり，その甘味度はショ糖の約200倍で，ほかの糖と混合すると相乗効果により呈味力を増す．pHの調節により広い用途をもち，抗う蝕誘発性，低エネルギーなどの特徴から，菓子や清涼飲料水などに利用されている．ただし，フェニルケトン尿症患者には有害で注意が必要である．

アセスルファムカリウム：ショ糖より甘味の後引きが少なく，ショ糖の約200倍の甘味を示す．水に溶けやすく，耐熱性，耐酸性，耐酵素性に優れ，フレーバー増強効果をもつ．ほかの甘味料と用いると相乗効果を示す．使用基準がある．

スクラロース：ショ糖に近い甘味質で，ショ糖の約600倍の甘味を示す．耐熱性，耐光性，長期保存性に優れ，ほかの甘味料と用いると相乗効果を示す．砂糖の代替や香気増強効果，不快味のマスキング効果などの目的でも利用される．使用基準がある．

2 塩味料 salty seasoning

1. 食　塩 kitchen salt

食塩は古くから生活に欠かすことのできない調味料であり，生理的にも重要な物質である．食塩の語源はラテン語のサラリウムで，古くは労働の報酬《ほうしゅう》に塩が支給されたことから給料を意味するサラリーという語が生まれた．「忠臣蔵」で有名な吉良と浅野の対立の原因も一説には塩であったといわれる．赤穂《あこう》藩は

表 5-3　食品用食塩の種類と品質規格

<table>
<tr><th rowspan="2">商品名</th><th rowspan="2">包装単位</th><th colspan="3">品質規格</th><th rowspan="2">製造方法</th></tr>
<tr><th>NaCl 含有量</th><th>添加物</th><th>粒度</th></tr>
<tr><td>食卓塩</td><td>100 g</td><td>99% 以上</td><td>塩基性炭酸マグネシウム基準 0.4%*1</td><td>500〜297 μm 85% 以上</td><td rowspan="8">原塩*2を溶解し再製加工したもの</td></tr>
<tr><td>ニュークッキングソルト</td><td>350 g</td><td>99% 以上</td><td>塩基性炭酸マグネシウム基準 0.4%</td><td>500〜297 μm 85% 以上</td></tr>
<tr><td>キッチンソルト</td><td>600 g</td><td>99% 以上</td><td>塩基性炭酸マグネシウム基準 0.4%</td><td>500〜300 μm 85% 以上</td></tr>
<tr><td>クッキングソルト</td><td>800 g</td><td>99% 以上</td><td>塩基性炭酸マグネシウム基準 0.9%</td><td>500〜210 μm 85% 以上</td></tr>
<tr><td rowspan="2">精製塩</td><td>1 kg</td><td>99.5% 以上</td><td>塩基性炭酸マグネシウム基準 0.3%</td><td>500〜180 μm 85% 以上</td></tr>
<tr><td>25 kg</td><td>99.5% 以上</td><td></td><td>500〜180 μm 85% 以上</td></tr>
<tr><td>特級精製塩</td><td>25 kg</td><td>99.8% 以上</td><td></td><td>500〜180 μm 85% 以上</td></tr>
<tr><td>漬け物塩</td><td>2 kg</td><td>95% 以上</td><td>リンゴ酸基準 0.05%
クエン酸基準 0.05%</td><td>平均 800 μm 程度</td></tr>
<tr><td>家庭塩</td><td>700 g</td><td>95% 以上</td><td></td><td>600〜250 μm 80% 以上</td><td rowspan="5">イオン交換膜法による鹹水《かんすい》を煮詰めたもの</td></tr>
<tr><td>食塩</td><td>1, 3, 25 kg</td><td>99% 以上</td><td></td><td>600〜150 μm 80% 以上</td></tr>
<tr><td rowspan="2">さしすせソルト</td><td>500 g</td><td>98.5% 以上</td><td>塩基性炭酸マグネシウム基準 0.4%</td><td>600〜150 μm 80% 以上</td></tr>
<tr><td></td><td></td><td>リン酸水素二ナトリウム基準 0.3%</td><td></td></tr>
<tr><td>並塩</td><td>30 kg</td><td>95% 以上</td><td></td><td>600〜150 μm 80% 以上</td></tr>
</table>

*1　塩基性炭酸マグネシウムは固結防止用.　　（塩事業センター取扱い品）
*2　原塩は輸入の天日塩.

瀬戸内海に面しており，塩づくりに適し，良質の塩をつくることができた．江戸時代初期の人たちが塩をいかに必要としていたかがわかる．塩の製造は1905（明治 38）年に専売法が敷《し》かれ，国の事業として製造・販売されてきたが，1997（平成 9）年に専売法は廃止され，新たに塩事業法により，（公財）塩事業センターが家庭用の食塩を販売し，登録業者も塩を扱えるようになった．2002 年に販売の完全自由化となり，現在 1,000 種を超えた商品が販売されている．

種類・分類

塩の原料資源として，海水（塩化ナトリウム約 3%），岩塩，かん湖（塩分の多い湖）がある．塩事業センターによる塩の種類と品質規格を**表 5-3** に示す．このなかで，食塩，並塩《なみしお》は国内生産によるところが大きい．日本の家庭塩の大部分は，海水よりイオン交換膜法によって精製されたものである．また，輸入された岩塩は，再加工され，一部は食品工業用に使用されている．

機能特性

味付けのほかさまざまな機能特性があり，調味料以外への利用価値も高い．塩化ナトリウム含量の高い塩は吸湿性が小さく，純度の低い塩は塩化マグネシウムの影響で吸湿性が大きい．

保存効果：食塩5%以上で微生物の発育を抑制し，20%以上でほとんどの微生物の生育を阻止する．

脱水作用：漬物など浸透圧により細胞水分を引き出し，味を浸み込みやすくする．

小麦グルテン生成促進：うどん，パンなどの生地形成を助長する．

タンパク質の凝固促進：茶碗蒸しなど，加熱したとき凝固を促進する．

肉タンパク質の可溶化：ハム，ソーセージ，カマボコなどの製造工程において，食塩を加えて（3%以下）塩溶性タンパク質を溶出し，肉生地を形成して味をよくする．

酵素作用の抑制：リンゴの酵素的褐変防止，青菜をゆでるときの退色防止．

塩出しと迎え塩：薄い食塩水により．浸透圧の大きな差による水の過度の浸透を防ぎながら塩蔵食品の塩抜き（脱塩）をする．

甘味の増強：餡《あん》，汁粉，スイカなどの甘味を強める（味の対比効果）．

寒剤としての利用：塩と氷を1：3で混ぜ，−21℃位まで下げる冷媒．

豆腐の硬化とすだち（補足）防止：タンパク質の凝固温度を下げる．

補足
卵豆腐やカスタードプディングなどの卵料理は，加熱温度が高すぎると表面や内部に空気や水分が通り抜けた跡が空洞として残る．

用　途

食塩に旨味調味料を加えたものや，昆布や唐辛子，その他の成分を混合した漬物用の加工食塩などもある．家庭用のおよそ12万tの消費に対して，その5倍以上の約67万tが醤油，味噌，漬物などの食品工業用原料に使われている（2021年）．

生理作用

塩化ナトリウムは，体内のナトリウムとカリウムのバランスをとるうえで必須であり，タンパク質や無機質とともに細胞や体液の浸透圧の維持（浸透圧に等しい生理食塩水の濃度は0.85〜0.90%）に役立っている．細胞膜には細胞内のナトリウムを押し出してカリウムを取り込むポンプがあり，カリウムが体外へ排泄されるときにナトリウムも一緒に排出してしまうので，このバランスを保つように一定の食塩摂取が求められる．塩化ナトリウムはそのほか，体液のpHの調節，水分平衡や各種の生理機能の維持に役立っている．さらに神経筋の機能にも関与している．

一方，食塩の過剰摂取は高血圧，心疾患など，循環器系に悪影響を及ぼすことが指摘され，1 日の食塩相当量の摂取目標量（日本人の食事摂取基準 2020）は，男性 7.5 g 未満，女性 6.5 g 未満（いずれも 18 歳以上）とすることが望ましいとされている．高血圧や腎臓病などでナトリウム摂取を制限する患者用の食塩代替物で低ナトリウム塩と記し，塩化ナトリウム以外の塩類（主として塩化カリウム）が 25% 以上の食用塩がある．

3 調味料 seasoning

調味料（補足）は，食品材料の味を最大限に生かしながら，食品に味や香りを付加し，風味を整えることを目的に用いられるものである．調味料の種類は多いが，基本的には味のベースとなる甘味，塩味，酸味，旨味を主体としたものが中心となる．

補足

調味料を入れる順序は，「さ（砂糖），し（塩），す（酢），せ（醤油），そ（味噌）」が基本．塩は食品組織を締《し》める働きがあり，砂糖の味が浸み込みにくくなるため，最初に砂糖を加える．酢は加熱すると蒸発しやすいので後半に加え，醤油や味噌は香りが大事なので後から加えるとよい．

種　類

■ 味質による分類

基本となる味から次のように分けられる．

甘味：砂糖，水飴，ハチミツなど

塩味：食塩

酸味：食酢，ポン酢など

旨味：昆布，かつお節，旨味調味料など

塩味・旨味の総合的な味：醤油，味噌，ウスターソース，各種のたれ類など

■ 発酵の有無による分類

発酵調味料：醤油，味噌，食酢，みりん（これらは微生物を利用する日本の伝統的調味料であり，東南アジアで広く用いられる魚醤《ぎょしょう》（ナンプラー，ニョクマム）も発酵によって旨味がつくられる．

非発酵調味料：食塩，ソース類，トマト加工品，マヨネーズ，ドレッシング類など

調味料の使用量は，主材料に対して少量であるため，栄養面からはあまり考慮する必要はないが，塩分摂取量には注意を要する．

1．醤　油 soy-sauce

ダイズを主原料とした，日本の伝統的な液体調味料である．中国から伝えられた醤《ひしお》（補足）がルーツとされ，半固形であったが，その後液分を分離して液体調味料となった．15 世紀に紀州（和歌山県）で商品化された．2021 年の国内の出荷量は，年間およそ 70.4 万 kL であり，1 人当たり 1 日 15.3 mL 程度を消費していることになる（しょうゆ情報センター）．

補足

調加熱処理したダイズ，麹《こうじ》，塩，水を加えて粥《かゆ》状にして発酵させたものと考えられる．

種類

JAS 規格では，製造法により本醸造方式，新式醸造方式，アミノ酸混合または酵素処理液混合方式の 4 つに分かれ，さらに特級，上級，標準の 3 等級に定められている．現在，市販醤油は，濃口《こいくち》醤油，淡口《うすくち》醤油，溜《たまり》醤油，再仕込み醤油，白《しろ》醤油の 5 種類に規格化され，その成分を**表 5-4** に示す．

表 5-4　日本農林規格（JAS）による醤油の規格

		色　度	全窒素	無塩可溶性固形分	アルコール分	直接還元糖
濃口醤油	特級	18 番未満	1.50% 以上	16% 以上	0.8% 以上	—
	上級	18 番未満	1.35% 以上	14% 以上	—	—
	標準	18 番未満	1.20% 以上	—	—	—
淡口醤油	特級	22 番以上	1.15% 以上	14% 以上	0.7% 以上	—
	上級	22 番以上	1.05% 以上	12% 以上	—	—
	標準	18 番以上	0.95% 以上	—	—	—
溜醤油	特級	18 番未満	1.60% 以上	16% 以上	—	—
	上級	18 番未満	1.40% 以上	13% 以上	—	—
	標準	18 番未満	1.20% 以上	—	—	—
再仕込み醤油	特級	18 番未満	1.65% 以上	21% 以上	—	—
	上級	18 番未満	1.50% 以上	18% 以上	—	—
	標準	18 番未満	1.40% 以上	—	—	—
白醤油	特級	46 番以上	0.4〜0.80	16% 以上	—	12% 以上
	上級	46 番以上	0.4〜0.90	13% 以上	—	9% 以上
	標準	46 番以上	0.4〜0.90	0.8% 以上	—	6% 以上

類似のもの（魚醤）として，秋田のしょっつる，能登のいしる，タイのナンプラー，ベトナムのニョクマムなどがある．

▲濃口醤油

ダイズまたは脱脂ダイズ，コムギ，種麹《たねこうじ》に食塩水を加えて仕込み，もろみをつくる．約 1 年かけて熟成し，その後，圧搾して生《き》醤油をつくり，火入れしたのち，沈殿物を取り除き（おり引き），濃口醤油となる．醤油の消費量のおよそ 80% 強を占める．

▲淡口醤油

原料は濃口醤油と同じであるが，もろみができあがったところで，甘酒をもろみの 10〜20% 加え，色も味も淡く仕上げる．主に関西での消費量が多い．塩分含量は濃口醤油よりも高い．醤油全体の 10% 強を占める．

▲溜醤油

ダイズまたは脱脂ダイズだけを麹と食塩水で仕込み，1〜2 年熟成させ分離したのち，生《き》引《びき》溜《たまり》をつくり，火入れを行わず沈殿物を取り除いたものである．アルコールなどの香気成分が少ないので香りは少ないが，濃厚な味が煎餅《せんべい》，佃煮，蒲焼《かばや》きのたれなどとして好まれる．愛知を中心とした中部地方で生産されている．

▲再仕込み醤油

原料は濃口醤油とほとんど同じであるが，食塩水の代わりに火入れしない醤油に，再度，麹を仕込み熟成させてつくる．味，色はともに濃厚で，蒲焼きのたれや刺身用のつけ醤油として利用される．甘露《かんろ》醤油ともいわれる．山口を中心に広島，島根などで生産されている．

▲白《しろ》醤油

淡口醤油に似ているが，ダイズが 2，コムギが 8 の割合で淡口醤油よりもさらに着色を抑えて製造する．熟成期間は 3 カ月ほどで短く，その後圧搾し，火入れを行わないで製品化する．そのため保存期間が短い．甘味と特有の香りがあり，麺類のつゆや鍋料理に使われる．

▲減塩醤油

健康増進法の規定に基づく表示を行った低ナトリウム醤油である．濃口醤油にイオン交換膜を用いる脱塩法，低塩仕込み法などで，通常の濃口醤油の約 60% の食塩含有量（8.3%）の醤油である．

▲だし醤油

かつおや昆布などのだしを加え，旨味を付け加えた醤油．地域によりだしの種類はさまざまで，お浸しや刺身のつけ醤油として利用されている．

成分・利用

食塩相当量は濃口醤油で 14.5% を含み，淡口醤油で 16.0% である．そのほか，鉄（0.5～2.7 mg%），タンパク質（2.4～11.8%），ビタミン B_1（0.01～0.17 mg%）など種々の成分を含む．旨味成分の本体はタンパク質が分解して生成したグルタミン酸（醤油中に約 1%）で，ほかにペプチド類がかかわる．甘味はデンプンからのグルコースやアラニン，プロリンなどのアミノ酸で，酸味は乳酸を主体とする有機酸である．アミノ酸類や有機酸類が塩味をまろやかにする効果も示す．香り成分は 300 種類以上にものぼる[参考]．色は熟成中にアミノ酸と糖が反応して生ずるメラノイジン色素による．各種調味料として広く利用されるほか，野菜や卵黄の醤油漬けとして使われる．

保　存

保存期間は色の濃い醤油の場合は，密栓《せん》しておけば 1 年以上は変化しないが，

参考　醤油の香気成分

発酵中の酵母からエタノール，4-エチルグアヤコールが主な香気成分として生成され，加熱による醤油特有の香気成分として 4-ヒドロキシ-2-エチル-5-メチル-3（2H）-フラノン（HEMF）やピラジン類がある．HEM は 200 mg/100 mL 以上含まれ，強い抗酸化能をもち，胃がんの発生の抑制，放射線障害の予防や自然発生の防止効果がある．

開栓した場合は，色，香りともに 6 カ月以内が限度とされる．淡口醬油は濃口醬油よりも着色が進みやすく，開栓しなくても 3 カ月位で変色し，開けた場合には 1 カ月で変化する．開栓後の醬油は低温で保存することが望ましい．最近では，開栓後 3 カ月は常温で鮮度を落とさず保存使用できる 2 重構造の密封ボトルが開発されている．

2. 味　噌　miso

紀元前 200 年頃に中国でつくられた醬や豉《くき》（大豆に塩を加えた発酵食品）がルーツとされ，朝鮮半島を経て 3～4 世紀の大和朝廷時代に伝来した．元来の味噌は副食物的な嘗《な》め味噌（後述）で，調味料として使われるようになったのは室町時代以降といわれ，以後日本独特の技法が加味され，多種多様の味噌が各地でつくられるようになった．蒸煮した丸ダイズに麴と食塩を混ぜ，発酵熟成させた日本独特の発酵食品の 1 つである．2021 年の国内の出荷量は年間およそ 38.8 万 t で，1 世帯当たり最近は年間およそ 5.1 kg 購入している（総務省家計調査）．

種　類

普通味噌と嘗め味噌に大きく分類される．普通味噌の種類は多く，全国各地で生産され，それぞれ産地の特徴があり，名称もさまざまである．味噌の種類と産地，麴の歩合，塩分，醸造期間を**表 5-5** に示す．使用する麴原料により米味噌，麦味噌，豆味噌，味により甘味噌，甘口味噌，辛口味噌，色により白味噌，赤味噌，淡色味噌などに分かれる．また，産地によって信州味噌，八丁味噌などと呼ばれる．

▲米味噌

味噌をつくる麴原料にコメを使った味噌である．コメ麴とダイズと塩で仕込み発酵させる．その配合割合で分類される．米味噌（辛口味噌）は生産量が多く，味噌全体の約 80% を占める．調和のとれた旨味が特徴である．

▲豆味噌

ダイズと塩を原料とした味噌である．蒸したダイズを味噌玉とし，全体を麴にして，食塩水とともに仕込み発酵させたものである．味噌全体の約 4～5% を占める．旨味も色も濃い．

▲麦味噌

味噌をつくる麴の主原料として精白したオオムギ（品種にこだわらない）を使った味噌である．味噌全体の約 4～5% を占める．ムギからつくる独特の風味と濃厚な旨味が特徴である．

普通味噌は，だし入り味噌，即席味噌（粉末味噌，ペースト味噌），減塩味噌，ダイズの代替としてグリンピースを原料としたアレルギー対応用の味噌も開発

表 5-5　味噌の種類，産地と特徴

種類	味・色による分類		通　称	産　地	麹歩合	食塩（%）	熟成期間
米味噌（79%）	甘味噌	白	白味噌，西京味噌，府中味噌，讃岐《さぬき》味噌	近畿，広島，山口，香川	20～30 (22)	5～7 (5.5)	5～20 日
		赤	江戸甘味噌	東京	12～20 (12)	5～7 (6.0)	
	甘口味噌	淡色	相白味噌	静岡，九州	8～15 (10)	7～11 (9.0)	3～6 カ月
		赤	御膳味噌	徳島，その他	10～20 (14)	11～13 (12.0)	
	辛口味噌	淡色	白辛味噌，信州味噌	長野，関東	5～12 (6)	12～14 (12.5)	2～6 カ月
		赤	赤味噌，津軽味噌，仙台味噌，佐渡味噌，越後味噌	北海道，東北，新潟，北陸，中国	5～12 (6)	12～14 (13.0)	3～12 カ月
麦味噌（8%）	甘口味噌		麦味噌	中国，四国，九州	15～30 (20)	9～11 (10.0)	1～3 カ月
	辛口味噌		麦味噌	埼玉，中国，四国，九州	8～15 (10)	11～13 (12.0)	3～12 カ月
豆味噌（5%）			豆味噌，八丁味噌，三州味噌	愛知，岐阜，三重	全量 (100)	10～12 (11.0)	1～3 年
調合味噌（8%）			調合味噌	愛知，福岡	—	—	—

種類欄の（　）内は出荷量の種類別構成比　（全国中央味噌研究所資料）

注）1. 麹歩合とは $\frac{\text{精米または精麦の重量}}{\text{大豆の重量}} \times 10$ で表す.

2. 豆味噌では，大豆の全量を麹とするので麹歩合を示すということはない.

3. 食塩（%）は，製品味噌中の食塩含有量である.

表 5-6　味噌の特徴的栄養成分

	タンパク質 (%)	食塩相当量 (%)	カルシウム (mg%)	鉄 (mg%)	ビタミン B_2 (mg%)	ビタミン E (mg%)
米味噌	9.7～13.1	6.1～13.0	67～130	1.4～4.3	0.10	5.0～9.6
麦味噌	9.7	10.7	80	3.0	0.10	6.0
豆味噌	17.2	10.9	150	6.8	0.12	17.3

され，さらに調合味噌などの新しい製品も出回っている.

加工品である嘗め味噌は，魚や肉，野菜などを入れてつくった味噌で，金山寺味噌，ひしお味噌，柚子《ゆず》味噌，鯛《たい》味噌などがある．そのまま副食や酒の肴にして食べる.

成分・利用

味噌の特徴的栄養成分は，種類により含有量が**表 5-6** のように異なる.

ダイズの組織は加熱や微生物によって軟化されているので消化もよい．味噌の多くは味噌汁や和《あ》え物などとして利用するので，野菜や海藻などから食物繊維やビタミンを同時に摂取できる，という点で栄養的な効用は大きい．味噌煮

表 5-7　酢の分類

分　類		内　容	酸　度
醸造酢	穀物酢	1 種または 2 種以上の穀類を使用（通常，小麦，トウモロコシ，酒粕）米酢は米の使用量が 40 g/L 以上のもの	4.2% 以上
	果実酢	1 種または 2 種以上の果実を使用．リンゴ酢はリンゴ果汁が 300 g/L 以上，ブドウ酢はブドウ果汁が 300 g/L 以上のもの	4.5% 以上
合成酢		酢酸または酢酸のき釈液に糖類，調味料などを加えたもの，および醸造酢を混合したもの	4.0% 以上

込み，味噌漬，菓子類と広く利用される．

保　存

味噌の品質は，色沢《しきたく》，組成，硬さ，香気，風味などによる．とりわけ特有の芳香を有するものがよい．保存性はコメ，ムギの配合比が高く，食塩濃度の低いものほど短い．現在は，必要に応じて防腐剤（ソルビン酸，カリウム塩，アルコール）が添加される．

3. 食　酢　　vinegar

エタノールは，酢酸菌による酢酸発酵で酢酸に変換される．この現象を利用して，糖（果実）やデンプン（穀類）からつくった酸味の強い調味料が食酢である（補足）．食酢の起源は，果実酒から自然に生じた酸味を利用したことによると考えられる．フランス語の vinaigre（酢）は vin（ワイン）と aigre（酸《す》っぱい）からできたことばで，これが英語の vinegar（ビネガー）となった．中国語の酢は醋《ツウ》で，「酉」（酒を示す）に「昔」と書いて酒が古くなってできたことを表している．

> 補足　食酢は自然に存在しているのではなく，ヒトが酒からつくった最古の調味料である．梅酢は食酢ではなく，梅干しをつくるときに染み出た液汁で，強い酸味と塩味がある．

種　類

JAS では，食酢を醸造酢と合成酢に大別している（**表 5-7**）．もっとも多く利用されているのは醸造酢のなかの穀物酢である．ブドウからつくられた果実酢はワインビネガーといわれ，特有の芳香とわずかな渋味をもつ．イタリアのバルサミコ酢（アチェート・ディ・ドゥーカ = 公爵の酢）は，ワイン酢のなかでもとくに高級品とされる．酸度は 6% と高い．リンゴ酢（アップルビネガー）は「サイダービネガー」ともいわれ，リンゴの風味が特徴である．ハチミツを加えてバーモントドリンクとして飲料とすることもある．そのほか黒酢《くろず》（補足）が知られる．

中国酢は長期間熟成させた陳醋《チェンツウ》，紅醋《ホンツウ》など，褐色のものが多い．

> 補足　蒸米《むしまい》，コメ麹（黄コウジ），水を原料として野天に並べたツボに入れ，糖化とアルコール発酵，酢酸発酵を進め，そのまま熟成させる．

成　分

食酢の主成分はいずれも酢酸である．種類によって酢酸の濃度に多少差があ

表 5-8　おもなソースと分類（原料別，用途別）

原料別の分類	
肉類	フォンソース（魚や肉の出し汁），アンチョビーソース（カタクチイワシ，食塩，醸造酢，砂糖，調味料）
卵や牛乳	ブラウンソース，ホワイトソース（小麦粉，バター，牛乳，食塩），モルネーソース（牛乳，小麦粉，バター，チーズ）
野菜や果実	フルーツソース，ウスターソース（野菜や果汁，食塩，食酢，砂糖，香辛料）

用途別の分類	
肉類	ステーキソース，ハンバーグソース，など
フライ類	タルタルソース，ケチャップソース，など
炒め物類	中華ソース，オイスターソース，など
煮込み類	デミグラスソース，ホワイトソース，など
パスタ類	ミートソース，ナポリタンソース，など

る．酸度はJASによって，穀物酢は4.2% 以上，果実酢は4.5% 以上と定められている．酢酸のほかに乳酸，コハク酸，リンゴ酸などの有機酸，グリセロール，エステル類，アルコール類，アミノ酸が香りを作り，着色はアミノカルボニル反応による．

機能特性・利用

食酢には，酸味をつける調味のほかにもいろいろな機能特性があり，食品の加工・調理に活用される．

防腐効果・殺菌効果：強い殺菌力，酢漬け，マヨネーズ，すし飯，魚調理（酢洗い），まな板の殺菌など

えぐ味とり：サトイモのぬめりとり，山菜のえぐ味とり

料理の色調調整：ミョウガのピンク色，レンコンの白い仕上

酸化防止：ダイコンおろしに加える

軟化効果：マリネ，イワシの梅煮

酸変性：しめサバ

4. ソース　sauces

ソースは，肉汁，卵，牛乳，小麦粉，ワイン，果実，野菜，香辛料などのエキス成分を引き出して煮詰めたもので，西洋料理や菓子などに用いる複合調味料である．料理用ソースと，食卓用ソースに分けられる．ヨーロッパではソースの種類は千数百種以上あるといわれる．ソースの基本は，だし汁，炒め粉，つなぎ（バター，小麦粉，生クリーム，卵），野菜，果実のエキスであり，これらに食塩，酸味料，甘味料，旨味料，香辛料などを加え，多くの独特の味がつくられる．**表 5-8** に原料別および用途別にそれぞれまとめる．

マヨネーズやドレッシングなどでは，新しいタイプのソースもいろいろ開発されている．日本では，ソースというとウスターソースやとんかつソースなどの食卓用ソースを指す場合が多い．

表 5-9　たれの種類

用途		種類
鍋物類		ゴマ醤油たれ，ポン酢醤油たれ，土佐醤油たれ，ネギ味噌たれ，ゴマショウガたれ，ピーナッツ豆板醤《とうばんじゃん》たれ，ポン酢おろしたれ，ニンニク醤油たれ，など
鉄板焼類		中華甘酢たれ，ワインたれ，和風ゴマ酢たれ，ケチャップたれ，ピーナッツニンニクたれ，など
肉類	スペアリブ，マトン，レバーなど	照り焼きたれ，香味ゴマ醤油たれ，ヨーグルトたれ，ハーブオイルたれ，腐乳《ふにゅう》たれ*，など
	ゆで豚やローストビーフ，牛のタタキ	マスタードマヨネーズたれ，ゴマヨーグルトたれ，梅酢コショウたれ，腐乳辛子たれ，南蛮たれ，サワーホースラディッシュたれ，など
ゆで野菜類		アンチョビークリームソース，スパニッシュグリーンソース，アイオリソース，中華風辛子ソース，韓国風ニンニクソース，など

*塩漬けの豆腐を発酵させた中国独特の調味料

▲ウスターソース　worcester sauces

ウスターソース類は，ウスターソース，中濃ソース，濃厚ソースをいう．「ウスター」はイギリスの地名で，その地方でつくられたソースが明治期に輸入されて定着した．原料は野菜や果汁の抽出液と食塩，食酢，砂糖，香辛料などで，食塩含量は8.4%程度である．

ビン詰は開栓しなければ3～4年はもつが，プラスチック容器の場合は1～2年以内を目安とする．開栓後は油を使用したものなどは，酸化による変敗に注意する必要がある．中濃ソースやとんかつソースは冷蔵庫に保存したほうがよい．

5. たれ類　sauces and dips

たれは，醤油，味噌，みりん，砂糖，野菜のピューレなどを混合して煮詰めた混合濃縮調味料である．それぞれの料理により調味料や香辛料，食材などを混ぜ合わせてつくったもので，種類も多い．**表 5-9** に用途別にまとめる．

6. トマト加工品　tomato products

日本農林規格（JAS）ではトマト加工品として，固形トマト（トマト缶・ソリッドパック），トマトピューレ，トマトケチャップ，トマトペースト，トマトジュース，トマトミックスジュース，トマトソース，チリソース，トマト果汁飲料の9品目を定めている．

早くから普及したトマトケチャップが日本で最初に発売されたのは，1907（明治40）年であり，消費が伸びはじめたのは，食生活の洋風化が進みはじめた1960年以降である．イタリア料理の人気につれて，固形トマト（補足）を中心と

補足
全形または立方形などの形状のトマトに充塡《じゅうてん》液を加え（または加えないで）加熱殺菌したもの．

してトマト加工品の輸入も増加している.

種類・特徴

水分含量は濃縮の程度により異なり，トマトピューレが86.9%，トマトペーストが71.3%，トマトケチャップが66.0%である．トマトケチャップは，食塩が3.3%，酢酸が0.7～1.4%含まれる．そのほか，β-カロテンが多く，ナイアシンも含まれる．固形トマト，トマトペースト，トマトピューレのビタミンCは，生果の60%程度が残存する．最近，パルプ質を含まない透明なトマト濃縮汁，乾燥粉末製品が開発されている.

▲トマトケチャップ tomato ketchup

トマトピューレを加熱濃縮し，食塩，糖，食酢，香辛料，旨味調味料，酸味料，ニンニク，タマネギなどの野菜エキスを加えて，可溶性固形分を25%以上にしたものである．トマト加工品のなかでもっとも利用度の高い製品である.

▲トマトピューレ tomato puree

トマトピューレは，よく熟したトマトを2～3倍に加熱濃縮したものである．成熟したトマトのリコペンは，加熱にも安定である．未熟なものは室温で追熟してから用いる．規格では無塩可溶性固形分が8%以上24%未満とされるが，一般には8～10%のものが多い．味つけはされていない．トマトケチャップやトマト料理の原料として用いられる.

▲トマトペースト tomato paste

トマトピューレよりもさらに煮詰めて，真空で5～6倍に濃縮しペースト状にしたものである．トマトペーストは，濃縮トマトのうち，無塩可溶性固形分が24%以上とされている.

4 香辛料 spices

香辛料は，植物体の一部で植物の果実，果皮，花，蕾《つぼみ》，樹皮，茎，葉，種子，根，地下茎などからつくられる．特有の香り，辛味，色調をもち，飲食物に香り付け，消臭，調味，着色などの目的で使用し，風味や美観をそえるものの総称である．世界に1,000種類以上もあるといわれている香辛料は，古代エジプトの時代から多くの人々に珍重されてきた．昔は，貨幣と同価値のあった香辛料を求めて，多くの冒険家たちが航海に出た．香辛料は世界のいろいろな料理に使われ，食生活を豊かにしているとともに，防腐，自家中毒防止に役立っている．日本では薬味《やくみ》ともいわれ，万葉の時代よりサンショウ，ショウガ，ワサビなどが使用されてきた.

食品の加工・調理過程で用いることが多く，消臭，芳香，着色，刺激性の辛味を付与することにより，食味の向上に役立っている．さらに食欲の増進，消化吸収の促進作用，抗菌性で，抗酸化などの生理・薬理作用がある.

種　類

香辛料は，スパイス（spice）とハーブ（herb）に大別される．

■ スパイス

一般的に，植物の実や種子，地下茎などを利用するもの．

ガーリック（ニンニク），ジンジャー（ショウガ），レッドペッパー（唐辛子《とうがらし》），ホースラディッシュ（西洋ワサビ），マスタード（辛子《からし》），ユズ（柚子《ゆず》），ペッパー（胡椒），シナモン（肉桂《にっけい》），パプリカ（甘唐辛子《あまとうがらし》），クミン（馬芹《うまぜり》），サフラン（番紅花《ばんこうか》），オールスパイス（百味《ひゃくみ》コショウ），クローブ（丁子《ちょうじ》），オレガノ（はなはっか），ワサビ（山葵），サンショウ（山椒），バニラなど．

■ ハーブ

茎と葉と花を利用するもの．

バジル，オレガノ，ローズマリー，ローリエ，ペパーミント，レモングラス，クレソン，コリアンダーリーフ（香菜），パセリ，マスタードグリーン（からしな），ワサビ葉，サンショウの葉，シソ（紫蘇），セロリーの葉，ニラ，ミョウガ，ヨモギなど．

成分・用途・特性

香辛料は，その特徴や働き（消臭作用，賦香作用，辛味作用，着色作用）により4つに分類される．これらの利用法，主な成分，用途，特徴と効能を示す（**表 5-10**）．

■ 消臭《しょうしゅう》作用

臭《にお》い消しをする．香辛料の独特な香りが肉や魚のいやな臭いをやわらげる効果がある．日本では昔から，サバ，アジ，イワシなどの魚の煮物にショウガを入れたり，肉の料理にはニンニクを用いることなどが伝承されている．ヨーロッパではハーブの利用が盛んである．

■ 賦香《ふこう》作用

香り付け作用がある．香辛料の香りは主として揮発油といわれる精油（エッセンシャルオイル）成分の香りである．香辛料によりその成分が異なるため，刺激的な強い香りからさわやかなものまでさまざまである．香辛料は香り付けを一義的な目的として用いられるが，消臭作用を兼ねているものも多い．**表 5-10** では作用は4つに分類されているが，その作用は重複し，香辛料を数種類ミックスさせることにより，香辛料が効果的に働くことになる．

■ 辛味《からみ》作用

辛味成分をもつものには，胃を刺激して食欲を増進させる効果がある．辛味にはトウガラシのように口中を刺激するホットな辛味と，ワサビのように鼻に鋭い刺激を与えるシャープな辛味がある．シャープな辛味のワサビや辛味のあるダイコンなどは，すりおろす前に熱を加えると辛味が消失するので，加熱し

表5-10　香辛料の分類と主な成分，用途および特徴

分類	香辛料（和名）	主な特殊・芳香成分	用　途	特徴と効能
矯臭・脱臭作用（臭み消し）	ガーリック（ニンニク）	アリルスルフィド	餃子，ラーメン，ステーキ，ジンギスカン鍋，エスカルゴ料理	胃液分泌，鎮咳，利尿，血圧降下などの生理薬理作用，抗菌作用
	ジンジャー（ショウガ）	α-およびβ-ピネン，カンフェン，ミルセン	漬け物，薬味，菓子	血行促進，利尿，脳機能の活性などの生理・薬理作用
	タイム	チモール，カルバクロール	魚，肉料理，加工品	抗酸化作用，抗菌作用，生理・薬理作用
	ローズマリー	ピネン，シネオール，ベルネオール	羊肉料理，魚介類の香草焼き	抗酸化作用，健胃効果
	ローリエ，ベイリーフ（月桂樹）	シネオール，オイゲノール	シチューなどの肉料理，加工品	発汗剤，健胃剤，皮膚疾患
賦香作用（香り付け）	オールスパイス（百味コショウ）	オイゲノール	ピクルス，シチュー，肉加工品	抗菌作用，消化促進効果，殺菌作用
	オレガノ（はなはっか）	チモール	トマト料理，（イタリア，メキシコ，ギリシャ料理）	健胃効果，鎮咳効果
	クミン（馬芹）	クミナール（クミンアルデヒド），α-およびβ-ピネン	カレーなどのインド料理，タコス，ピクルス，菓子	興奮作用，健胃効果
	クローブ（丁字）	オイゲノール，イソオイゲノール，アセチルオイゲノール	肉料理，菓子	抗酸化作用，殺菌作用，生理・薬理作用
	サンショウ（山椒）	ジペンテン，シトロネロール，ゲラニオール，サンショオール	焼き豚，ウナギのかば焼，酢味噌和え	健胃効果，食欲増進効果，消炎作用，利尿作用
	シナモン（肉桂）	シンナミックアルデヒド，オイゲノール	アップルパイなどの菓子類，コーヒー，紅茶	抗酸化作用，生理・薬理作用
	パセリ	アピオール，α-ピネン	卵，魚，肉などの甘くない料理	口臭抑制
	ミント（ハッカ）	メントール	菓子，タバコ	消化促進，鎮静効果
	ユズ（柚子）	シトラール	酢の物，菓子	動脈硬化や脳血栓の予防，食欲不振や肌あれの解消
辛味作用（辛味付け）	ガーリック（ニンニク）	アリルジスルファイド	餃子，スープ，中華料理	殺菌，消毒作用，疲労回復，脳や心臓の活性化
	ジンジャー（ショウガ）	ジンゲロール，α-およびβ-ピネン，カンフェン，ミルセン	煮魚，餃子，クッキーなどの菓子	消化促進，神経刺激作用，コレステロール低下作用
	ペッパーコショウ（胡椒）	ピペリン，シャビシン，α-およびβ-ピネン，リモネン，β-カリオフィレン	食肉加工	利尿効果，食欲増進効果
	マスタード（辛子）	アリルカラシ油（アリルイソチオシアネート）	漬け物，おでん，肉・魚料理のソース	気管支炎・神経刺激作用
	レッドペッパー（唐辛子）	カプサイシン	辣油，タバスコ，麻婆豆腐	発汗・強壮作用，炭水化物の消化促進効果
	ワサビ（山葵）	アリルカラシ油（アリルイソチオシアネート）	鮨，酢の物，和え物	発汗・殺菌作用，消化促進効果，神経刺激作用
着色作用（色付け、飾り）	クチナシ	色素：クロシン（橙）	栗きんとん，たくあん，菓子類	打ち身，捻挫の湿布や止血剤
	サフラン（番紅花）	色素：クロセチン（赤），サフラナール，フルフラール	パエリア，ブイヤベース，リゾット，魚介類のソース	利尿剤，消化器官の疾患
	ターメリック（ウコン）	色素：クルクミン（黄）ターメロン，フェナンドレン	カレー，漬け物，菓子	肝臓の治療や皮膚疾患
	パプリカ（甘唐辛子）	色素：カプサンチン，β-カロテン，クリプトキサンチン，ルティン	肉料理，漬け物，ドレッシング	消化促進効果，血管拡張効果，油脂類の抗酸化作用

ないで使用する．

■ 着色作用

着色効果のある香辛料には，赤色に染まる赤トウガラシやパプリカ，黄色のターメリックやサフランなどがある．料理は見た目の美しさも大切な要素である．赤や黄色の暖色系の色は料理に彩りを添え，食欲を促進させる効果がある．

そのほか，香辛料の多くは昔から薬用としての働きがあることが認められている．ヨーロッパではエッセンシャルオイル（精油）が民間医療やアロマセラピーに利用されてきた．アロマセラピーとはフランスで生まれた自然療法のこと（フランス語ではアロマテラピー）で，「アロマ」は芳香，「セラピー」は療法を意味し，ハーブの芳香による精神の安定，美容と健康への効果を期待するものである．アロマコロジーともいわれる．とくにカモミールやローズマリーなどの香りには鎮静《ちんせい》作用が認められている．療法としては，吸入《きゅうにゅう》法，湿布《しっぷ》法，マッサージ法，入浴法などがある．

5 菓子類 confectionery

菓子は，風土や文化，行事などに関係しながら発展してきた嗜好食品である．今では，生活になくてはならないものになっている．使用される原料は，穀類，砂糖，木の実，果実，野菜などの農産物，鶏卵，牛乳，乳製品などの畜産物，寒天などの水産物，などとあらゆる食品が利用されている．製造方法も煮る，焼く，蒸す，揚げる，練る，型に流すなど多岐にわたり，近年では機械による製造が盛んであるが，手づくりのものも多い．従来の菓子材料に加えて各種オリゴ糖をはじめとする機能性食品素材も多く用いられるようになり，嗜好食品の枠を超えて健康維持・増進に向けた展開が強まる傾向もみられる．菓子類の年間支出金額は近年微増し，食料費総支出額の約 9% を占めている[参考]．

分 類

菓子類は，和菓子，洋菓子（スナック菓子），中華菓子に大別できる．しかし種類は多岐にわたるので，分類の方法も，原料，製造方法，形態，形質，水分含量などいろいろな点から分類，整理される．

衛生管理

菓子はそのまま口に入れる食品であるので，より衛生的につくらなくてはな

参考　菓子類にいくら使う？

菓子類の 1 世帯（2 人以上）当たりの年間支出金額は 89 千円で，肉類の 97 千円に次ぎ，穀類 79 千円，魚介類 75 千円，乳卵類 49 千円，生鮮野菜 71 千円，ダイズ加工品 13 千円，果物 41 千円，油脂・調味類 47 千円，主食的調理食品 59 千円，冷凍調理食品 9 千円，飲料 61 千円，酒類 45 千円より多い（2021 年）．〔食品産業統計年報令和 3（2021）年度版（食料品の 1 世帯当たりの年間支出金額）〕．

らない．また菓子嗜好食品であることから，美観や嗜好性を高め，よりよい形状につくり上げるために，その菓子に合った甘味料，着色料，着香料，漂白剤，膨張剤，起泡剤，乳化剤，増粘剤，安定剤，保存料などの食品添加物[参考]が必要に応じて使用されることが多い．

1．和菓子　Japanese confectionery

日本の菓子の歴史は古い．弥生時代は木の実や果物，穀類を簡単に加工したものであった．とくに，室町時代からは茶の湯の普及により，季節の和菓子，繊細な細工の和菓子がつくられ，安土桃山時代には，カステラや金平糖《こんぺいとう》をはじめとする南蛮菓子と砂糖の輸入によりさらに発展した．また，冠婚葬祭の菓子として，また，現代では砂糖，卵，牛乳など幅広い食材を利用し，製造方法も多岐にわたり，嗜好品として食生活を豊かにしている．

和菓子の分類

一般的な和菓子の分類を**表 5-11** に示す．

和菓子の特性

■ 材料

米粉，小麦粉，砂糖，あん（マメ）である．

■ 茶事との関係性

茶菓子は，茶の湯で使われる菓子をいい，生菓子の練り切り，羊羹《ようかん》，干《ひ》菓子のらくがんなどがある．

■ 季節性

季節菓子は，形，色，風味などから季節感を表現したもので，3 月の桜餅，5 月のちまき，8 月の水羊羹などである．

■ 行事性

冠婚葬祭，宗教行事に結びついている菓子は，お萩，雛あられ，紅白饅頭《まんじゅう》などである．

■ 地域性

一定地域で販売されている菓子のなかには，その地方の銘菓《めいか》といわれるものが多くある．山形の「のし梅」，山梨の「信玄餅」，広島の「もみじ饅頭」などである．

参考　**食品添加物**

食品添加物は，食品の製造過程または食品の加工・保存の目的で使用される．食品添加物には，長い食経験のある既存添加物（419 品目），動植物から得られる天然香料（約 600 品目），一般に飲食されるが添加物として用いる一般飲食物添加物（約 100 品目）（これら 3 つがいわゆる天然食品添加物）と，指定添加物（厚生労働大臣が使用してよいと定めた添加物，463 品目）がある．食品衛生法によって使用基準があるものは，定められた基準に従って使用しなくてはならない．

表 5-11　和菓子の一般的分類

大分類	中分類 水分区分	小分類 製法区分	主な和菓子
和菓子	生菓子 水分 30% 以上含む	餅《もち》菓子	大福《だいふく》餅，お萩《はぎ》，団子《だんご》，草餅，くず餅，桜餅，柏餅，求肥《ぎゅうひ》，花びら餅，など
		蒸し菓子	ういろう，かるかん，くず桜，饅頭《まんじゅう》，ちまき，蒸し羊羹，など
		焼き菓子	どら焼き，きんつば，今川焼，唐饅頭《とうまんじゅう》，など
		流し菓子	羊羹，水羊羹，淡雪羹《あわゆきかん》，金玉糖《きんぎょくとう》，など
		練り菓子	練り切り，すあま，など
		揚げ菓子	あんドーナッツ，など
	半生菓子 水分 10～30%	焼き菓子	カステラ，桃山，栗饅頭，茶通《ちゃつう》，など
		流し菓子	のし梅，練り羊羹，など
		岡もの	最中《もなか》，など
		砂糖漬け菓子	甘納豆，など
	干《ひ》菓子 水分 10% 以下	焼き菓子	松風《まつかぜ》，丸ボーロ，八つ橋，小麦せんべい，など
		揚げ菓子	かりんとう，揚げせんべい，揚げ芋，など
		打ち菓子	落雁《らくがん》，もろこし落雁，など
		押し菓子	おこし，五家宝《ごかぼう》，しおがま，むらさめ，など
		掛け菓子	かりんとう，雛《ひな》あられ，源平豆《げんぺいまめ》，など
		飴《あめ》菓子	カルメラ，はっか糖，有平糖《あるへいとう》，など
		豆菓子	炒り豆，おのろけ豆，など
		米菓	煎餅《せんべい》，あられ，など

2. 洋菓子　pastry

洋菓子は，海外から伝えられた菓子である．酪農の発達とともにコムギ粉や乳製品，鶏卵を使った甘味嗜好食品としてつくられるようになり，日本では明治時代にパンが製造され，その後北海道でアイスクリームが製造された．昭和初期に製菓会社が増え，本格的に洋菓子が販売されるようになった．

洋菓子の分類

一般的な洋菓子の分類を**表 5-12** に示す．

洋菓子の特性

■ 材料

小麦粉，砂糖，乳製品，卵，バターである．

■ 香味特性

洋酒や香料が使われる．

表 5-12　洋菓子の一般的分類

大分類	中分類 水分・形態区分	小分類 製法・生地区分	主な洋菓子
洋菓子	生菓子 半生菓子	スポンジケーキ類	ショートケーキ，ロールケーキ，バターケーキ，チーズケーキ，など
		バターケーキ類	フルーツケーキ，パウンドケーキ，バウムクーヘン，など
		シュー類	シュークリーム，エクレア，など
		ペストリー類	パイ，タルト，キッシュ，など
		パイ・ワッフル類	アップルパイ，レモンパイ，パルミエパイ，ワッフル，など
		デザート類	カスタードプリン，ババロア，ゼリー，など
	干《ひ》菓子	ビスケット類	ビスケット，クッキー，ボーロ，ウエハース，など
		クラッカー類	クリームクラッカー，ソーダクラッカー，オイルスプレークラッカー，など
		チョコレート類	板チョコ，棒チョコ，フィンガーチョコ，など
		キャンデー類	キャラメル，ヌガー，ドロップ，マシュマロ，など
		チューインガム類	板ガム，風船ガム，キャンデーガム，など
		果実菓子類	マロングラッセ，など
		スナック類	ポテトチップス，コーンチップス，ポップコーン，など
	氷菓子	氷菓子類	アイスクリーム，シャーベット

3. 中華菓子　Chinese confectionary

中華菓子はもともと中華料理のデザート的な意味をもっており，料理の一分野で点心と呼ばれ，料理菓子は，肉饅頭，あん饅頭，各種ギョウザ，各種シュウマイ，花型蒸しパンなどがある．日本の中華菓子は，日本人の嗜好に合わせてアレンジされ，肉饅頭，あん饅頭，ゴマ団子，月餅《げっぺい》などがあり，ギョウザやシュウマイは惣菜となっている．

中華菓子の特性

■ 材料

小麦粉，砂糖，油脂，肉，木の実，果実などを用いる．

■ 製法特性

蒸す，炒める，揚げるの3つの製法が主体であり，焼くという製法は少ない．

6 嗜好飲料類

嗜好飲料には，茶，コーヒー，ココア，清涼飲料などがあり，それらの色や味や香りに加え，飲んだときの爽快《そうかい》な気分を楽しむ食品として重要である．水分の摂取としての重要性に加え，緑茶やコーヒーなどのように含まれる成分の3次機能が明らかになり，その健康への効果が注目されているものもある．

1 茶 tea

茶は，ツバキ科の常緑灌木《かんぼく》である茶樹の若芽や若葉を原料とし，加工したものの浸出《しんしゅつ》液を飲料とするものである．このほか，「茶」という呼称は，ドクダミ「茶」のように，本来の茶樹ではない葉の製品や浸出液にも用いられている．また，中国で古くから発達した甜茶《てんちゃ》補足のように，植物名を冠したのではなく，ユキノシタ科，アカネ科，ブナ科などの植物の葉を利用した飲料の総称名とした使われ方もある．しかし，茶樹の葉を原料とするものが主体であるので，ここではそれらについて述べる．

補足
茶樹ではない木の葉からつくられた甘い茶で薬用茶の1つ．

分類

製造方法により，不発酵茶，半発酵茶，発酵茶などに大別される（**図6-1**）．発酵とは，本来微生物の作用によって嗜好性などが向上する現象を指す．茶の製造では，生葉中に含まれる酸化酵素などの働きを利用しており微生物は関与しないが，慣習的に発酵と称している．ただし，図には示していないが，茶のなかには微生物発酵茶として，プーアル茶，富山黒茶，阿波《あわ》番茶，碁石《ごいし》茶などもある．茶樹の原産地は中国の雲南《うんなん》地方とインドのアッサム地方といわれる．熱帯種と温帯種に大別され，インドやスリランカ産の熱帯種はタンニンを多く含み，渋味が強く紅茶に適する．日本産や中国産の温帯種は淡白な味で甘味が

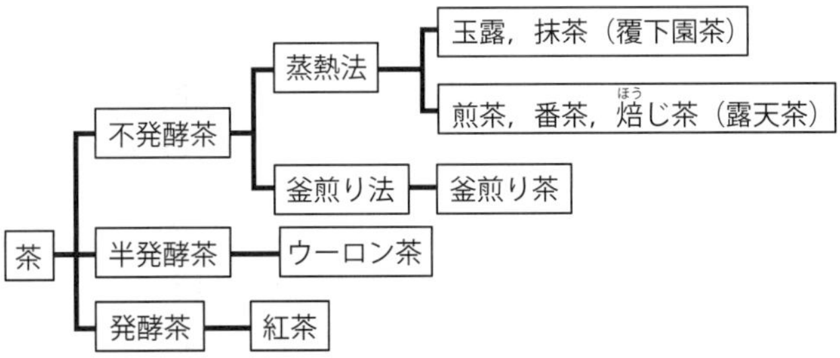

図6-1 茶の種類

あって香りがよく，タンニンよりも色素化合物が多く緑茶に適する．

1. 緑　茶　　green tea

不発酵茶である緑茶は，茶摘《ちゃつ》み（摘採《てきさい》）直後の茶葉《ちゃば》を蒸気または火熱により熱し，茶葉中の酸化酵素を失活させて酸化を防いだのち，萎《しお》らせ（萎凋《いちょう》），よく揉《も》んで（揉捻《じゅうねん》），乾燥させたものである．酵素が作用しないので，クロロフィルやカロテノイドの色素が保持されて茶葉は緑色を示す．

種　類

蒸気による蒸し製と，釜《かま》で炒《い》る釜炒り製があるが，現在わが国で製造されている大半の緑茶は蒸し製である．一方，中国の緑茶はほとんどが釜炒り茶である．

玉露《ぎょくろ》・抹茶《まっちゃ》：覆下《おおいした》茶園と呼ばれる被覆《ひふく》栽培によって，軟らかい鮮緑色の上質な葉を使用してつくる．粉末にしたものが抹茶で，茶の湯に使う．

煎茶《せんちゃ》：被覆しないで栽培した露天《ろてん》茶であるため，やや硬化した芽から製造し，生産量がもっとも多い．一番茶を新茶という．

番茶《ばんちゃ》：煎茶製造で二番茶以降の硬くなった茶葉から得られる茶．

焙《ほう》じ茶《ちゃ》：番茶や煎茶を焙煎《ばいせん》し，独特の香りを付けた茶．

玄米茶《げんまいちゃ》：炒った玄米を混合したもの．

成　分

緑茶の呈味《ていみ》成分はアミノ酸を主体に，テアニン，カフェイン，カテキン類，糖類などである．テアニン（γ-グルタミルエチルアミド）は茶葉のみに含まれ，うま味に寄与する成分である．アミノ酸ではグルタミン酸とアスパラギン酸が含まれ，これらもうま味の形成に役立っている．カフェインは苦み成分の主体であるとともに，覚醒作用や利尿作用がある．カテキン類は渋味と苦味に寄与し，抗酸化作用などの生理作用も有する．緑茶（煎茶葉）はミネラルとしてはマンガン（55 mg%）が多く，ビタミン類ではプロビタミンA（β-カロテン当量，13,000 μg%；RAE，1,100 μg%）が多い[参考]．抹茶や食べる茶は無論のこと，煎茶の浸出液でも量的には少ないがβ-カロテンが認められる．ビタミンB_2（1.43 mg%）やビタミンC（260 mg%）も多いが，溶出するビタミンCは，浸

参考　**クロロフィルは湯に溶ける?**

クロロフィルやプロビタミンAであるβ-カロテンは，脂溶性であるので湯中には溶出しない．しかし，緑茶の浸出液は鮮やかな緑色を示す．茶を製造するときに蒸した葉をよく揉む（揉捻する）ので，そのとき茶葉組織が崩れる．乾燥した茶葉に湯を注ぐと崩れた細かい組織が湯中に分散するので，浸出液は軽く濁りのある鮮緑色を示す．日本食品標準成分表2020年版では，浸出液のカロテン類は推定値で0としているが，β-カロテンが認められる．

出液 100 g 当たり，玉露で 19 mg，煎茶で 6 mg 程度であり，葉酸も多い（玉露 150 μg，煎茶 16 μg）[参考].

香りの成分は数百種類知られているが，青葉様の香りの *cis*-3-ヘキセノール，ノリ様の香りのジメチルスルフィド，ごく微量でいれたての茶らしい香りに寄与する 4-メルカプト-4-メチル-2-ペンタノンなどが特徴的である.

2. 紅　茶　black tea

紅茶は発酵茶で，茶葉を萎凋させたのち揉捻《じゅうねん》して発酵させ，十分に酸化酵素を作用させて製造する．この過程でクロロフィルは分解されるため，緑色は失われる．紅茶は世界各地で飲用され，緑茶よりも広い需要がある.

主産地

わが国における紅茶の生産はわずかであるが，静岡，鹿児島，佐賀などでつくられる．大部分はスリランカ，インド，中国などからの輸入品である．スリランカ産の紅茶はセイロン茶と呼ばれ，一般に品質がよく，とくに栽培地の高度が 1,200 m 以上の高地産のものがもっとも優良品とされる.

種類・成分

主な産地別の種類としては，インドのダージリン，アッサム，スリランカのウバ，中国のキーモンなどがある．また，茶葉のサイズおよび仕《し》上《あげ》の形状別の種類として，オレンジペコー（OP，7〜11 mm 程度），ペコー（PEKO，3〜5 mm），ブロークンオレンジペコー（BOP，2〜3 mm），ブロークンオレンジペコーファニングス（BOPF, 1〜2 mm），ダスト（D, 0.5〜1 mm），CTC（Crush：つぶし，Tear：引き裂き，Curl：丸め）があり，近年ティーバックに適した CTC が増加している.

紅茶には特有の渋味や苦味があるが，渋味はカテキンを主とするタンニン物質による．タンニンの含量は茶のなかではもっとも多く，茶葉 100 g 当たり 11.0 g である．苦味成分はカフェインである．発酵中に酸化されるため，ビタミン C は失われる.

独特の赤みがかった色は，発酵中にカテキン類が酸化縮合したテアフラビン（橙赤色）やテアルビジン（褐色）による.

紅茶の香りの成分は約 200 種類が知られている．その主体は *cis*-3-ヘキセ

参考　**高ビタミン C はストレス対策のためか**

茶葉のビタミン C 含量は，露天で育てる煎茶では 260 mg% と多く，覆《おお》いをして日陰で育てる玉露では 110 mg% である．高含量の理由は不明だが，抗酸化作用を示すビタミン E 含量も 78.6 mg% と高いこともあり，茶葉が日光にさらされて生成する活性酸素の影響を抑制するためにつくり出されたのかもしれない.

ノールなどのアルコール類に加え，アルデヒド類，エステル類による新鮮な香りも関与している．芳香の強い品種にはリナロール，ゲラニオールなどが多く含まれる．

3. 中国茶　Chinese tea

種　類

中国茶には釜炒りの緑茶，黄茶，黒茶（堆積《たいせき》発酵，微生物発酵ともいう）のほかに，半発酵茶（白茶や青茶），発酵茶の紅茶などがあり，種類の多さが特徴といえる．

ウーロン茶は中国茶の代表的な半発酵茶で，青茶の一種であり，鉄観音，包《パオ》種《チュン》なども青茶である．半発酵茶は緑茶や紅茶の中間で，茶葉を日光にさらし，多少萎凋させ，酵素をある程度作用させたのち，炒って発酵を止めたものである．台湾では発酵程度が低く，緑茶に近いものをパオチュン茶（包種茶）という．

成　分

呈味成分としては，ほかの茶類と同様にカフェインとタンニンが含まれ，紅茶同様にビタミンCは含まれない．

高級なウーロン茶の香りはゲラニオール，フェニルエタノール，ベンジルアルコールなど，バラ様の甘い花香をもった化合物やジャスミンラクトンなどのジャスミン様の香気成分を含むことが特徴である．また，釜炒り茶には蒸熱製緑茶に比べ，爽やかな香りのリナロールは少ないが，焙煎《ばいせん》香気である香《こう》ばしい香りのピラジン類が含まれる．

2　コーヒー　coffee

アカネソウ科の常緑灌木であるコーヒーの樹の果実から，外皮や果肉を除去し，種子（コーヒー生豆）を乾燥させ，焙煎し（炒り豆），粉末にしたものがレギュラーコーヒーであり，通常，熱湯で抽出して飲用する．インスタントコーヒーはレギュラーコーヒーの抽出液を噴霧乾燥または凍結乾燥し，粉末もしくは顆《か》粒《りゅう》状にしたものである．

種　類

コーヒーの樹は熱帯地方で広く栽培されており，生豆は品種や産地により特徴がある．品種としては，「アラビカ種」「ロブスタ（カネフォーラ）種」および「リベリカ種」であるが，リベリカ種はあまり流通していない．生豆の生産量が最も多いのはブラジルで，ベトナム，コロンビア，インドネシアと続く．産地や品種により酸味や苦味，香りなどが異なることから，名称には産地名を用いることが多い．さらに，コーヒーの風味は焙煎の度合いの影響が大きく，一般に浅炒りでは酸味が，深炒りでは苦味が強くなる．

成 分

コーヒーの独特の風味成分は，焙煎の過程で生豆に含まれる糖類やアミノ酸などが加熱反応することにより新たに生成する．抽出液の苦味はカフェイン，苦渋味はタンニンであるクロロゲン酸による．酸味〈補足〉はクエン酸，リンゴ酸，酢酸，キナ酸などによる．茶と同様，カフェインによる興奮作用や利尿作用がある．クロロゲン酸には抗酸化作用がある．香気成分はフラネオール，2-フルフリルチオール，アルキルピラジン類などが明らかになっている．

> **補足**
> 酸味は焙煎によってはじめて生成する．加熱により糖から有機酸が生成されるが，加熱を続けることによって揮発性有機酸が散逸し，炭化した組織による収着（吸着と吸収）が生じるため有効な有機酸量が低下して酸味は弱くなる．浅煎りから中煎りで最も酸味が増し，深煎り以降は酸味が弱まる．酸味を多く含むコーヒーほど高品質とされる．

3 ココア cocoa

アオギリ科の常緑灌木《じょうりょくかんぼく》であるカカオ樹の種子がカカオ豆である．カカオの果実は黄色，暗赤色，紫色などのラグビーボール様の形状をしており，中に20～50個の種子が入っている．カカオ豆を発酵後に乾燥し，殻や胚芽を除去した胚乳部分をアルカリ処理と焙炒を行い磨砕してカカオマス〈補足〉とし，脂肪分の半分以上を搾《しぼ》った後に乾燥・粉末化したものがココアである．

> **補足**
> ココアの原料であるカカオマスには，エピカテキン，カテキン，プロシアニジンなどのポリフェノール類が多く含まれている．細胞膜を構成する脂質を酸化する有害な活性酸素は，がん・動脈硬化・糖尿病などの生活習慣病や老化などを引き起こすとされる．これらのカカオマスポリフェノールは，疾病モデルの動物実験から活性酸素の消去能があり，有効であることが認められている．

種 類

市販のココアにはココアパウダー（ピュアココア）と調整ココア（ミルクココア）とがある．調整ココアは乳製品や砂糖を加え，湯を注いだときにきれいに分散しやすいように加工されている．

成 分

ココア（ピュアココア）は脂肪含量（21.6%）が茶やコーヒーに比べて高く，タンパク質（18.5%）と炭水化物含量（42.4%）も多い．食物繊維（23.9%）や鉄（14.0 mg%）などのミネラル類の含量も高い．茶やコーヒーと異なり，抽出液ではなく溶解してすべて飲用するため，含まれる栄養成分をすべて摂取することができる．苦味成分として，カフェインに構造が似ているテオブロミンを含んでいるが，カフェインよりも刺激性や興奮作用が弱い．チョコレートは胚乳部分を粉砕し，十分磨砕しカカオマスにカカオ脂や粉乳，砂糖などを加えてつくる．

4 清涼飲料 soft drink

食品衛生法では，アルコールを含まず（1% 未満），乳酸菌飲料，発酵乳のような乳および乳製品を除く飲料を清涼飲料としている．

種 類

炭酸飲料と非炭酸飲料に分類され，非炭酸飲料には果実飲料，茶系飲料，スポーツドリンクおよびミネラルウォーター類などがある．

▲炭酸飲料　carbonated drink

JAS 規格では，炭酸飲料は，食品製造用水に二酸化炭素を圧入したもの，また，これに甘味料，酸味料，フレーバーなどを加えたものである，香りや味を整えるためのフレーバリングには，次の 4 種類が使われる．

①香料

②果汁または果実ピューレ

③植物の種実，根茎，木皮，葉，花，またはこれらの抽出物

④乳または乳製品

フレーバリングしていない炭酸飲料としては炭酸水，フレーバリングしたものとしてはサイダー，ラムネ，フルーツソーダ，コーラ，ジンジャーエール，クリームソーダなどがある．コーラはもっとも生産量が多く，コーラの樹の種実（コーラナッツ）から抽出したエキス，またはコカの葉の抽出エキスを原料とする．現在はコーラナッツのエキスはほとんど含まれていない．コカの葉抽出物にはコカインが含まれるが，これは除去される．原料のエキスに，肉桂《にっけい》油（シナモン），オレンジ油，レモン油，カフェイン，糖分，酸味料（リン酸，クエン酸，リンゴ酸），着色料（カラメル）などを加え，炭酸ガスを注入したのち，ビンや缶に詰めて製品とされる．

▲果実飲料　fruit juice drink

果実飲料は JAS 規格により，果実分が 10% 以上含まれるものと規定され，濃縮果汁，果実ジュース，果実ミックスジュース，果粒入り果実ジュース，果実・野菜入りミックスジュース，果汁入り飲料の 6 種類に分類される．使用される果実のうちオレンジ，ウンシュウミカン，グレープフルーツ，レモン，リンゴ，ブドウ，パインアップル，モモの各ジュースには個別の JAS 規格が定められている．

▲スポーツドリンク　sports drink

スポーツドリンクは，発汗により失われる水分や電解質の補給に利用される．エネルギー補給のために糖分が加えられている．ミネラルではナトリウムやカリウムが多く，カルシウムやマグネシウムを添加したものもある．ビタミンではビタミン C が添加されていることが多く，ビタミン B 群やアミノ酸を含むものもある．いずれの製品も飲用後の吸収速度を上げるために，成分濃度を体

液の浸透圧に等しく調整している.

▲ミネラルウオーター類　mineral water

ミネラルウォーター類とは，食品衛生法では「水のみを原料とする清涼飲料水をいう」とされており，二酸化炭素を注入したものやカルシウムなどを添加したものも含まれる．ミネラルウォーターの水質は，殺菌・除菌の有無によりそれぞれ規格が定められている．農林水産省が設定した品質表示ガイドラインで，原水の採水場所や処理方法により，①ナチュラルウォーター，②ナチュラルミネラルウォーター，③ミネラルウォーター，④ボトルドウォーターまたは飲用水の4種類に分類されている.

5 その他の嗜好飲料

食品成分表には，甘酒，昆布《こぶ》茶，麦茶などが収載されている．甘酒は米麹，米飯，水を混和し，50〜60°Cで12〜24時間保温し，デンプンを糖化してつくられた日本古来の飲料であり，アルコール分をほとんど含まない．昆布茶は粉末品が市販されており，食塩が添加されているものが多く，これに熱湯を注ぎ飲用する．麦茶はオオムギ（六条種）を焙煎したもので，加熱沸騰させ飲用するが，水出しのものや濃縮タイプのものなどが市販されている.

7 アルコール飲料類

発酵食品とは，素材であるコメやダイズなどに微生物を作用させ，保存に耐えられるような形にしたものである．清酒，味噌，醤油などは日本の代表的な微生物利用食品である．欧米に発達したチーズやワイン，ビールなども微生物を利用して独特の風味のある食品をつくりだしている．微生物が食品に作用すると，素材にはなかった新たな香りや味や物性が付与され，食品の品質が向上する．発酵食品の歴史は古く，文明との深いかかわりがあり，地域の特性や社会性を反映している食品が各地でみられる．

紀元前 3000～2000 年頃に，バビロニアやエジプトではパンの風味をよくするために発芽したオオムギを用いていた．その麦芽のパンを水に浸し，自然に発酵させたものが古代のビールである．またこれよりも以前に，メソポタミアのシュメール人の残した粘土板の文字やエジプトの第五王朝の墓の壁画などにも，古いビールづくりの様子が記録されている．本章では微生物利用食品のうち，世界的に共通し，種類の多いアルコール飲料について取りあげる．

1 アルコール発酵とアルコール飲料

酒は，糖またはデンプンの糖化物を原料とし，酵母（*Saccharomyces cerevisiae*）によるアルコール発酵現象を利用してつくられる．それぞれの地域で，さまざまな原料から，発酵方法を工夫して，各種のアルコール飲料がつくられている．

発酵方法の種類

アルコール発酵の直接の原料は糖である．果実のように，ブドウ糖（グルコース）や果糖（フルクトース）を含むものでは，これらの成分に酵母が働いてアルコールを生じる．穀類やイモ類のようにデンプンが主成分のものでは，まずデンプンを糖に変えなければならない．この過程が糖化である（**図 7-1**）．**表 7-1** のように，発酵原料によってアルコール飲料の製造法，とくに発酵様式が異なる．

醸造酒と蒸留酒

醸造酒は，酵母の働きで発酵させた発酵液や，濾過《ろか》したものをいう．アルコール分は 20% 以下で，糖分やデキストリンなどのエキス分によって軟らかい口あたりや風味をもつ．ワイン，ビールなど，世界的に広く飲まれている酒の多

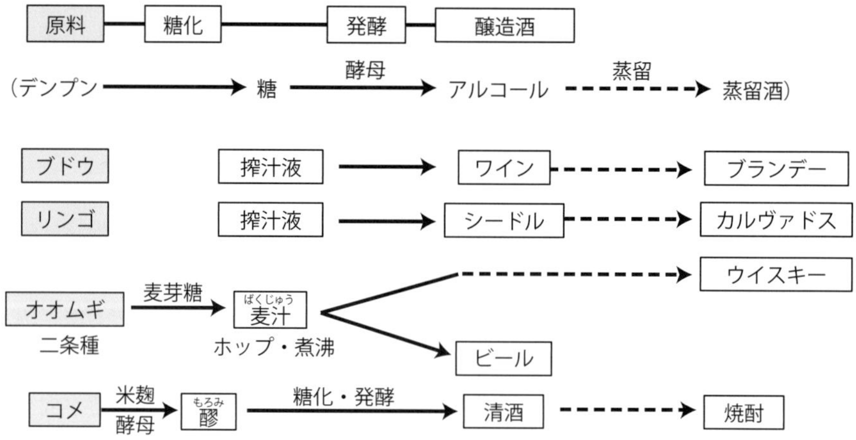

図 7-1　アルコール飲料の製造過程

表 7-1　アルコール飲料の発酵様式

発酵の様式	糖化工程	アルコール発酵工程	工程の進み方	例
単発酵	なし	酵母で直接発酵	発酵工程のみ	ワイン，リンゴ酒など
単行複発酵	まずデンプンを糖化	ついで酵母で発酵	糖化と発酵が別	ビールなど
並行複発酵	麹菌でデンプンを糖化しながら酵母で発酵		糖化と発酵が一緒	清酒

くは醸造酒である．

蒸留酒は，発酵した酒やしぼり粕《かす》を原料とし，蒸留してアルコール分を高めたもので，一般にはスピリッツといわれるものである．エキス分〈補足〉は少なく，淡白な口あたりになり，強いアルコールの刺激と特有の芳香が特徴である．原料別に次のように整理される．

補足
酒税法では 15°C で，原容量 100 mL 中に含まれる不揮発成分のグラム数を‘度’といい，スピリッツ類で 2 度未満，リキュール類で 2 度以上とされる．エキス分の主体は糖分，デキストリン，タンパク質，アミノ酸などである．

穀類：ウォッカ，ジン，焼酎《しょうちゅう》，泡盛《あわもり》など
果実：ブランデー，カルヴァドスなど
糖蜜：ラムなど

さらに，リュウゼツラン（竜舌蘭）からつくるテキーラ（メスカル），ヤシの樹液などを原料とするアラックのように，さまざまな原料の発酵液を蒸留した蒸留酒もある．

このほかに，混成酒（混合酒）がある．これは，醸造酒または蒸留酒をベースに甘味料，香料，動植物やその抽出液などを加えたものである．本みりんや，薬事法の適用を受ける薬用酒も，混成酒の一種である．カクテルなどに使われるリキュールも混成酒で，ペパーミント，チェリーブランデー，キュラソーなど種類が多い．

酒税法による酒類

酒税法では，アルコール分を1度（容量%で1%）以上含む飲料を酒類《しゅるい》〈補足1〉といい，酒税の対象としている．酒類は発泡性酒類，醸造酒類，蒸留酒類および混成酒類に大別され，さらにたとえばビールや発泡酒が含まれる発泡性酒類は，麦芽比率などにより区分され，その区分ごとに税率が異なっている．

補足1
「溶解してアルコールが1%以上となるような粉末を含む」という規定があり，粉末酒も対象としている．

2 清　酒　sake

清酒は日本酒ともいわれる日本古来の醸造酒であり，精白米を原料としてコメのデンプンを麹《こうじ》菌（*Aspergillus oryzae*）[参考1]により糖化させ，酵母によるアルコール発酵を同時に進行させる並行複発酵により製造する．穀類の糖化にカビを用いる醸造の工程は東アジアに広くみられるが，中国や朝鮮半島では麦麹を用いており，米麹を用いるのは清酒の特色である．具体的な製造工程としては，米麹をつくり，蒸した精白米〈補足2〉に水や酵母を加えて酒母《しゅぼ》（酒の元）[参考2]とし，そこに蒸米，麹，水を数回に分けて加えてもろみをつくり発酵熟成させ，圧搾，ろ過などを経て生酒となり，殺菌（火入れ）により製品となる．

補足2
酒造好適米は，一般に米粒が大きく中心部の白色部分（心白《しんぱく》）が大きくタンパク質含量が低いコメとされ，山田錦（兵庫県），雄町《おまち》（岡山県），五百万石（石川県），亀の尾（新潟県）などがよく知られている．大吟醸酒では，原料米の精白歩留まりは50%未満，コメによっては35%にして心白を用いる．

種　類

酒税法では，アルコール分22度未満で使用原材料などの規定がある清酒とそれ以外の合成清酒に分類される．清酒の製法品質表示基準（平成15年10月31日一部改正，平成16年1月1日適用）によると，特定名称の清酒には吟醸酒〈補足3〉，純米酒，本醸造酒がある．これは**表7-2**に示すように，原料や製造方法の違いによって8種類に分類される．

以上の区分のほか，加熱処理がされていない生酒，加水調整をしていない原酒など，製法の違いによって各種の呼称が用いられている．

補足3
果実のような芳香（吟醸香）をもつ．主な香気成分はイソアミルアセテート（酢酸イソアミル）とカプロン酸エチルである．

参考1　**麹《こうじ》と糀《こうじ》**

中国大陸ではムギにコウジカビを生育させるので，“麹”（または麴）の字が用いられたが，日本では米麹が発達したため，“糀”の字（国字）がつくられた．

参考2　**酒母は清酒の元**

酒母の中では，麹菌が蒸し米のデンプンを糖化してブドウ糖を生成し，そのブドウ糖を栄養源に酵母が盛んに増殖し，アルコール発酵を進めるための，清酒づくりの元になる．別途準備している蒸米，麹，水に酒母を3回（3段仕込み）または5回（5段仕込み）に分けて加えてもろみ（醪）をつくる．ここで本格的発酵が進む．おおむね1か月後くらいに醪を搾《しぼ》り新酒ができあがる（これを純米酒，搾る前にアルコールを添加する場合は本醸造という）．その後，おり引き，ろ過，火入れ（50~65℃で熱処理），貯蔵，割水（アルコール濃度を20%前後に下げて味を整える．割水しないものを原酒という），火入れ（加熱殺菌）して清酒になる．まったく加熱処理していないものを生酒という．

表 7-2　清酒の分類

特定名称	原　料	精米歩合	香味等の要件
吟醸酒	米，米こうじ，醸造アルコール	60% 以下	吟醸造り，固有の香味，色沢が良好
大吟醸酒	米，米こうじ，醸造アルコール	50% 以下	吟醸造り，固有の香味，色沢が特に良好
純米酒	米，米こうじ		香味，色沢が良好
純米吟醸酒	米，米こうじ	60% 以下	吟醸造り，固有の香味，色沢が良好
純米大吟醸酒	米，米こうじ	50% 以下	吟醸造り，固有の香味，色沢が特に良好
特別純米酒	米，米こうじ	60% 以下又は 特別な製造方法	香味，色沢が特に良好
本醸造酒	米，米こうじ，醸造アルコール	70% 以下	香味，色沢が良好
特別本醸造酒	米，米こうじ，醸造アルコール	60% 以下又は 特別な製造方法	香味，色沢が特に良好

※すべての清酒とも，こうじ米使用割合 15% 以上

（国税庁：「清酒の製法品質表示基準」の概要．https://www.nta.go.jp/taxes/sake/hyoji/seishu/gaiyo/02.htm より）

成　分

アルコール発酵により生ずるエタノールなどのアルコール類や乳酸，コハク酸などの有機酸，グルコースやマルトースなどの糖類を含む．タンパク質はアミノ酸にまで分解され，味に影響を与えている．エタノール含量は一般に 15～16%，原酒では 19～20% と濃厚である．香気成分としてはエステル類，アルデヒド類，ケトン類などがあり，これらが複雑に作用しあって，微妙な香りを醸《かも》しだしている．清酒中にはコウジ酸はじめいろいろな機能性成分[参考]が存在していることが知られている．

3　ビール　beer

麦芽とホップ〈補足〉と水とムギを主原料として発酵させた二酸化炭素を含むアルコール飲料である．麦芽のアミラーゼによってムギのデンプンを糖化した麦《ばく》汁《じゅう》にホップを加えて加熱した後，ビール酵母《こうぼ》で発酵させてブドウ糖をアルコールと二酸化炭素に変える．糖化の後にアルコール発酵させた単行複発酵酒である．独特の苦味と芳香はホップによる．酒税法では，アルコール分が 20 度未満のものとなっている．

補足
ホップは，アサ科カラハナソウ属のつる性多年草で，乾燥させた雌株のマツカサ様の花を使う．ザーツ系とハラトウ系，カスケード系が知られている．日本では，岩手，秋田，山形などでつくられるが，輸入品が多い．ビールの爽快《そうかい》な苦味，独特の香り，清澄さ，泡もちに重要で，雑菌の繁殖を抑え，ビールの保存性を高める働きがある．

参考　清酒の機能性成分

清酒中にあるコウジ酸，アルブチン（フェノール性配糖体），遊離リノール酸は，肌のしみになるメラニン色素を生成するチロシナーゼの働きを阻害して，美白効果がある．ジペプチド（バリルチロシン）は，市販降圧剤であるカプトプリルと同等の効果を示す．毎日飲酒する人はがんに対するリスクが少ないとする疫学調査結果がある．また，酒粕中にあるL-トランスエポキシコハク酸を含む数種の物質は，カテプシンL（骨粗鬆症の原因：骨コラーゲンがカテプシンLによって過度に分解され，カルシウムが漏れ出して起こる）を阻害する作用がある．難消化性タンパク質（レジスタントプロテイン）が食物繊維機能を示すことも知られている．

種　類

一般にはオオムギ（二条種）が原料であるが，コムギを用いたものもあり，原料，発酵法の違いなどによって多くの種類がある．日本では麦芽のほか，コメやコーンスターチが加えられることもある．コメなどの副原料の重量合計が麦芽重量の50%を超えると，酒税法ではビールとは別の酒類となり，発泡酒として扱われている．ビールより安価で，近年消費が伸びている．

上面発酵ビール（エール）と下面発酵ビール（ラガー）：日本のビールは大部分が下面発酵ビールであり，世界的にもこのタイプの生産が多い．イギリスのスタウトやドイツのバイツェンは上面発酵（補足）によってつくられる．

淡色ビールと黒ビール：ビールの色は麦芽の焙焼《ばいしょう》の程度によって異なる．黒ビールは普通のビールに比べて麦芽を100°C以上で加熱するため，糖分がカラメル化して濃厚な色調となる．

ドラフトビールとラガービール：本来はドラフトとは「樽から出した」，ラガーとは「保存熟成させた」を意味する（下面発酵醸造は低温で貯蔵してつくることから名付けられた）．わが国では一般にドラフトビールは生ビールともいい，加熱殺菌（パストリゼーション）をしていないビールである．発酵後のビールは酵母が残存しているため変質しやすいので，瓶詰や缶詰とするものでは，ミクロフィルターで酵母をろ過《か》して保存性をもたせている．

補足
上面発酵ビールは，発酵終了時に，酵母が液汁の表面に浮く上面発酵酵母を使ってつくったビール．下面発酵ビールは，液汁の下に沈む下面発酵酵母を使ってつくったビール．

成　分

主成分はアルコールとエキスである．アルコールは3～8%，エキス分は1～6%含まれる．エキス分の大半はデキストリン，オリゴ糖類および麦芽糖（マルトース）などである．

苦味はホップから溶出したルプロンやフムロンが，加熱されて異性化したイソフムロンが主体である．そのほか，フムロンの同族体であるコフムロン，アドフムロンなども苦味に関係している．口あたりのよさに関係する爽快感は二酸化炭素の刺激によるところが大きい．ビールの香気成分は酵母の発酵により生ずるエタノールや酢酸エチルおよび各種の脂肪酸エチルエステルなどである（参考）．

参考　ビールの泡

ビール瓶の中には，大気圧の2倍の二酸化炭素が溶けている．開栓すると気圧差で微小気泡が発生し，コップに注いだ細かい泡はビールから逃げる二酸化炭素を閉じ込める働きをする．泡の正体は，ビール中の気泡タンパク質（オオムギのアルブミンやグロブリンの部分分解物）とホップからのイソムフロンの複合体である．冷え過ぎたビールでは二酸化炭素の刺激が少なく，逆に生温いと泡が多く，爽快感がない．飲み頃の目安は，夏季6～8°C，冬期10～12°Cでもっともよい泡立ちになる．

4 ワイン（ブドウ酒） wine

もっとも古い酒といわれる果実酒の代表的なものがブドウを原料とするワインである．ワイン用のブドウにはヴィニフェラ種とラブルスカ種が利用される（品種名はp. 114の参考1を参照）．

ヴィニフェラ種：西アジアを中心に原生していた野性のものを，ヨーロッパで改良した品種である．メソポタミヤ文明のなかで最初につくられたワインは，この品種によるものである．

ラブルスカ種：アメリカ大陸系のブドウで，その後各地で改良された品種が生まれている．

西アジアからヨーロッパに伝えられたワインは，ローマ帝国の時代を経て，ヨーロッパ各地に伝えられ，ボルドーやブルゴーニュ（フランス），ラインやモーゼル（ドイツ）などの銘醸《めいじょう》地《ち》を生みだした．日本の主な輸入相手国は，チリ，フランス，イタリア，スペイン（輸入量順）で，全輸入量の80%以上を占め，最近は南半球のオーストラリアなどからの輸入も増加している．

製造原理と貯蔵：ワインは，果汁中の糖分がブドウ酒酵母によってアルコール発酵してつくられる．発酵方法は単発酵であるが，アルコールやブランデーを加えたり，さらに糖分，香味料，色素，植物の抽出液などを添加したものもある．発酵直後の生ワインを樽などに入れて熟成すると，味や香りがまろやかになる．貯蔵熟成期間は白ワインでは12〜15℃で1〜2年，赤ワインは15〜20℃で2〜3年を要する．その後瓶《びん》詰めし，瓶熟成を行う．貯蔵せずに出荷するものが新酒（ヌーボー）である．一般的には古いワインほどよいといわれるが，ブドウの生産時の品質と生産年次の差によるところが大きい．

種類

世界各地にはさまざまなワインがあり，味や瓶の形，国による規格の違いなど，それぞれ異なっている．

酒税法による分類：日本の酒税法では，ワインは，果実またはこれに糖やブランデーを加えて発酵させた果実酒と，発酵した液に糖や香味料などを加えた甘味果実酒とに分けている．果実が原料であればこのどちらかに区分されるので，シードル（リンゴ酒）など，ブドウではない果実を原料としたものも果実酒に含まれる．

色による分類：赤または黒色系のブドウの果汁を果皮や種子とともに発酵させて，果皮のアントシアン色素が溶出したものが赤ワイン，緑または赤色系のブドウの果皮や種子を除いて果汁だけを発酵させたものが白ワインである．赤ワインと白ワインの中間の色調をもつロゼワインは，発酵の途中で果皮や種子を取り除き，さらに発酵させてつくられる．

味による分類：甘口，辛口，およびその中間と，3段階ないし5段階に分ける．

赤ワインは皮や種子に含まれるタンニンが溶出するため，渋味の強いものもある．辛口（ドライワイン）は，甘味が少なく酸味の強いものが多い．

非発泡性ワインと発泡性ワイン（スパークリングワイン）：もっとも多く飲用されている一般のワインは，二酸化炭素をほとんど含まない非発泡性ワインである．発泡性ワインはスパークリングワインといわれ，ビン発酵法とタンク発酵法の2種がある．前者はワインに砂糖と酵母を加えて密栓したビンの中で2次発酵させ，二酸化炭素を常圧以上にビン内に含ませ，開栓時に激しく泡立つワインである．フランスのシャンパーニュ地方のシャンパンが代表的なものである．タンク発酵法は耐圧密閉タンクの中で2次発酵を行う方法で，ドイツのゼクトやイタリアのスプマンテなどが該当する．

成　分

一般のワインのアルコール含量は8～15%程度である．ポートワイン，マディラワインのような，アルコール，ブランデーなどを加える強化ワインでは20%を超えるものもある．甘味はブドウ糖と果糖が主体で，ヌーボー（新酒）のように発酵程度の浅いものでは，原料ブドウの甘味が残っているものが多い．ワインの酸味は官能的にも品質に影響を与える重要な成分であり，酒石酸がもっとも多く，カリウムと結合して酒石として沈殿する場合がある．そのほかにリンゴ酸や乳酸などが含まれる．赤ワインの渋味はカテキン類が縮合したタンニンにより，赤色は果皮のアントシアニン（エニン）が重合したものによる．エニンには活性酸素消去能が，ポリフェノールであるレスベラトロールには，抗酸化性[参考]があり，発がん抑制，血小板凝集抑制，LDL酸化防止などの機能がある．

保　存

樽による保存の後，ビン詰めしてからも，ビンは横にしてさらにビン熟成させる．ワインのビンを横にしておくのはコルク栓が乾燥し，そこから空気が入るのを防ぐためである．空気が入るとワインが酸化したり，表面に産膜酵母が生じたりする．ワイン醸造ではメタ重亜硫酸カリウム（$K_2S_2O_8$）を加え，発生する亜硫酸ガス（SO_2）によって酸化や褐変を防止し，細菌の増殖を抑制している．ラベルには醸造地，産地，畑，醸造場，ブドウの品種などが明示され，

参考　**ワインの機能性のフレンチパラドックス**

赤ワインをよく飲んでいるフランス（1日平均約200 mL）では，ほかの欧米諸国と同じように動物性脂質の摂取量が多いにもかかわらず，動脈硬化や心臓疾患などの循環器系の病気による死亡率が低いことがWHO（世界保健機構）の調査でわかった．ワインを飲んでいれば虚血性心疾患症のリスクが上がらないことになり，一見間違っているように思えるがよく考えると正しいフレンチパラドックスとして注目されている．ワイン，とくに赤ワインはフラボノイドやアントシアニンなどを含む．これらはポリフェノール類であり，有害な活性酸素に対し抗酸化作用を示す．赤ワインのポリフェノール効果がフレンチパラドックス（一見矛盾しているように思えるがよく考えると正しいこと）の要因の1つと考られている．ただし，二日酔いするほど飲むと死亡率は2倍に跳ね上がるとされる．

フランスやドイツ，イタリアでは公的な保証を行っている．

5 焼《しょう》 酎《ちゅう》 shochu

コメ，ムギ，イモ類などのデンプン質原料を白麹菌《しろこうじきん》や黒麹菌《くろこうじきん》などを使った麹《こうじ》で糖化しながら酵母で発酵（並行複発酵）させ，蒸留してつくる日本独自の蒸留酒である．清酒製造の副産物である酒粕を蒸留したものもある．蒸留酒である焼酎の歴史は清酒よりも新しく，沖縄を経て九州に伝えられてから発達した．このため単式蒸留焼酎の主な生産地は宮崎，鹿児島，大分（生産高順）で，全国の約 80% を生産している．

種類・特徴

蒸留方法の違いによって，酒税法では連続式蒸留焼酎と単式蒸留焼酎に分類されている．

連続式蒸留焼酎：糖蜜などを原料にして発酵させた酒や粗留アルコールを連続式蒸留機により蒸留し，アルコール分を 36% 未満に調整したものである．

単式蒸留焼酎：本格焼酎ともいわれ，コメ，ムギ，ソバ，イモなどを原料とし，麹により糖化，発酵させ，単式蒸留機で蒸留したもので，アルコール分は 45% 以下である．蒸留によって高濃度のアルコールが得られる．単式蒸留焼酎は，使用した原料よって特有の風味をもつ蒸留酒となる．

泡盛《あわもり》：沖縄県特産の蒸留酒で，原料はタイ米で，糖化には黒麹菌[補足]を用い，発酵後，蒸留して貯蔵熟成させる．数年，あるいはそれ以上貯蔵した古酒（公正競争規約により 3 年以上と規定）はクース（古酒）といわれ，独特の香味が向上する．

補足
黒麹菌の学名はこれまでアスペルギルス・アワモリ（*Aspergillus awamori*）とされてきたが，菌株の中に泡盛とは無関係の *Apergillus niger* 群の株が含まれていることが明らかになり，分子生物学的手法を用いた系統分類とマイコトキシン生産性に関する研究から，黒麹菌の学名はアスペルギルス・ルクエンシス（*Aspergillus luchuensis*）に改められた．

6 ウイスキー whisky

主原料はオオムギ（二条種）で，麦芽に水を加え糖化させたのち，発酵させた単行複発酵酒を，さらに蒸留したものである．ライムギ，コムギ，トウモロコシを原料とするものもある．オオムギ麦芽を原料としたものをモルトウイスキー，トウモロコシやライムギなどを原料としたものをグレインウイスキーという．麦芽を乾燥させるときに泥炭《でいたん》（ピート）を用いると，スモーキーな香りが付加され風味を増す．内側を焦がした樽で貯蔵・熟成することで円熟した風味が生まれる[参考]．アルコールは一般に 37～45% であり，酒税法では 95 度未満

参考　熟成が生み出す変化

蒸留直後のウイスキー（ニューポット）はアルコールの刺激味が強く荒々しいが，長い年月の樽貯蔵によって，① 酸化やアセタール化，エステル化などの化学反応による香気成分の生成，② 未熟成な香気の蒸散，③ 樽からの抽出成分と分解成分の溶出による香味形成，④ エタノールと水の状態変化による刺激味の緩和などが起こり，まろやかで芳醇《ほうじゅん》なウイスキーに変貌していくと考えられている．

とされている．ウイスキーはウイスキー原酒（モルトウイスキーやグレインウイスキーなど）を10％以上混和することとなっているが，そのブレンドの仕方によりいろいろなウイスキーがつくられ，原料や産地により特色のあるウイスキーになる．モルトウイスキーではスコットランドのハイランド産のものが，またグレインウイスキーではアメリカ産のバーボンウイスキーやコーンウイスキーなどがよく知られている．

7 ブランデー brandy

単発酵酒であるワインやワインの搾《しぼ》りかすを蒸留したものをブランデーという．ブドウを除くほかの果実酒から蒸留したものはアップルブランデー，チェリーブランデーのように果実名がつけられている．蒸留することによりアルコール分を上げ，留出液のアルコールが平均70％程度になるようにする．この無色透明な蒸留酒を樽の中で熟成させると暗褐色になる．製品のアルコール濃度は40～45％である．熟成には一般に3年間以上を要し，樽熟成年数によりV.S.O.P（very superior old pale：30年）やNapoleon（30～70年）などの表示がされているコニャックとアルマニャックはフランス産の高級ブランデーであり，フランスの国内法で定められた産地やブドウ品種，樽熟成年数などの条件を満たす必要がある．

8 みりん mirin

コメや米麹《こめこうじ》に，焼酎またはアルコールを加えて，コメデンプンを糖化させた混成酒の一種で，古くは飲用とされることが多かったが，現在では調味料としての利用が主体となっている（本みりん）．

本みりん：モチゴメを用いる．アルコール分9～14％．

みりん風調味料：うま味調味料や水あめ，酸味料などをブレンドしたもので，アルコール分が1％未満．塩分1％未満．

発酵調味料：本みりんと同様だが食塩を1.5～2％添加してあり，酒税法の対象にはならない．

9 その他の酒類

■紹興酒《しょうこうしゅ》（シャオジンジョウ） shaoxing wine

中国・浙江《せつこう》省の紹興市でつくられる醸造酒（黄酒《ホワンジョウ》）で，中国料理の食卓で飲まれる酒として，日本では広く普及している．モチ米を原料として麦麹で発酵させてつくられる．アルコール分は13～17％で，酸度が4～6度と高く，やや酸味がある．長期間貯蔵したものは陳年《ちんねん》紹興酒や老酒《ラオチュウ》といわれている．

■ ウオッカ　vodka

ロシアで広く飲まれている蒸留酒で，本来はそのまま飲むものであるが，アメリカではカクテルのベースとしての需要が多い．原料はオオムギ，コムギ，ライムギが主なものであるが，ジャガイモ，トウモロコシなども使われる．蒸留液を白樺の活性炭でろ過するのが特徴で，透明感があり，くせのない味わいが得られる．最終製品のアルコール分は 40〜60% で，酒税法ではスピリッツとして扱われる．

■ ジン　gin

ウオッカとともにカクテルの基酒に多く用いられる蒸留酒で，ライムギ，トウモロコシなどを原料とし，ジュニパーベリー（ネズの実）で香りをつけるので，独特の香りがある．製法の違いによって，香気の強いオランダジン（単式蒸留による）と，軽い風味のロンドンジン（連続蒸留による），さらにドイツのシュタインヘイガーとがある．アルコール分は 40〜48% で，そのまま飲むよりもカクテルとして利用することが多い．酒税法ではスピリッツとして扱われる．

8 調理加工食品

自然の恵みを人が採取・捕獲するか，自然にさらに働きかけて，改良して効率よく生産したものが，食品である．食品分野では自然に働きかけて生産物を得る農林水産業は，産業分類では１次産業と呼ばれ，その生産物に手を加えて新たな商品をつくり出す食品加工業は，２次産業（製造業）として位置づけられる．さらに，流通，販売（３次産業）にもかかわることによって，食品が食卓に上ることになる．食品の加工調理は，農林水産物の付加価値を高めることにつながる．それらの食品を調理加工食品と呼ぶ．生活スタイルの変化や女性の社会進出の拡大によって，家庭ですべて調理して食べる食生活から外食化が進み，調理加工食品のウエイトは従来に増して高まっている．

I 調理加工食品の増加

加工食品は，伝統的に発展してきた味噌，醤油，漬物などに加えて，東京オリンピックが開催された1960年代以降，生活スタイルの変化もあって新しい食品がつぎつぎに登場し，種類や生産量がともに著しく増加した．しかも，すでに知られている加工食品（１次加工食品），さらに加工した２次加工食品，またさらに３次段階へと加工方法の発展もあって，多くの材料を組み合わせて付加価値を高めた加工食品が急速に増えた．たとえば，ダイズとコムギと食塩からつくられた醤油を，めんつゆやたれに，そしてドレッシングのように食卓で使いやすいような形へと加工する傾向が強くなっている．また，加工することによる利便性や保存性などの追求だけでなく，著名な料亭やレストランの調理技術を取り入れて，美味を追求した高品質の食品の実現が目指されるようになった．また，安全性の確保に向けてHACCP（p. 10，参考参照）の導入も進められている．

従来の食品成分表には，加工食品として，いくつかの冷凍食品とレトルト食品・缶詰が収載されていたが，日本食品標準成分表2020年度（八訂）では，大規模調理施設（いわゆるセントラルキッチン）による配食事業の拡大を踏まえ，食品会社が製造・販売する工業的な調理食品，および配食サービス業者が製造・販売する調理食品を「調理済み流通食品」としている．なお，フライ用冷凍食品類やコーンクリーム（粉末タイプ）のように，最終段階の調理を行っていない食品も一部含んでいる．加工食品全般については食品加工学で取り扱うので，ここでは冷凍食品，レトルトパウチ食品，乾燥食品，調理済み食品そして電子レンジ対応食品を取り上げる．

2 冷凍食品 frozen foods

1. 食品の保存と冷凍の歴史

生鮮食品の鮮度を保持，調理した食品の品質をできるだけ変化させないように保たせるには，低温にすることが鉄則である．食品を天然の氷や戸外の寒気にさらして保存することは昔から行われているが，人工的に低温状態が可能となったのは 19 世紀に入ってからである．1868 年，フランスのシャルル・テリエはメチルエーテルを使った冷凍機を実用化して，チョコレートの製造や牛肉の輸送に使用した．

日本では 1918（大正 7）年，北海道で魚の凍結実験が行われ，その後，凍結運搬船での輸送技術も確立した．関東大震災（1923 年）のあと，東京まで魚を輸送したのが実用化のはじまりである．

2. 冷凍食品増加の背景

本格的に冷凍食品の消費が伸びたのは 1970 年代以降で，これは冷凍技術の発達が大きく貢献している．この時期，鉄の需要が増えて製鉄のための酸素の生産が増加し，その副産物として液化窒素（−196℃）が大量に使用できるようになったことが，冷凍食品の発達を促《うなが》した．また，それまで石炭や石油からつくられていた都市ガスが，液化天然ガス（liquified natural gas；LNG）に変わったことによって，メタンの気化熱（−162℃）が冷熱エネルギーとして利用されはじめた．1970 年代から 2000 年代へ向けて，とくに業務用が著しく増加した．その後家庭用の伸びが大きく，業務用は 2010 年前後まで低下したが，2010 年以降は両者ともに再び増加した．近年生産量は比較的安定していて，現在は業務用約 80 万 t，家庭用約 80 万 t 生産されていている（2021 年）．

3. 冷凍食品の定義

凍結・冷凍した食品がすべて冷凍食品というわけではない．畜肉や鮮魚が凍結されて流通しているが，これは冷凍品と呼ぶ．冷凍食品は，単に食材を冷凍しただけでなく，さらにいろいろな処理を行って加工した食品をいい，国際的・国内的にさまざまの機関や法規で，その定義が定められている．

日本冷凍食品協会が，「自主取扱い基準」のなかで定めた冷凍食品は，次の 4 つの条件を満たしたものになっている．

①前処理が施されていること：魚は頭，内臓，ヒレなどを取り除き，野菜では劣化防止のためブランチング（軽度の加熱処理）を行う．調理冷凍食品では，フライの場合はパン粉をつけるなど，加熱するだけでよいか，あるいはすでに

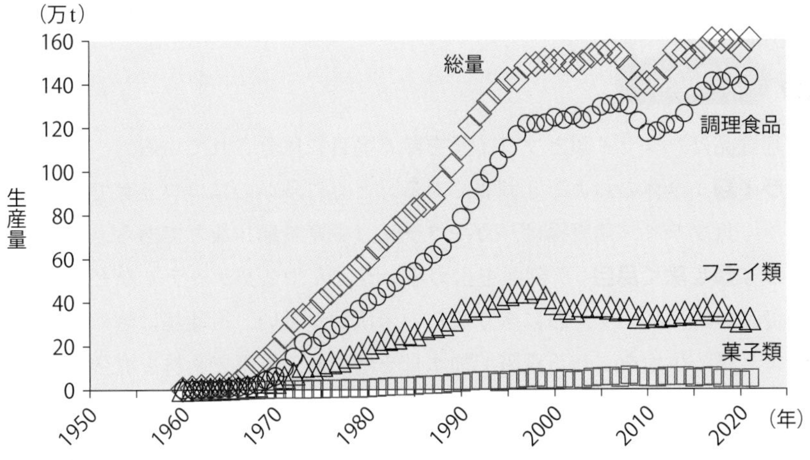

図 8-1　日本の冷凍食品品目別生産量の推移

（日本冷凍食品協会，2021）

加熱処理されていること．

②急速凍結されていること：凍結終了時に食品の中心温度が－18℃以下になるように急速凍結を行うこと．凍結するまでの時間が長いと，食品中の水の氷結晶が大きくなり，細胞を破壊して品質が劣化する．食品中の水分のほぼ70～85％が氷結する－1～5℃の温度帯（最大氷結晶生成温度帯）をなるべく早く通過させるためには，凍結温度はなるべく低いほうがよい．最大氷結晶生成帯を30分以内に通過させるのが急速凍結である．

③消費者向けに包装されていること：冷凍食品は，消費者（業務用の大口需要者を含む）に販売できるように消費の最終段階まで乾燥や酸化を防ぐために，完全な密封包装が施されていることが条件となる．この包装に定められた取扱い方法，賞味期限，製造者名などが表示されていること．

④品温が－18℃以下に保たれていること：冷凍食品の流通はコールドチェーンを通じて，使用の前まで品質保持のために－18℃以下にしておくことが求められる．食品衛生法で定められた「食品，添加物等の規格基準」では，保存基準を－15℃以下としている．食品衛生法は微生物の衛生管理のうえの条件をいっているのに対し，冷凍食品協会の定めている－18℃は，1年間は十分に変わらない品質を保つことを前提にしており，日本農林規格（以下，JAS）の規定も，同じく－18℃となっている．

4．主な冷凍食品

日本冷凍食品協会では，冷凍食品の品目を水産物，農産物，畜産物，菓子類，調理食品（フライ類，フライ類を除く調理食品）の5つに区分している．このうち調理食品は，1970年代から2000年前半の間に大きく生産が伸びた（**図8-1**）．これが，現在全冷凍食品の9割弱を占めている．用途別では，業務用が全体の約 6 割，家庭用が約 4 割である．

調理食品

調理食品は，フライ類とフライ類を除く品目に区分されている．

フライ類：全体のおよそ 3 割弱である．とくに多いのはコロッケで，そのほかカツ，魚フライ，鶏唐揚げ，カキフライ（生産量順）などである．

フライ類を除く品目：7 割強を占める．うどんやスパゲッティなどの麺類についで，炒飯，ピラフ，おにぎりなどの米飯類が多い．冷凍麺は麺のコシを生かすように，生地をこねる段階で加水量を増やし，減圧で素材を混合し，高温でゆでてから急冷してつくられる．解凍は熱湯で 1 分加熱すると，透明感のあるコシの強い麺が得られる．その他の品目では，ハンバーグ，餃子，タコ焼き・お好み焼き，タマゴ製品，シュウマイ，ミートボールなどが多い（生産量順）．

調理食品では，電子レンジでも焦げ目のつくような，電子レンジ対応型の食品が増えている．市場流通量の多いフライ，コロッケ，シュウマイ，餃子，春巻，ハンバーグステーキ，ミートボール，フィッシュハンバーグおよびフィッシュボールの 9 品目については，JAS によって主原料，衣《ころも》の率などが規定されている．

農産物

農産物の冷凍食品は全体の 5% 程度である．野菜類は酵素活性を失活させるためにブランチング（p. 96 参照）のあと冷凍される．最近，消費される冷凍野菜は輸入されたものが増加している．日本でもっとも多く食べられている冷凍食品は，フライドポテト用のジャガイモで，アメリカからの輸入品である．ホウレンソウ，ニンジン，トウモロコシ，カボチャも多い．生では手に入りにくいラズベリー，クランベリーなどのフルーツ類，ズッキーニなどの野菜の冷凍食品も増加している．

水産物

水産物の冷凍食品は全体の 3～4% 程度である．メルルーサなどの切身の冷凍魚，貝類，エビ類が多いが，日本で開発されて世界的商品となったものに冷凍すり身がある．主にスケトウダラが使われ，タンパク質の変性防止のために約 8% のショ糖やソルビトールと 0.2% 程度の重合リン酸塩を加えて，すり身として冷凍する．かまぼこなどの練り製品の原料として広く利用されている．

畜産物

畜産物の冷凍食品は全体の 0.3% 程度と少ない．カツ，ハンバーグのような加工度の高いものは調理食品とされるので，畜産物の冷凍食品は食肉と凍結卵である．食肉類として肉類と食鳥類があり，およそ半数はブロイラー（p. 145

参照）が占めている．

菓子類

菓子類は水産物と同じくらい生産されているが，微増傾向にある．とくに洋菓子が多く，全菓子類の半数近くを占める．和菓子は約6%と少ない．

3 レトルトパウチ食品 retortable pouched foods

レトルトとは加圧状態で100℃以上の高温で殺菌を行う圧力釜のことで，パウチ（pouch）は調理済み食品などを袋詰めする小袋のことである．この状態で殺菌した製品をレトルトパウチ食品という．一般にはレトルト食品といわれているが，形態を正確に表すために昭和50（1975）年にはJAS規格では，レトルトパウチ食品，食品衛生法では容器包装詰加圧加熱食品と呼ばれるようになった．

1．定　義

「プラスチックフィルム若《も》しくは金属はく又はこれらを多層に合わせたものを袋状その他の形状に成形した容器（気密性及び遮光《しゃこう》性を有するものに限る．）に調製した食品を詰め，熱溶融により密封し，加圧加熱殺菌したものをいう」（レトルトパウチ食品品質表示基準．平成12年12月農林水産省告示第1680号）とされるが，流通期間が短い食品で，保存期間を表示する場合，例外的に透明な容器包装を用いることができる．

2．レトルトパウチ食品の特徴

密封した容器に食品を封入して加熱殺菌するという点では，古くからある缶詰と同様であるが，レトルトパウチ食品は缶詰と異なる次のような特徴をもっている．

①フィルム状容器：缶詰と異なり，軽くて開けやすく，使用後の処理も手間取らない．

②省エネルギー性：容器の厚みが薄い（一般に0.25 mm以下）ので，短時間で加熱殺菌ができ，消費段階でも加熱（湯せん）が簡単にでき，省エネルギー効果が高い．

3．種　類

取り扱いが便利なことから，年ごとに生産が増加している．調理済み食品なので原料別に区分できないため，JASでは次のように17品目に区分している．

カレー，ハヤシ，パスタソース，マーボ豆腐料理のもと，混ぜごはんのもと類，どんぶりもののもと，シチュー，スープ，和風汁物，米飯類，ぜんざい，ハンバーグステーキ，ミートボール，食肉味付，食肉油漬け，魚肉味付，魚肉油漬け．

品質表示基準による規定：各種の食材を配合してつくられる加工食品であるため，製品の表示はJASによる品質表示基準により細かく規定されている．たとえば混ぜごはんのもと類，どんぶりもののもとでは，クリは製品の50%，野菜または果実は製品の30%，マツタケ，食肉鳥卵または魚肉は製品の10%に満たない場合には，それらの原料が入っていることを強調する表示をすることは禁止されている．

4. 消費の動向

レトルトパウチ食品の生産量は2007年から増加してきたが，2012年から約36万t台で落ち着いていたが，2016年以降再び増加した（**図8-2**）．内訳の第1位を占めるのはカレーで，全生産量の40%強を占めている．カレーについては，一定の品質を確保するため，JASの制定時にはカレー粉の配合基準まで細かく定めていた（たとえば，辛味性香辛料はペッパー，レッドペッパー，ジンジャー，マスタードのうち2種以上，重量比で2%以上とするなど）が，商品としては甘口から激辛《げきから》までの各種のものが求められることから，現在では細かい規定はなくなっている．カレーに次いで多いのがつゆ・たれ，料理用調味ソースでそれぞれ10%強，食肉野菜混合煮，スープ類，マーボ豆腐の素が数%で，商品の多様化は進んでいるが最近5年間シェアは比較的安定している．レトルトパウチ食品は，当初はアメリカで軍用あるいは宇宙食として開発

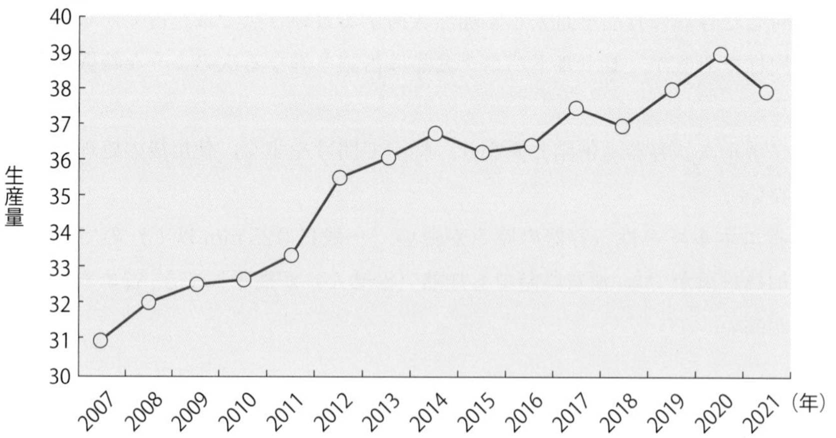

図8-2　レトルトパウチ食品の生産量の推移

（日本缶詰びん詰レトルト食品協会，2022）

されたものであるため，個人用の小規模の容器が主体であったが，現在では家庭用に加えて業務用の 1 kg 以上の製品が増加し，その比率も増加している．

4　乾燥食品　dried foods

1. 乾燥食品の目的

食品中の水分は，運動性の自由で微生物が利用できる水（自由水），食品成分と結合している結合水，結合水の近傍《きんぼう》の食品成分と緩く結合した状態の準結合水（束縛水，半結合水）に区分できる．自由水は蒸発しやすく水分活性と関係が深い．乾燥は，主に自由水を除くことで水分活性を下げて微生物の増殖を防ぎ保存性を高める方法ともいえる．

2. 乾燥方法と主な乾燥食品

乾燥方法には自然乾燥といろいろな人工乾燥があり，それぞれの特徴によって使い分けられる．

天日《てんぴ》乾燥（自然乾燥）：太陽熱や風力などの自然の力を利用して乾燥する方法である．魚介類，海藻類，キノコ類，野菜類など主に水分の多い食品に用いられる．品質は自然条件によって左右されるため，管理が難しい．たとえば，魚介類のように自然乾燥中に自己消化によってうま味が増す効果が加わる．また，切り干しダイコンのように，乾燥させることで苦味がとれ，もともと含まれていたブドウ糖や果糖など（糖分含量 2.7%）が濃縮されて甘みが増す効果もある．

熱風乾燥：灯油などを燃やした熱風を食品に吹き付けて乾燥させる方法で，60～70°C で 5～10 時間で乾燥させる．高温で乾燥させると食品成分の変化が大きいので，減圧下（真空度 4　50 mmHg）で乾燥させる場合がある．野菜をそのまま乾燥すると変色などの変質が生ずるため，ブランチングをしたのちに乾燥させるとよい．カンピョウは，害虫・カビの防止や漂白のため硫黄燻蒸《いおうくんじょう》されているものが多い．

ドラム乾燥：液状またはペースト状の食品を 150°C くらいに加熱させた回転ドラムの表面に薄膜状に塗布し，乾燥する方法である．粉砕して水分 10～15% の粉末調味料，トッピング用乾燥野菜の製造に用いられる．

泡沫乾燥：卵白や果実ペーストなどの粘性の高い食品に不活性ガスを加えて泡立たせ，多孔質の乾燥板の上で熱風乾燥させる方法である．

流動層造粒乾燥：下から熱風を送り，粉末食品を巻き上げ，その中に粘着剤（たとえばデンプン，ゼラチン，カルボキシメチルセルロースなど）を噴霧しながら造粒，乾燥させる方法である．造粒することで水や湯に溶けやすくなる．

即席スープや即席出汁《だし》などの製造に用いられる．

スプレードライ（噴霧乾燥）：スラリー状やエマルション状の食品を，タワー上部の細かい孔径のノズルから熱風中に霧状に噴出し，下部から150～200℃の熱風を噴き上げて瞬間的に水分を除去する方法である．蒸発潜熱によって乾燥品の温度は50～60℃と低いので品質変化が少ない．大量製造に向いている．粉乳，インスタントコーヒー，粉末油脂，粉末調味料，粉末果汁などが製造される．

フリーズドライ（凍結乾燥）：食品を－30～－40℃に急速凍結して水分を細かな氷結晶にしたのち，真空下で氷から直接水蒸気に昇華させて乾燥する方法である．乾燥温度が低いため，食品に大きな影響を与えないので乾燥品の品質がもっともよいとされる．高級インスタントコーヒー，カップラーメンなどのインスタント食品はじめ，宇宙食や非常食，アウトドア用食料などの製造に用いられている．

乾燥することで食品に次のように新しい機能が付与できる利点もある．

▲保存・貯蔵性の向上と軽量化

たとえば，乾燥野菜，乾燥スープ，即席麺類，インスタントコーヒー，粉乳，乾燥わかめなど．

即席麺類；乾燥方法によって油揚げ麺と熱風乾燥麺に大別される．油揚げ麺は蒸し麺を型に入れラードやパーム油に通して水分10%以下に乾燥する．熱風乾燥麺は細く薄い麺線に蒸気中糊化，熱風中を通して水分15%以下に乾燥する．

インスタントコーヒー；コーヒー豆を焙煎，あら挽き後の熱水抽出物を噴霧乾燥，または凍結乾燥する．凍結乾燥では，凍結して真空状態で氷を昇華させるため，色，味，香り，ビタミン類などの変化を防止することができる．

▲新たなテクスチャー付与

たとえば，凍《こお》り豆腐，かつお節，するめ，乾燥果実，カンピョウなど．

凍り豆腐；硬く水切りした豆腐を適当な大きさに切り，寒中の屋外に放置する．夜間は凍結し，日中に融《と》けることを繰り返すうちに完全に水分が抜け乾物となる．水分が凍るとき内部に無数の氷の結晶ができ，融《と》ける際にその部分が小さな穴として残り，スポンジ状の多孔質な豆腐ができ，多くの調味液を保持してジューシーさと独特のテクスチャーを与える．

▲加工性の拡大

たとえば，乾燥卵，乾燥果汁，天然調味料，乾燥醤油など．

乾燥することで元の状態より高い濃度で加えて食品製造できるなど，加工適性を広げることができる．

乾燥醤油；原料“醤油”に乾燥助剤（デキストリン，粉飴，デンプン，ゼラチンなど）を醤油固形分の10～30%添加して混合し，濃縮，殺菌後，噴霧乾燥する．

5 調理済み食品 prepared foods

1. 調理済み食品の定義

味付けされているので，そのままか，再加熱するだけで食べることができる加工食品である．惣菜，おにぎり，弁当，デリカテッセン，サンドイッチ，調理パンを含む．コンビニエンス食品，インスタント食品などもあげられる．

2. 種 類

厚生労働省の「弁当及び惣菜《そうざい》の衛生規範」では，素材は6つに分類され，その種類は500以上もある．

煮物：煮しめ，甘露煮，湯煮，うま煮，煮豆

焼き物：炒め物，串焼き，網焼き，ホイル焼き，かば焼き

揚げ物：から揚げ，天ぷら，フライなど

蒸し物：シュウマイ，茶わん蒸しなど

和え物：胡麻《ごま》和え，サラダ

酢の物：酢レンコン，タコの酢の物など

3. 消費の動向

女性の社会進出や高齢者の増加，核家族化や単身世帯の増加，同一家族でも食事時間や内容が異なる個食化などを背景に，食事内容の多様化や簡素化，調理時間の短縮などによって食の外部化が進んでいる（**図8-3**）．共働きの世帯数は，1980年の614万世帯から2016年の1,129万世帯に増えた（厚生労働省

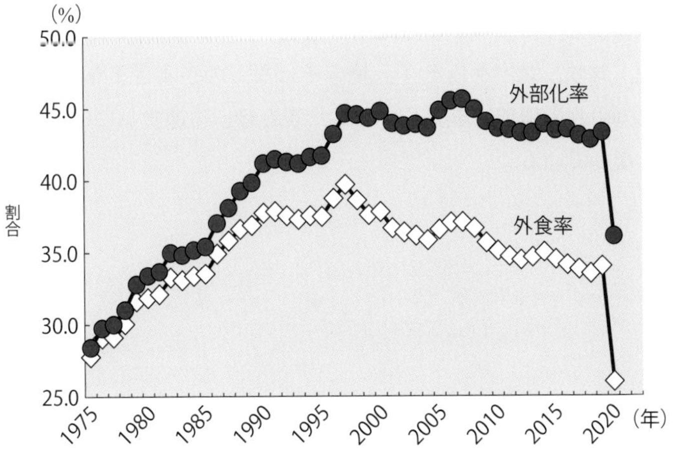

図8-3 外食率と外部化率の推移

（食の安全・安心財団，2022）

厚生白書)．食の外部化率は，共働き世帯数に比例して増加する傾向が認められる（両者の間は非常に相関性の高い直線関係で示される)．家庭内のだれかが食事をつくり，それを家庭内で食べる内食の機能の低下を示しているが，食堂やレストランなどの外食も 1990 年台に低下が認められる（**図 8-3**)．そのなかで，弁当や総菜などの調理済み食品をテイクアウトし，職場や家庭で消費する中食という食の外部化がみられる．そのため，調理済み食品はスーパーマーケットやコンビニエンスストアだけでなく，デパートの地下や駅のなかの食品売場でも販売されるようになった．しかし一方，栄養的には使用食品素材は不明，食塩や化学調味料の多用，動物性脂肪の過多，食物繊維の不足，などが指摘されている．近年，味付けは低塩化，薄味化傾向にあるが，保存性が悪くなるので，低温状態の保存，流通に留意しなければならない．2021 年の外食率および外部化率の大きな急落は，新型コロナ感染症の流行によるものである．

6 電子レンジ対応食品 microwave-heating foods

電子レンジは使用周波数が 2,450 MHz（メガヘルツ）のマイクロ波のエネルギーを利用して食品を加熱調理する．マイクロ波が食品中に侵入して誘電率の高い水を直接振動させて加熱する（誘電加熱という）ため，ほかの調理法より温度上昇が早く，酵素の失活も早い．そのため，ビタミン C や色素の残存率が高く，たとえばイチゴジャムなども色よくつくることができる．そのマイクロ波を利用した電子レンジで，短時間に調理できる簡便な調理食品が，電子レンジ対応食品である．いつでもすぐに，できたての料理が食べられ，使い捨ての容器なので後片付けも簡単で，火を使わないなど，安全・清潔・スピードの利便性に優れている．日本では，1985 年に電子レンジ専用食品が，レトルトタイプと粉末タイプの調理食品として登場した．当時の電子レンジの 2 人以上の世帯普及率（内閣府，消費動向調査）は 41% であったが，2000 年には 94% まで急速に普及し，スピード加熱調理の環境が整った．そのため，ピラフ，カレー，赤飯，雑炊《ぞうすい》，スパゲッティ，焼きそばなどのさまざまな製品が出回り，食の外部化（中食《なかしょく》の増加）を促している．現在は，冷凍食品に電子レンジ対応食品が多くなっている．

資　料

社会のなかでそれぞれの食品の位置づけを知るには，食糧（食料）がどのくらい供給されているかを把握することが必要である．この様子は年ごとに変わってくる．そのため，常に新しいデータを見ることが大事である．この新しいデータは，随時，政府や公益法人の統計資料で知ることができる．一例として，世界および日本の主要食糧生産量を以下に簡単にまとめる．

世界の主要農水産物生産高

(2020 年，単位 1,000 t；FAO *FAOSTAT, Food Balances, Fisheries and Aquaculture Statistics*；総務省統計局「世界の統計 2021」)

コメ **504,748**	①中国 141,311 ②インド 118,929 ③バングラデシュ 36,622 ④インドネシア 36,451 ⑤ベトナム 28,520 ⑥タイ 20,164	・生産はアジア中心 ・ブラジル 9 位 ・アメリカ 11 位 ・日本 12 位（647 万 t）
コムギ **760,926**	①中国 134,250 ②インド 107,590 ③ロシア 85,896 ④アメリカ 49,691 ⑤カナダ 35,183 ⑥フランス 30,144	・中国，インドを除くとアメリカ，ヨーロッパの生産量が多い ・日本は 95 万 t
トウモロコシ **1,162,998**	①アメリカ 360,252 ②中国 260,670 ③ブラジル 103,964 ④アルゼンチン 58,396 ⑤ウクライナ 30,290 ⑥インド 30,160	・アメリカ大陸が生産の半分を占める
オオムギ **157,031**	①ロシア 20,939 ②スペイン 11,465 ③ドイツ 10,769 ④カナダ 10,740 ⑤フランス 10,274 ⑥オーストラリア 10,127 ⑦トルコ 8,300	・ヨーロッパの生産量が多い ・日本は 22 万 t
牛肉 **67,883**	①アメリカ 12,357 ②ブラジル 10,100 ③中国 6,034 ④アルゼンチン 3,170 ⑤オーストラリア 2,372 ⑥メキシコ 2,081	・アメリカ，中国，EU，が多い ・日本は 48 万 t
豚肉 **109,835**	①中国 41,133 ②アメリカ 12,845 ③ドイツ 5,118 ④スペイン 5,003 ⑤ブラジル 4,482 ⑥ロシア 4,282	・中国が多いが，肉加工の発達したドイツなどの EU も多い ・飼養頭数と概ね一致．
鶏卵 **85,756**	①中国 29,825 ②アメリカ 6,608 ③インド 6,292 ④インドネシア 5,044 ⑤メキシコ 3,016 ⑥日本 2,633	・上位国に比べて日本の飼養頭数は少ないが，生産量は高く 6 位
牛乳 **718,038**	①アメリカ 101,251 ②インド 87,822 ③ブラジル 36,508 ④中国 34,400 ⑤ドイツ 33.165 ⑥ロシア 31,960	・インドは牛肉の消費はないが，牛乳生産量は多い ・日本は 744 万 t

ジャガイモ **359,071**	①中国 78,184 ②インド 51,300 ③ウクライナ 23,693 ④アメリカ 20,838 ⑤ロシア 19,607 ⑥ドイツ 11,715	・世界各国で生産 ・日本は 217 万 t
ダイズ **306,519**	①アメリカ 106,878 ②ブラジル 86,761 ③アルゼンチン 53,398 ④中国 12,154 ⑤インド 10,528 ⑥パラグアイ 9,975	・アメリカ大陸の生産量が多い ・日本は 23 万 t
キャベツ **70,862**	①中国 33,797 ②インド 9,207 ③ロシア 2,630 ④韓国 2,556 ⑤ウクライナ 1,759 ⑥日本 1,414	・アジアが多く，日本の生産も多い

ブドウ **78,034**	①中国 14,770 ②イタリア 8,222 ③スペイン 6,818 ④フランス 6,173 ⑤アメリカ 5,389 ⑥トルコ 4,209	・生食よりワインの需要による生産が多い ・日本は 16 万 t
バナナ **119,834**	①インド 31,504 ②中国 11,513 ③インドネシア 8,183 ④ブラジル 6,637 ⑤エクアドル 6,023 ⑥フィリピン 5,955	・原産国のインドが非常に多い ・料理用の消費地域の生産量も多い
漁獲高 **214,001**	①中国 83,929 ②インドネシア 21,834 ③インド 14,164 ④ベトナム 8,037 ⑤ペルー 5,819 ⑥ロシア 5,372	・日本は 10 位 ・養殖が生産の半量を超える

（注）生産高，順位は気候や社会情勢により変動することがある．

日本の主要農産物の生産量

(2020 年，単位 t：農水省，作物統計，果物生産出荷統計，畜産物流通調査，牛乳乳製品統計調査，鶏卵流通統計調査)

コメ **7,763,000**	①新潟 666,800 ②北海道 594,400 ③秋田 527,400 ④山形 402,400 ⑤宮城 377,000	・減少傾向にある ・新潟が最も多く，関東以北で全国の約 6 割を生産している
コムギ **764,900**	①北海道 471,100 ②福岡 54,900 ③佐賀 36,900 ④群馬 23,100 ⑤愛知 22,800	・北海道が全国の約 6 割を占める
ジャガイモ **2,165,000**	①北海道 1,732,000 ②鹿児島 76,000 ③長崎 66,500 ④千葉 28,100 ⑤長野 16,400	・北海道が全国の約 8 割を生産している． ・秋植えと春植えがあるが，春植えが大部分

ウメ **71,100**	①和歌山 41,300 ②群馬 5,190 ③福井 1,500 ④青森 1,440 ⑥神奈川 1,380	・和歌山が全国の約 6 割を占める
ブドウ **163,400**	①山梨 35,000 ②長野 32,300 ③山形 15,500 ④岡山 13,900 ⑤北海道 6,940	・山梨は全国の約 2 割を占め，ワインの生産量も多い
ミカン **765,800**	①和歌山 167,100 ②静岡 119,800 ③愛媛 112,500 ④熊本 82,500 ⑤長崎 47,600	・上位 3 県で全国の約 5 割を占める ・ミカンの北限は千葉

サツマイモ **796,500**	①鹿児島 278,300 ②茨城 173,600 ③千葉 99,800 ④宮崎 90,300 ⑤徳島 28,000	・鹿児島が全国の約3割強を占め，宮崎，関東，徳島の5県が生産の中心
ダイコン **1,254,000**	①千葉 148,100 ②北海道 147,700 ③青森 115,700 ④鹿児島 86,300 ⑤神奈川 73,600	・日本では全野菜に占めるダイコンの割合が高く，一部を除いて全国的に生産されている
キャベツ **1,433,000**	①愛知 262,300 ②群馬 256,500 ③千葉 119,500 ④茨城 105,800 ⑤鹿児島 72,200	・東日本が多く，関東が全国の約4割を占める
タマネギ **1,351,000**	①北韓道 886,200 ②佐賀 124,600 ③兵庫 98,500 ④長崎 32,800 ⑤愛知 27,600	・北海道が全国の約7割弱生産している
イチゴ **159,200**	①栃木 22,700 ②福岡 16,400 ③熊本 12,200 ④長崎 10,500 ⑤静岡 10,400	・各県で品種改良が進み，特に関東，鹿児島を除く九州地域で多く生産されている

リンゴ **763,300**	①青森 463,000 ②長野 135,400 ③岩手 47,200 ④山形 41,500 ⑤秋田 25,200	・青森が全体の約6割を占める ・品種では，ふじ，つがるが約5割で王林，ジョナゴールドの順
牛肉（枝肉） **477,457**	①北海道 93,415 ②鹿児島 47,942 ③東京 43,437 ④兵庫 27,435 ⑤宮崎 24,656	・生産量は東日本が多いが，消費量は西日本が多い ・鶏肉も同様
豚肉（枝肉） **1,305,823**	①鹿児島 217,006 ②茨城 104,023 ③北海道 100,110 ④青森 86,813 ⑤宮崎 82,228	・生産量は西日本が多いが，消費量は東日本が多い
牛乳（生乳） **7,438,218**	①北海道 4,153,714 ②栃木 329,793 ③熊本 259,179 ④岩手 212,862 ⑤群馬 206,180	・北海道が全国の5割以上，関東，東北を加えると約8割を生産している
鶏卵 **2,632,882**	①茨城 232,686 ②鹿児島 190,021 ③千葉 156,998 ④広島 140,323 ⑤岡山 127,841	・関東が多いが，広く全国的に生産されている

（注）生産高，順位は社会情勢により変動することがある．

以上のデータは，インターネットによって総務省，農林水産省，関係公益法人のホームページから検索することができる．

また，毎年刊行される冊子体は，電子媒体と違い時と場所を選ばず，複数の情報を突き合わせて読み解くことができるので便利である．以下に参考資料として例示する．

● 世界の統計および日本の統計（総務省統計局）

日本の国土，人口，経済，社会，文化など，あらゆる分野のよく利用される基本統計を体系的に編集したもので，毎年，春に刊行される．このなかの「農林水産業」のところに，農畜水産物の生産量などが記載されている．同じく『世界の統計』は，各国の比較をするうえで便利である．

● 図説食料・農業・農村白書（一般財団法人農林統計協会）

“白書”とは国が毎年刊行する報告で，ここに農業生産の動向が示される．米，野菜などの生産に関する資料が掲載される．

● 図説水産白書（一般財団法人農林統計協会）

『食料・農業・農村白書』と同じく農林水産省の政府刊行物で，漁獲高の最新のデータを知ることができる．

● 森林・林業白書（一般社団法人日本林業協会）

食品の生産のうち，農林水産省でも管轄が異なることから，きのこ，栗に関しては林野庁の扱いとなるため，ここに記載される．

● アグロトレードハンドブック

日本貿易振興会から出ている資料で，食品の輸出入の個別の詳しいデータが，品目別，国別にわかる．毎年刊行されている．

● 家計調査（総務省統計局）

消費物資の購入状況の資料で，このなかに食品がかなり詳細に分類されている．県別，都市別の購入量の違いなどもわかる．

● 日本国勢図会（公益財団法人矢野恒太記念会）

都道府県別の統計があり，農産物の生産なども詳しい．世界各国の動向をまとめたものが同会の発行する『世界国勢図会』で，国ごとの状況はこれでわかる．

● 民力（朝日新聞社）

商品のマーケティングに必要な地域情報を，各種の分野にわたり取りあげたものだが，県別にまとめた表があるので，食品の生産や消費の実態を調べるのに便利である．国税庁の資料も記載され，酒類の動向を知ることもできる．

● 食品産業統計年報（一般財団法人食品産業センター）

食品産業の産業構造，加工食品の生産，家計消費，食品流通，農水産業などの関連諸統計を幅広く収集して編集されている．平成 22 年度版より食品産業統計年報と食品産業の主要指標とが統合され，関係海外データも充実された．

参考資料・文献

全 般

1）文部科学省．日本食品標準成分表 2020 年版（八訂）．
2）厚生労働省．日本人の食事摂取基準 2020；令和元年（2019 年）国民健康・栄養調査結果の概要．
3）農林水産省．食料需給表令和 3 年度；農林水産物輸出入概況 2021 年（令和 3 年）；農林水産物輸出入統計 2021；農林水産植物種類別審査基準（案を含む）；植物防疫法施行規則平成二十九年七月三十一日公布（平成二十九年農林水産省令第四十八号）．
4）財務省．貿易統計 普通貿易統計―全国分 品別国別表 2021 年．
5）FAOSTAT, Production, 2021.
6）杉山浩一ら編：日本食品大辞典．医歯薬出版，2017．
7）荒川信彦，唯是康彦 監修．オールフォト食材図鑑．調理栄養教育公社，1996．

第 1 章　食生活と食品学各論

1）厚生労働省．グラフで見る世帯の状況　国民生活調査（令和 3 年度）の結果から；令和 3 年度国民生活基礎調査の概況．
2）農林水産省．令和 2 年度食品ロス統計調査報告書（抜粋），
3）総務省統計局．家計調査年報 2021 年．
4）消費者庁．アレルギー物質を含む加工食品の表示ハンドブック．
5）環境省．食品廃棄物等の利用状況等（令和元年度）．
6）国立社会保障・人口問題研究所．人口統計資料集，2010．
7）（一財）食品産業センター．令和 3 年度版食品産業統計年報．
8）（公財）食の安全・安心財団．外食率と外部化率の推移．2021．
9）小林照子．日本食物史年表．大阪城南女子短期大学研究紀要：12；129-140，1977．

第 2 章　植物成食品

穀類・イモ類

1）農林水産省．生産量と消費量でみる世界の米事情．aff；No. 1，2016．
2）米穀農務省．World Agricultural Supply and Demand Estimates, June10, 2022.
3）（公社）米穀安定供給確保支援機構．水稲の品種別作付動向について．平成 23 年度～令和 2 年度．
4）佐竹利子ら．高機能性米の調製加工技術の開発（第 2 報）―胚芽米の水浸漬条件が GABA 生成等に及ぼす影響．農業機械学会誌：66；91-97，2004．
5）中川原捷洋．米の種類とスーパーライス計画．食生活総合研究会誌：2；10-14，1991．
6）吉田行郷．国内産小麦の需要の変化と需要拡大に向けた新たな動きについて―各地で取り組まれた品種転換から学ぶ．
7）（一財）製粉振興会．小麦粉のおはなし．
8）農林水産技術会議．オッ！そば そばの科学の最新情報．食と農の扉：6；spring，2009．
9）長島和子．電子レンジ加熱調理による野菜類のビタミン C 含量の変化．千葉大学教育学部研究紀要第 2 部：28；269-274，1979．
10）桐渕壽子．食品中のビタミン C の測定．日本調理科学会誌：28；210-216，1995．
11）石々川英樹ら．サトイモ粘質物および多糖画分の性状．愛媛県農林水産研究報告：6；34-38，2014．
12）加藤陽治ら．生食野菜類のアミラーゼ活性．弘前大学教育学部教科教育研究紀要：17；49-57，1993．
13）竹田靖史．澱粉の分子構造と食品のおいしさ．日本調理科学会誌，40，357-364，2007．
14）高橋幸資編著．でん粉製品の知識 改訂増補第 2 版．幸書房，2023．

マメ類

1）（公財）日本豆類協会．新豆類百科．
2）四ツ橋一公．ピーナッツ蛋白質の分子間相互作用に関する研究．博士学位論文の要旨及び審査結果の要旨．東北大学機関リポジトリ，1973．
3）Mashahiko Samoto, et al. Abundant Proteins Associated with Lecithin in Soy Protein Isolate, Food Chemistry：102；317-322, 2007.
4）山本哲夫ほか．シラカバ花粉アレルギーにみられる豆乳による口腔アレルギー症候群．日本耳鼻咽喉科学会会報：118；1124-1132，2015．

種実類

1）並木満夫，小林貞作編．ゴマの科学．朝倉書店，50-64，2015．
2）日本香料協会編．香りの百科（新装版）第 3 刷．朝倉書店，2014．

野菜類

1）農林水産省．作物統計，令和 3 年度産都道府県別の作付面積，10 a 当たりの収量，収穫量及び出荷量；農林水産物輸出入情報・概況 2021 年（令和 3 年）．
2）農文協編．地域食材大百科　第 2 巻野菜．社団法人農村漁村文化協会，2010．
3）松村　健．植物工場の新たな展開．学術の動向：5；68-73，2012．

4）三菱総合研究所．平成 26 年度地域経済産業活性化対策調査　植物工場産業の事業展開に関する調査報告書．平成 27 年 3 月．
5）芳本信子．食べ物じてん．学建書院，2011．
6）吉田企代子ら編．野菜の成分とその変動．学文社，2005．
7）石黒幸雄，稲熊隆博，坂本秀樹．続・野菜の色には理由がある．毎日新聞社，1999．
8）石黒幸雄．トマト革命．草思社，2001．
9）日本農芸化学会編．世界を制覇した植物たち．学会出版センター，1997．
10）大場秀章．サラダ野菜の植物誌．新潮選書，2004．
11）（公社）日本フードスペシャリスト協会編．食物学Ⅰ，食物学Ⅱ．建帛社，2017．
12）加藤陽治ら．貯蔵および加熱処理に伴うゴボウのイヌリンの変化．弘前大学教育学部紀要：39；131-135，1993．
13）川岸舜朗．香辛野菜のフレーバー形成 1）ネギ属植物の「におい」形成とその生理的意義．化学と生物：31；741-744，1993．
14）小林恭一ら．ラッキョウフルクタンの性質とその利用について．福井県農業試験場研究報告：35；23-29，1998．
15）今井真介．タマネギ催涙因子合成酵素の発見とその関連研究．日本食品工業学会誌：16；181-184，2015．
16）大久長範，大隈俊久．ネマガリタケと孟宗タケノコの遊離アミノ酸比較．宮城大学食産業学部紀要：2；57-59，2008．

果実類

1）農林水産省生産局園芸作物課．令和元年産　特産果樹生産動態等調査，作況調査（果実）；令和元年産うめの結果樹面積，収穫量及び出荷量（和歌山県）．
2）国税庁．統計調査　国内製造ワインの概況（平成 30 年度調査分）原料ぶどう品種別受入量．
3）（一財）食品産業センター．平成 21 年度機能性成分・活用性等調査―各種機能性成分を有した国産農産物「国産カンキツ類」．農水産物機能性活用推進事業報告書：7-49，平成 22 年 3 月．
4）Mitani T, et al. Chemical futures of phenolic extracts prepared on an industrial scale from a processing byproduct of the Japanese apricot, Mume fruit（Prunus mume Sieb et Succ.）. Jpn. J. Food Engineering：18；147-152, 2017.
5）吉田雅夫ら．Prunus 属の種間交雑に関する研究Ⅰ．交配親和性について．Jpn. J. Breed：25；17-23，1975．

キノコ類

1）菅原龍幸編．キノコの科学．朝倉書店，2003．
2）岩見公和．シイタケ・フレーバーの生成その酵素科学的機作．化学と生物：16；361-362，1978．
3）塩津　晋．キノコの成分（2）．埼玉キノコ研究会報「いっぽん」：11；1997．

藻類

1）林　浩孝ら．特定保健用食品「血圧が高めの方に適する」表示した食品について．補完代替医療学会誌：5；37-47，2008．
2）有賀　修ら．寒天分解酵素および寒天オリゴ糖の機能性．応用糖質科学：2；142-146，2012．
3）藤井恵子ら．ゲル化剤の異なるミルクゼリーの性状について．調理科学会誌：34；261-269，2001．
4）金沢和樹．フコキサンチン．食工誌：55；194，2008．

第 3 章　動物成食品

食肉類

1）松石昌典ら編．肉の健康と科学．朝倉書店，2015．
2）水間　豊ら編．最新畜産学．朝倉書店，1998．
3）沖谷明紘ら．食肉のおいしさと熟成．調理科学：25；314-326，1992．
4）（公法）中央畜産会．オーエスキー病正常化の達成に向けて．平成 26 年 3 月．

乳類

1）農林水産省生産局畜産部牛乳乳製品課．最近の牛乳乳製品をめぐる情勢について．2015．
2）上野川修一編．ミルクの事典．朝倉書店，2009．
3）上野川修一編．乳の科学．朝倉書店，1996．
4）堂迫俊一．牛乳・乳製品の知識．幸書房，2017．
5）成田公子，熊沢捻子．牛乳の加熱による温度変化と被膜形成について．名古屋女子大学紀要：44；79-102，1997．

卵類

1）中村　良編．卵の科学．朝倉書店，1998．
2）渡邊乾二編．食卵の科学と機能―発展的利用とその課題―．アイ・ケイ コーポレーション，2008．
3）佐藤　泰ら，鶏卵貯蔵中の卵黄膜劣化の電子顕微鏡による形態観察と化学分析．日畜会報：57；361-371，1986．
4）菅野道廣ら監修．タマゴ科学研究会編．タマゴとコレステロール―科学的根拠に基づいた知見―．タマゴ科学研究会，2015．

魚介類

1）FAO yearbook. Fishary and Aquaculture Statistics, 2019.
2）竹内昌昭．赤身魚と白身魚，さかな丸ごと食育ニュースレター．（一財）東京水産振興会，2016 年 10 月 25 日．
3）三橋富子ら．イセエビの死後変化．日本大学国際関係学部生活科学研究所報告：36；1-13，2013．
4）山中英明ら．イカ墨，タコ墨のエキス成分ならびに抗菌性に関する研究．調理科学：31；206-213，1998．
5）土屋隆英．無脊椎動物の筋肉構造と構成タンパク質-イカ・タコを中心として．調理科学：21；159-166，1988．
6）鴻巣章二．魚介類の味-呈味成分を中心にして．調理科学：20；432-439，1973．
7）橋本芳郎．水産物の味．調理科学：5；2-7，1972．

第 4 章　油脂食品

1）篠原和毅．近藤和雄監修．大地からの健康学．農林統計協会，2001．
2）二木悦雄．ビタミン E およびその類縁化合物の抗酸化作用．有機合成化学：47；902-915，1989．

3）藤原弘史．粉末油脂の構造とその物性に関する基礎的研究．大阪城南女子短期大学研究紀要：29；43-69，1995.

第5章　嗜好材料食品と菓子類

1）財務省．統計，令和3年度塩需給実績.
2）（公財）塩事業センター．塩の種類と品質規格．塩百科.
3）（一財）日本醤油技術センター．醤油の規格.
4）全国味噌工業協同組合連合会．生産動向.
5）一島英治．発酵食品への招待—食文明から新展開まで（新版）．裳華房，2002.
6）厚生労働省．食品添加物に関する規制の概要.
7）農林水産省．令和3年度における砂糖及び異性化糖の需給見通し（第4回）．令和4年6月.
8）前橋健二．甘味の基礎知識．醸造協会誌：108；818-825，2011.

第6章　嗜好飲料

1）（一財）食品産業センター．平成22年度機能性成分・活用性等調査-各種機能性成分を有した国産農産物「茶」．農水産物機能性活用推進事業報告書：7-52，平成23年，3月.
2）左右田健二．茶の科学と文化史．海洋科学研究：28；36-43，2014.

第7章　アルコール発酵食品

1）渡邊泰祐．新しい黒麹菌の産業利用に向けて．生物工学：92；466，2014.

第8章　調理加工品

1）農林水産省大臣官房政策課食糧安全保障室．食品産業動態調査，食品製造業統計表令和3年.
2）（独法）農畜産業振興機構．平成24年度カット野菜需要構造実態調査事業報告概要，平成25年1月；平成25年度冷凍野菜需要構造実態調査報告書，平成26年3月.
3）（公法）日本缶詰びん詰レトルト食品協会．国内生産統計　レトルト食品.
4）（一社）日本冷凍食品協会．品目別国内生産量推移.

索引

【原編者】
澤《さわ》野《の》　勉《つとむ》　新渡戸文化短期大学名誉教授

【新編編者】
高橋《たかはし》幸《こう》資《じ》　東京農工大学名誉教授
東京栄養食糧専門学校非常勤講師 管理栄養士科

新編 標準食品学 各論［食品学Ⅱ］　ISBN978-4-263-70849-1

2018年9月10日　第1版第1刷発行
2021年6月25日　第1版第3刷発行
2023年3月10日　第2版第1刷発行

原編者　澤野　勉
新編編者　高橋幸資
発行者　白石泰夫

発行所　医歯薬出版株式会社

〒113-8612　東京都文京区本駒込1-7-10
TEL. (03)5395-7618(編集), 7616(販売)
FAX. (03)5395-7609(編集), 8563(販売)
https://www.ishiyaku.co.jp/
郵便振替番号 00190-5-13816

乱丁，落丁の際はお取り替えいたします　印刷・あづま堂印刷／製本・明光社